Opgen-Rhein ■ Kläschen ■ Dettling

Pferdegestützte Therapie bei psychischen Erkrankungen

Carolin Opgen-Rhein ■ Marion Kläschen ■ Michael Dettling

Pferdegestützte Therapie bei psychischen Erkrankungen

Mit einem Beitrag von
Konstanze Krüger

Mit einem Geleitwort von
Erhard Olbrich

Mit 11 Abbildungen

Schattauer

Bibliografische Information der Deutschen Nationalbibliothek
Die Deutsche Nationalbibliothek verzeichnet diese Publikation in der Deutschen Nationalbibliografie; detaillierte bibliografische Daten sind im Internet über http://dnb.d-nb.de abrufbar.

Besonderer Hinweis:
Die Medizin unterliegt einem fortwährenden Entwicklungsprozess, sodass alle Angaben, insbesondere zu diagnostischen und therapeutischen Verfahren, immer nur dem Wissensstand zum Zeitpunkt der Drucklegung des Buches entsprechen können. Hinsichtlich der angegebenen Empfehlungen zur Therapie und der Auswahl sowie Dosierung von Medikamenten wurde die größtmögliche Sorgfalt beachtet. Gleichwohl werden die Benutzer aufgefordert, die Beipackzettel und Fachinformationen der Hersteller zur Kontrolle heranzuziehen und im Zweifelsfall einen Spezialisten zu konsultieren. Fragliche Unstimmigkeiten sollten bitte im allgemeinen Interesse dem Verlag mitgeteilt werden. Der Benutzer selbst bleibt verantwortlich für jede diagnostische oder therapeutische Applikation, Medikation und Dosierung.
In diesem Buch sind eingetragene Warenzeichen (geschützte Warennamen) nicht besonders kenntlich gemacht. Es kann also aus dem Fehlen eines entsprechenden Hinweises nicht geschlossen werden, dass es sich um einen freien Warennamen handelt.

Schattauer
www.schattauer.de

Printed in Germany
Umschlagabbildung: Carolin Opgen-Rhein, Berlin
Satz: am-productions GmbH, Wiesloch
Gedruckt und gebunden von Esser printSolutions GmbH, Bretten
ISBN 978-3-608-42755-4

3. Nachdruck, 2021

Lektorat: Thalia Andronis, Köln

Geleitwort

Pferde haben unsere Vorfahren schon fasziniert, bevor sie daran gingen, sie zu domestizieren, zu züchten oder gar an ihre Beherrschung zu denken. Die Höhlenmalereien an der spanisch-französischen Grenze – 2188 Felszeichnungen, davon 680 Pferdedarstellungen – sprechen von der Schönheit und Dynamik der Pferde, die Menschen schon vor 10 000 bis 30 000 Jahren gespürt haben müssen. Und wir können annehmen, dass die frühen Beziehungen zu Pferden nicht primär utilitaristisch geprägt, sondern stärker noch emotional, ja, spirituell gewesen sind. Pferde faszinieren bis heute. Ein frei galoppierendes Pferd, ein spielendes Fohlen, sie lösen unwillkürlich Aufmerksamkeit aus, wir können nicht anders als die Schönheit dieser Lebewesen zu bewundern. Jugendliche – besonders Mädchen – investieren ganz selbstverständlich Zeit und Arbeit beim Putzen und Versorgen ihrer „großen Kameraden", sie fühlen sich allein durch das Zusammensein mit ihnen belohnt; und mancher Reiter erlebt eine tiefe Verbundenheit mit dem starken ihn tragenden Lebewesen, dem er beim schnellen Geländeritt keine Befehle zu geben braucht – das Pferd scheint schon auf seine bloßen Gedanken hin zu reagieren. Solche Sensibilität und Mitschwingungsfähigkeit scheint für unseren analytischen Verstand schwer fassbar, aber sie bleibt erfahrbar – wenn wir uns auf eine Beziehung einlassen.
Auch das Wissen um die therapeutische Wirkung von Tieren ist uralt: Hildegard von Bingen schrieb schon um 1100 von der „viriditas" – übersetzt von Dorothee Sölle als „Grünkraft" –, einer Kraft der Natur, die beim Bemühen um physische Heilung und um seelisches Heil wirksam ist. Heute sprechen wir spezifischer von Tiergestützter Therapie. Und wir meinen damit ein relativ junges interdisziplinäres Arbeitsfeld, das, ähnlich wie es Thomas Kuhn für wissenschaftliche Entwicklungen generell beschrieben hat, nach einer Phase der Wiederentdeckung und Beschreibung überraschend hilfreicher Phänomene in eine Periode der Erklärung eingetreten ist: der empirischen Begründung von therapeutischen Effekten durch Tiere. Es ist zugleich die Phase der Theorienbildung. Diese wissenschaftlich wohl spannendsten Phase wird, wenn wir Thomas Kuhn weiter folgen, von einer Phase des „mopping up" abgelöst werden, einer eigentlich langweiligen Zeit, in der viele fleißige Wissenschaftler immer mehr empirische Belege sammeln, einige noch offene, aber relativ triviale Fragen beantworten oder ein paar Ungereimtheiten der Theorie klären, und in der sie nach immer weiteren praktischen Anwendungen suchen werden. Tiere werden heute in mindestens 40 % teil- und vollstationären Kinder- und Jugendpsy-

chiatrien in Therapieprozesse integriert. Pferde stehen in der Physiotherapie an der Spitze, gefolgt von Tieren in der Psychotherapie, der Ergotherapie und der Logopädie. Die Wirkung von Tieren wird von 28 % der Kliniker als hoch wirksam und von 70 % als mittelgradig wirksam eingeschätzt.
Das hier vorgelegte Buch bringt Tiergestützte Therapie, insbesondere Pferdegestützte Therapie, theoretisch und praktisch um einen großen Schritt voran. Das Autorenteam fasst Befunde der Pferdegestützten Therapie bei psychischen Erkrankungen zusammen, bietet erste tragfähige Erklärungen jener Effekte, die in einer therapeutischen Allianz von Psychotherapeut, Patient und Pferd möglich werden, und bei all dem leistet es eine wichtige Integration: Aus der Ethologie werden empirische Studien vorgestellt, welche die sensorische Sensibilität und mehr noch die Feinfühligkeit von Pferden für non-verbal ausgedrückte Befindlichkeiten von Menschen belegen. Reaktionen von Pferden auf Emotionen des Patienten – auf ihm selber oft unbewusst gebliebene Erfahrungen – werden beschrieben, und es wird erklärt, wie sie in der Pferdegestützten Therapie bearbeitbar gemacht werden können. All das geschieht in einer nicht wertenden, von menschlichen Beurteilungen und therapeutischen Kategorisierungen kaum berührten Weise. Vielmehr wird ausgeführt, wie Sensibilität von Pferden in Verbindung mit Kompetenz von Therapeuten helfen kann, jene Prozesse bei Patienten aufzudecken, die problematisches Erleben und Verhalten nach sich gezogen haben. Und es wird deutlich, dass Pferde oft individuelle Ressourcen von Patienten erkennbar werden lassen und wie Therapie dadurch eine bedeutsame Erweiterung bekommt.
Natürlich werden Auswahl und Ausbildung von Pferden behandelt. Geradezu wohltuend ist es in diesen Kapiteln, dass keine Begrenzung auf eine einzelne der vielen konkurrierenden „Schulen" der Pferdekenner erfolgt. Vielmehr werden Gemeinsamkeiten ihres Wissens um die Kommunikation zwischen Menschen und Pferden und um deren Umgang miteinander herausgearbeitet. Interdisziplinär ist der vorgeschlagene Zugang zur reittherapeutischen Ausbildung, umfassend geprüft sind die Kriterien, nach denen Qualitätsstandards beurteilt werden können. Besondere Beachtung verdienen die Beiträge zur therapeutischen Praxis. Formen und Methoden der Pferdegestützten Therapie werden hier für die Mehrzahl der psychischen Störungen und Erkrankungen differenziert beschrieben und begründet. Und immer wieder wird dabei jene selten hervorgehobene Komponente therapeutischer Arbeit erkennbar: Die oft beglückende Erfahrung einer Verbundenheit mit dem anderen Lebewesen, die den Zugang zu emotionalen und sozialen Prozessen auch in der Person zu finden hilft, die bislang gestört oder zugedeckt wurden.

Freiburg, im Herbst 2010

Prof. Dr. med. Erhard Olbrich
Präsident der International Society
for Animal-assisted Therapy (ISAAT)

Vorwort

Dieses Buch soll zur Professionalisierung und Etablierung Pferdegestützter Therapie als innovatives und effektives Therapieelement bei psychischen Störungen beitragen. Das Pferd begleitet zwar bereits seit Jahrzehnten die therapeutische Arbeit in verschiedenen Anwendungsbereichen wie Reitpädagogik, Reittherapie, Ergotherapie, heilpädagogisches Reiten/Voltigieren und Physiotherapie (Hippotherapie). Die spezifische Pferdegestützte Therapie mit psychisch Kranken jedoch fristet im deutschsprachigen Raum ein eher verborgenes, in Fachkreisen mitunter noch belächeltes Dasein. Dieses „Schattendasein" ist bedauerlich und wird den vielfältigen Interventionsmöglichkeiten dieser Therapieform gerade bei psychisch Kranken nicht gerecht. Neben einer genuinen Zurückhaltung in der deutschsprachigen Psychiatrie und Psychotherapie gegenüber neuen Therapieformen und neben gesundheitsökonomischen Aspekten gibt es hierfür aber auch „hausgemachte" Gründe:

- Historisch mehrheitlich von nichtmedizinischen Bereichen beschrieben, treffen die bisher vorhandenen Veröffentlichungen zum Thema in der Mehrzahl eher unscharfe, allgemeingültige Aussagen über die Effektivität und Wirkweise dieser Therapieform, und liefern selten kontrollierte Daten, verwenden wenig überprüfbare Definitionen, Indikationskriterien und/oder Handlungsanleitungen.
- Es existieren derzeit keine einheitlichen Standards in der (Zusatz-)Ausbildung zum Reittherapeuten für die verschiedenen Professionen, eine einheitliche Nomenklatur fehlt ebenso wie Manuale zum Aufbau einer störungsspezifischen pferdegestützten Behandlung, wie sie zum Beispiel im Bereich der Psychotherapie schon lange Anwendung finden.
- Fachpsychiatrisches Wissen zu Symptomen psychischer Erkrankungen, deren Ursachen und Auswirkungen, gehört noch nicht standardisiert zum Ausbildungskatalog der medizinischen und nichtmedizinischen Therapeuten im Bereich Pferdegestützte Therapie.

Um diese „hausgemachte" Situation zu verbessern, ist es notwendig eine Basis zu legen, auf deren Grundlage Therapeuten aller Professionen qualitativ hochwertige und klar definierte Arbeit in diesem Bereich leisten können.
In diesem Buch werden Grundlagenwissen über psychische Erkrankungen und ihre übliche Therapie aber auch krankheitsspezifische Aspekte, die in der Arbeit mit Patient und Pferd zu beachten sind, praxisorientiert vermittelt. Beides halten

wir für die professionelle Ausübung Pferdegestützter Therapie für unabdingbar. Daneben werden aber auch Aspekte der klassischen Ausbildung von Pferden, wie Hinweise zu deren Auswahl, artgerechten Ausbildung und Gesunderhaltung, detailliert dargestellt.

Für eine Verbesserung der Situation bedarf es natürlich weit mehr als ein Lehrbuch. Ein langfristiger multiprofessioneller Zusammenschluss psychiatrischer, psychologischer, reittherapeutischer, soziologischer, verhaltensbiologischer und veterinärmedizinischer Kompetenz ist hierfür notwendig. Internationale Kongresse, berufsübergreifende Veranstaltungen und ein Austausch berufsspezifischer Kenntnisse und Erfahrungen sind weitere wichtige Schritte auf diesem Weg.

Dieser Weg ist anstrengend, schon allein aufgrund der unterschiedlichen „Sprache" der jeweiligen Berufsfelder. Aber es ist für die Pferdegestützte Therapie der einzige mögliche Weg hin zu einer auch wissenschaftlich anerkannten Therapieform, die psychisch Kranken vielfältige, ressourcenorientierte Möglichkeiten der Gesundung eröffnet.

Wir freuen uns sehr, wenn wir mit diesem Buch einen Beitrag zu dieser Entwicklung leisten können!

Berlin und Oberkrämer, im Herbst 2010

Carolin Opgen-Rhein,
Marion Kläschen,
Michael Dettling

Anschriften der Autoren

Prof. Dr. med. Michael Dettling
Klinik und Hochschulambulanz für Psychiatrie und Psychotherapie
Charité Berlin
Eschenallee 3
14050 Berlin
E-Mail: michael.dettling@charite.de

Dipl. Soz.-Päd. Marion Kläschen
Reit- und Ausbildungsinstitut für Pferdegestützte Therapie (Rapth)
Lindenweg 8
16727 Oberkrämer
E-Mail: info@centro-hipico.de

Dr. med. vet. Konstanze Krüger
Departement Biologie I, Zoologie
Universität Regensburg
Universitätsstraße 31
93053 Regensburg
E-Mail: konstanze.krueger@biologie.uni-regensburg.de

Dr. med. Carolin Opgen-Rhein
Klinik und Hochschulambulanz für Psychiatrie und Psychotherapie
Charité Berlin
Eschenallee 3
14050 Berlin
E-Mail: carolin.opgen-rhein@charite.de

Inhalt

I Theorie und Voraussetzungen

II Therapeutische Praxis

I Theorie und Voraussetzungen

1 Historie der Pferdegestützten Therapie

Marion Kläschen

An einem edlen Pferd schätzt man nicht seine Kraft, sondern seinen Charakter.
(Konfuzius)

1.1 Menschen und Pferde – eine ambivalente Geschichte

Die enge Verbundenheit zwischen Menschen und Pferden geht auf eine jahrtausendealte Geschichte zurück, die aufgrund der sich wandelnden Funktionen des Pferdes stets von erheblichen Ambivalenzen gekennzeichnet war. Sie ist einerseits charakterisiert durch die Sehnsucht nach Nähe und Freundschaft mit dem Tier und andererseits durch die Ausbeutung und Verwendung des Pferdes (Körner 1996).
Mit der kulturellen Entwicklung des Menschen veränderte sich auch die Mensch-Tier-Beziehung. Obwohl Tiere in Hochkulturen prähistorischer Zeit eine wichtige Rolle gespielt hatten, sah man sie generell als untergeordnete Wesen ohne Seelen an. Erst der griechische Philosoph Aristoteles (384–322 v. Chr.), für den Tiere eine gewisse Wahrnehmungsfähigkeit besaßen und damit eine untere Erkenntnisstufe erreichten, sprach ihnen eine Seele zu.
Unter dem Einfluss religiöser Deutungen veränderte sich diese Sichtweise aber wieder, zum Beispiel durch die Schriften des Philosophen Descartes. Er sprach dem Menschen, nicht aber dem Tier eine Seele zu, da nur der Mensch seine gedanklichen Reflexionen auch sprachlich ausdrücken könne. Daher sei der Mensch dem Tier überlegen, so die Schlussfolgerung. Dies gab dem Menschen die Berechtigung, Tiere zu benutzen und sie auf einer tieferen Stufe einer imaginären Werteskala einzuordnen (Otterstedt 2001). Trotzdem wurden Tiere über die unterschiedlichsten Kulturen hinweg immer schon religiös und mythisch verehrt. Speziell das Pferd lebte, ähnlich dem Hund, seit jeher in einer Symbiose mit dem Menschen. Im Verlauf der Evolution änderte sich seine Funktion für den Menschen beständig – es diente als Nahrungslieferant und Beutetier, als Weggefähr-

te und Kriegskamerad und als nützliches Last- und Zugtier. Als schnellstes Transportmittel und effektive Kampfmaschine kam es dem Expansionsdrang des Menschen entgegen.

1.2 Pferde in der Medizingeschichte

1.2.1 Altertum und Mittelalter

Schon im Altertum wurden positive Kräfte von Tieren zu therapeutischen Zwecken genutzt, worüber in philosophischen Schriften und Veröffentlichungen zahlreicher Ärzte berichtet wird. Im Rahmen der fortschreitenden Domestizierung des Pferdes entdeckten die Griechen – als erstes Reitervolk – weitere Eigenschaften des Pferdes, was sich in den Schriften des Staatsmannes und Feldherren Xenophon (430–354 v. Chr.) *Über die Reitkunst* und *Der Reitoberst* abbildete. Beide Schriften gelten als Grundstein der heutigen Reitwissenschaft und setzen sich mit den Grunderfahrungen des Reitens und der motorischen Wechselwirkung zwischen Pferd und Mensch auseinander (Keller 2010). Auch Hippokrates von Kos (460–370 v. Chr.), berühmtester Arzt der Antike, schrieb in seinem *Corpus hippocraticum* fast zeitgleich über den Effekt des „heilsamen Rhythmus des Pferds" nicht nur auf den menschlichen Körper, sondern auch auf dessen Psyche und erkannte „heilende Einflüsse auf die Gemütsverfassung" (Oser-Grote 2004). Hieronymus Cardanus (1501–1576) griff diese Überlegungen in seinem Werk *De malo recentiorum medicorum medendi usu libellus* auf und empfahl das Reiten als therapeutische Maßnahme (Cardanus 1536). Auch der Humanist Hieronymus Mercurialis gab in seinem 1569 erschienenen Werk *De arte gymnastica* Hinweise auf den gesundheitsfördernden und -erhaltenden Wert des Reitens (Wendt 1940). 1663 schrieb der Arzt Bartholomäus Castellius, der „reitende Mensch müsse die Bewegungen des Pferdes in sich aufnehmen und mit den Bewegungen des eigenen Körpers in Einklang bringen", was noch heute den gültigen therapeutischen Prinzipien entspricht (Steen 2002). Sir Thomas Sydenham wies in einer Abhandlung über die Gicht auf die „therapeutische Wirksamkeit der fleißig geübten Reitkunst" hin (Sydenham 1681).

1.2.2 18. und 19. Jahrhundert

Im 18. Jahrhundert begann mit Jean-Jacques Rousseau (1712–1778) ein Umdenken bezüglich der Bewertung der Mensch-Tier-Beziehung, da Gemeinsamkeiten zwischen Mensch und Tier und die Leidensfähigkeit von Tieren entdeckt wurden. Auch fand der Umstand, dass der Umgang mit Tieren im Menschen Emotionen auslösen und aktivieren kann, zunehmend Beachtung (Otterstedt 2003). Friedrich Hoffmann, Professor der Medizinischen Fakultät Halle, wies in seinem Hauptwerk *Gründliche Anweisung, wie der Mensch durch vernünftigen*

Gebrauch der Leibesübungen seine Gesundheit erhalten und sich von schweren Krankheiten befreien könne auf die guten Effekte des Reitens im Schritt hin (Hoffmann 1719).
Weitere Wegbereiter, die gegen Mitte des 18. Jahrhunderts das Reiten als Nutzen für Körper und Psyche erkannten, waren Ärzte und Schriftsteller wie Diderot, Jahn und Tissot: Sie sahen Reiten als Teil einer Ganzheitsbehandlung. In seiner *Encyclopédie ou Dictionnaire raisonné des sciences, des arts et des métiers* schrieb Diderot eine Abhandlung über das *Reiten zur Erhaltung und Wiederherstellung der Gesundheit in körperlicher Hinsicht und zur Steigerung der Vitalfunktionen* und betonte darüber hinaus die Wirkung des Reitens als Heilmittel bei Melancholie, Schwermut und Hysterie (Diderot u. D'Alembert 1757). Ähnliches beschrieb Jahn in seiner *Norma diaetetica* (Jahn 1757) und Tissot in seinem Werk *Medizinische und chirurgische Gymnastik* (Tissot 1782).
Fast zeitgleich empfahlen der niederländische Mediziner Gerard van Swieten (1700–1772) – in seinem Werk *Abhandlung des Daseins der Gespenster, nebst einem Anhang vom Vampirismus* (Mayer u. van Swieten 1768) – und der deutsche Arzt Maximilian Stoll (1742–1787) – in seinem Werk *Heilungsmethode in dem praktischen Krankenhause zu Wien* – das Reiten bei Gemütskrankheiten (Stoll u. Fabri 1783).
Auch Johann Wolfgang von Goethe, der bis zu seinem 55. Lebensjahr täglich ausritt, erkannte den bewegungstherapeutischen Wert des Reitens durch das Mitschwingen des Reiterkörpers mit den Bewegungen des Pferdes, die vermehrte Wirbelsäulenstreckung durch den Sitz und das behutsame, aber beständige Kreislauftraining.
Als frühestes Beispiel des bewussten therapeutischen Einsatzes von Tieren gilt die 1792 vom Quäker William Tuke gegründete psychiatrische Anstalt *York Retreat* in England, in deren Garten Kleintiere von Patienten versorgt wurden. Ziel war es, die beobachtbaren Symptome emotional gestörter Menschen durch den Umgang mit Tieren zu lindern. Trotz der Erfolge, die mit diesem Konzept erzielt wurden, konnte sich der Ansatz nicht durchsetzen und wurde als unwissenschaftlich belächelt (McCulloch 1983). Ein späteres Beispiel für den Einsatz von Tieren zu therapeutischen Zwecken sind die Behandlungen von Epileptikern und geistig behinderten Menschen im 19. Jahrhundert im Epileptikerzentrum der Anstalt *Bethel* in Bielefeld – dabei wurden Hunde, Katzen, Schafe und Ziegen mit Erfolg therapieunterstützend eingesetzt.

1.2.3 20. Jahrhundert bis heute

Bereits Anfang des 20. Jahrhunderts veröffentlichten verschiedene Ärzte Abhandlungen über den therapeutischen Wert des Reitens. 1953 erkannte auch der Arzt Max Reichenbach die therapeutischen Möglichkeiten der Bewegungen des Pferdes und prägte den Begriff **Reiten als Therapie**. Er veröffentlichte dann in einem gleichnamigen Buch (1968) seine wissenschaftlichen Daten und Erfahrungen. Noch vor ihm – im Jahr 1961 – schrieb der Arzt Eberhard Druschky die wohl erste deutschsprachige Veröffentlichung über das therapeutische Reiten mit dem Titel *Gymnastik zu Pferde – ein Weg zur Heilung*. Darin schilderte er seine Arbeit mit behinderten Patienten auf dem Pferd in seiner Klinik in Bad Rappenau (Vogel 1987).

Ab 1960 entwickelte sich ein eigenständiger Ansatz zur heilpädagogischen und individuellen Förderung der geistigen und sozialen Entwicklungsmöglichkeiten bei verhaltensauffälligen, entwicklungsverzögerten und geistig behinderten Kindern und Jugendlichen durch pferdegestützte Interventionen – insbesondere auch durch die Einbeziehung der Erlebnispädagogik nach Kurt Hahn (Lausberg 2007). 1970 gründeten engagierte Ärzte, Krankengymnasten, Pädagogen, Psychologen, Sozialarbeiter und Reitlehrer das *Deutsche Kuratorium für Therapeutisches Reiten e.V.* (DKThR). Sie verfolgten dabei das Ziel, wissenschaftliche Grundlagen zu erarbeiten, Fachkräfte fort- und weiterzubilden, Informationen zu vermitteln, Zusammenarbeit und Beratung zu fördern sowie Kostenfragen zu regeln.

Heutzutage ist der Einsatz von Pferden als Therapieelement bei verschiedensten somatischen und psychiatrischen Krankheitsbildern im deutschsprachigen und vor allem im angloamerikanischen Sprachraum gut etabliert. Er bereichert seit vielen Jahren schulenübergreifend die professionelle Arbeit mit psychisch kranken Menschen (Woodbury Reports 2004).

Aber auch heute noch bewegt sich die Beziehung von Menschen und Pferden zwischen Extremen: dem Bemühen um echtes Verständnis im Rahmen moderner, gewaltfreier Kommunikations- und Ausbildungsmethoden einerseits (z.B. TTouch® nach Tellington-Jones, Monty Roberts) und der Anthropomorphisierung, sportlicher Be-Nutzung (z.B. im Turnier- und Rennsport) und der Ignoranz und Ausbeutung von Tieren andererseits.

Die Frage, ob Tiere eine Seele besitzen – was aus Sicht vieler Menschen heute unzweifelhaft bejaht werden kann –, ist inzwischen Gegenstand vielfacher Veröffentlichungen (Brandt 2009; Blavatsky 2006). Ob Tiere die Fähigkeit zu höheren kognitiven Leistungen besitzen, ob sie denken können und einen Geist besitzen, wird aktuell u.a. durch Vertreter der theoretischen Philosophie, wie zum Beispiel den Schweizer Leibnizpreisträger Dominik Perler, beleuchtet (Perler 2005).

Exkurs: Mythos Pferd

Dem Pferd kam in Mythen stets eine symbolische Bedeutung zu. Mythen (griechisch = Erzählung, Fabel) sind spezifische Formen der Weltsicht und des Weltverständnisses, die das Denken und Handeln des Menschen besonders in vorgeschichtlicher Zeit bestimmt haben. Sie sind, ähnlich wie die Künste, die ebenfalls Symbole als Ausdrucksform verwenden, schöpferische Darstellungsformen. Der Schweizer Psychoanalytiker C. G. Jung konstatierte in der Entstehung der Mythen die Anfänge der Bewusstwerdung des Menschen.

Zahlreiche Mythen beschrieben die ersten Begegnungen des Menschen mit dem Pferd, das nun als Archetypus in vielfältigen und immer neuen symbolischen Erscheinungsformen auftrat.

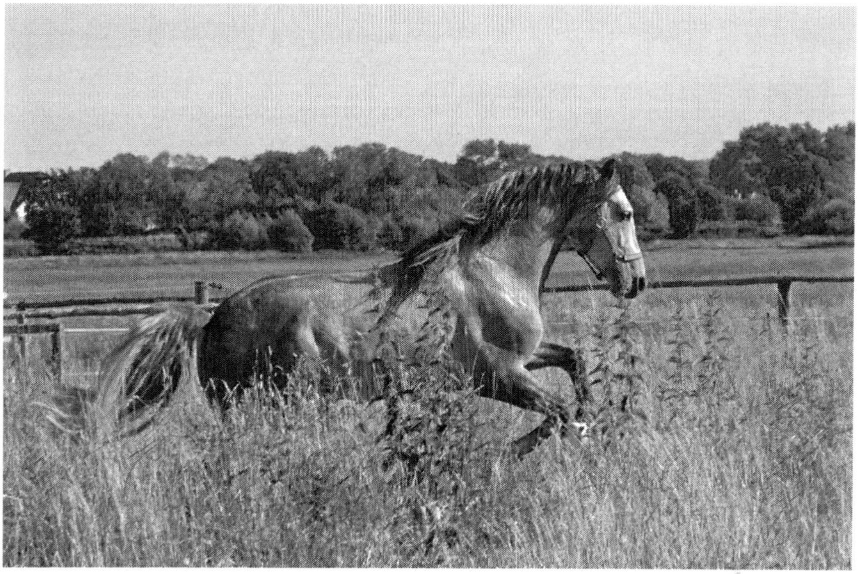

Abb. 1-1 Das Pferd als archetypisches Symbol für Kraft, Freiheit und ursprüngliche Schönheit

Archetypen (griech. = das zuerst Geprägte, das Urbild) sind nach C. G. Jung in Menschen aller Kulturen gleichermaßen vorhandene Urbilder. Sie werden wirksam, indem sie die bildhafte Gestalt eines Symbols annehmen, das ebenfalls als „Wesen und Abbild psychischer Energie" interpretiert wird (Jung 1976). Jedes Symbol ist nach Jung Ausdruck eines (unbewussten) Archetyps, es umfasst die ganze Psyche: die bewussten und die unbewussten Funktionen.
Das Pferd kann nach diesem Konzept als Symbol zwischen diesen beiden Funktionen vermitteln und dadurch vielfältige heilende Veränderungsprozesse anstoßen.
In psychoanalytischen Konzepten symbolisiert das Pferd eine Form der dynamischen Libido. Es vertritt dabei die nicht menschliche Psyche, das Untermenschliche, Animalische, Kraftvolle und somit das unbewusst Psychische. Als archetypisches Symbol kann es durch die Tiefe der emotionalen Berührtheit in der Begegnung mit ihm zu einer Mobilisierung archaischer Ängste und zur Verdeutlichung aktueller Konflikte an der Grenze zwischen Bewusstem und Unbewusstem führen (Scheidhacker 1998). In Träumen tauchen – auch bei Menschen ohne jeglichen Kontakt zu Pferden – Pferdeköpfe, erotische Bilder mit Pferden oder sogenannte Todesrösser auf. Das Pferd befriedigt zudem Wunschvorstellungen und kann Träger zahlreicher Projektionen sein (Scheidhacker 1998) (Abb. 1-1).
Bis heute werden Mythen und Symbole neu geschaffen, wie etwa der Cowboymythos, bei dem das Pferd als Symbol für Männlichkeit in Verbindung mit Abenteuer und Freiheit steht. Oft spielt das Pferd in Wettkampfsituationen wie Stierkämpfen oder Rodeos als Libidosymbolik der zumeist männlichen Reiter und Kämpfer eine bedeutende Rolle. Auch als Symbol der Freiheit ist das Pferd noch immer lebendig. Die mit ihm assoziierte Freiheit kann dabei in erster Linie als Flucht aus den Zwängen der Industriegesellschaft und einer entmenschlichten Zivilisation interpretiert werden.

1.3 Aktueller Stand der Pferdegestützten Therapie

1.3.1 Definition und Terminologie

Definition

Tiergestützte Therapie wird durch eine Person mit professioneller, spezifisch therapeutisch/pädagogischer Ausbildung in Ausübung des spezifischen Berufes durchgeführt oder geleitet. Sie kann in Einzel- oder Gruppenbehandlungen durchgeführt werden. In der Pferdegestützten Therapie werden – mit dem Patienten gemeinsam festgelegte – Therapieziele auf vielfache Weise durch den Einsatz des Pferdes systematisch gefördert (Vernooij u. Schneider 2008). Die amerikanische Delta Society (www.deltasociety.org) definiert tiergestützte Therapie folgendermaßen:

> Sie ist „eine zielgerichtete, evaluierte und dokumentierte Intervention, in welcher ein spezifisch ausgebildetes Tier ein integraler Bestandteil des therapeutischen Prozesses ist".

Terminologie

Verschiedene nordamerikanische Organisationen wie die *Equine Facilitated Mental Health Association* (EFMHA, s. www.narha.org/SecEFMHA/WhatIsEFMHA.asp) und deutschsprachige Organisationen, zum Beispiel das 1970 gegründete DKThR, die 2000 gegründete *Fachgruppe Arbeit mit dem Pferd in der Psychotherapie* (FAPP, s. www.fapp.net) und das 2004 gegründete *Institut für Pferdegestützte Therapie* (IPTh, s. www.ipth.ch), verstärken in den letzten Jahren zunehmend ihre Bemühungen, durch Zusammenführung der verschiedenen Professionen in internationalen Symposien Einheitlichkeit in die vielfältige Terminologie zu bringen. Darüber hinaus sind sie bemüht, Leitlinien, zertifizierte Qualifikationsprogramme und verbindliche Standards für die professionelle Durchführung der Pferdegestützten Therapie in ihren spezifischen Domänen zu entwickeln. Für die Pferdegestützte Therapie hat sich erst in den letzten Jahren eine zunehmend verbindliche Festlegung der angewandten Termini zur Abgrenzung der unterschiedlichen Interventionen entwickelt.
National und international wurde bisher eine Vielzahl von Begrifflichkeiten synonym zur Beschreibung Pferdegestützter Therapie verwendet. Eine einheitliche, bindende Terminologie würde sicherlich zur Verbesserung von Professionalität und Standardisierungsfähigkeit der jeweiligen Qualifikationsvorgaben beitragen und wird daher bis heute diskutiert (Pictor et al. 2007). Auch im deutschsprachigen Raum werden unter dem Begriff Pferdegestützte Therapie vielfältige Begriffe, zum Beispiel Hippotherapie, Heilpädagogisches Reiten, Reittherapie und (Psycho-)Therapeutisches Reiten/Voltigieren, zusammengefasst. Das DKThR (s. www.dkthr.de) unterscheidet aktuell die Bereiche Hippotherapie, Heilpädagogische Förderung mit dem Pferd, Sport und Freizeit für Men-

schen mit Behinderungen mit dem Pferd und seit 2005 auch die Ergotherapeutische Behandlung mit dem Pferd.
Spezifisch psychotherapeutische Strategien, wie sie in der Psychiatrie häufig zur Anwendung kommen, stellen in der deutschen Terminologie bislang keine eigene Kategorie dar – im Gegensatz zu den Begriffen der *Equine-assisted Psychotherapy* (EAP) und der *Equine-facilitated Psychotherapy* (EFP), welche die nordamerikanischen Vereinigungen *Equine Assisted Growth and Learning Association* (EAGALA) und die oben genannte EFMHA in Abgrenzung zu anderen pferdegestützten Therapien (s.u.) festgelegt haben. In Analogie zu dieser englischsprachigen Terminologie, die die Pferdegestützte Psychotherapie von anderen therapeutischen pferdegestützten Interventionen abgrenzt, möchten wir den Begriff der **Pferdegestützten Psychotherapie** nur dort verwenden, wo die beschriebene Behandlung ausdrücklich die Durchführung durch einen psychologischen oder ärztlichen Psychotherapeuten vorsieht.
Für die nicht auf diese Berufsgruppen eingeschränkten psychiatrisch-therapeutischen Interventionen, die wir in diesem Buch beschreiben, möchten wir den etwas allgemeineren Begriff **Pferdegestützte Therapie** verwenden. Dies geschieht – trotz des wenig spezifischen Begriffes – auch in Abgrenzung zu den ebenfalls weitverbreiteten oben genannten pädagogischen und heilpädagogischen sowie physiotherapeutischen Anwendungsgebieten (im Amerikanischen z.B. entsprechend: Hippotherapy). Die pferdegestützte Pädagogik/Aktivität (im Amerikanischen Equine-assisted Learning der EAGALA und Equine-facilitated Learning/Activity der EFMHA) zur Entwicklungsförderung gesunder Menschen ist hiervon ebenfalls abzugrenzen.

1.3.2 Anerkennung der Reittherapie als Therapieverfahren

Bisher zählt Pferdegestützte Therapie nicht zu den evaluierten und offiziell anerkannten (Psycho-)Therapieverfahren und wird nur im Rahmen von zu beantragenden Einzelmaßnahmen über die Krankenkassen finanziert. Gute Erfahrungen gibt es inzwischen mit Finanzierungen über die Sozialgesetzbücher SGB VIII und SGB XII, wobei die Finanzierung über das sogenannte **Persönliche Budget** für Menschen mit Behinderungen, das 2001 in Deutschland zur Verbesserung der sozialen Teilhabe eingeführt wurde, neue Perspektiven bietet. Auch wenn das DKThR im letzten Jahr eine Ausbildung zur *Staatlich anerkannten Fachkraft für heilpädagogische Förderung mit dem Pferd* angeboten hat, existiert bis heute keine staatliche Anerkennung mit einheitlicher Ausbildungsrichtlinie für die Berufsbilder Reittherapeut oder Reitpädagoge. Zur Antragstellung und Dokumentation der über SGB VIII oder SGB XII finanzierten Pferdegestützten Therapie sowie zum Berichtswesen im Rahmen der Pferdegestützten Therapie wird in Kapitel 5 *Konzeption der Reittherapeutenausbildung* (S. 55) kurz eingegangen.

2 Wirkweisen Pferdegestützter Therapie

Carolin Opgen-Rhein

Dass mir das Pferd das Liebste sei, sagst du, oh Mensch, sei Sünde.
Das Pferd blieb mir im Sturme treu, der Mensch nicht mal im Winde.
(Unbekannt)

2.1 Theorie der therapeutischen Mensch-Tier-Beziehung

Trotz der langen Domestizierung des Pferdes im Rahmen der Mensch-Pferd-Beziehung in den vergangenen Jahrhunderten spielt das immer noch gut erhaltene, hervorragend ausgebildete instinktgebundene Verhalten einschließlich körpersprachlicher Ausdrucksformen und hierarchischen Verhaltens des Pferdes im Herdenverbund in den heutigen pferdegestützten Interventionen eine zentrale Rolle. Die Faszination und Zuneigung, die das Pferd im Menschen auszulösen vermag, kann dabei im therapeutischen Prozess planvoll und aktivierend genutzt werden (Abb. 2-1).
Zur Erklärung der heute therapeutisch genutzten Effekte von Tieren als Beziehungspartner mit heilendem Effekt können soziologische, philosophische und psychologisch-theoretische Konzepte herangezogen werden, die in diesem Kapitel kurz dargestellt werden sollen.

2.1.1 Soziologische, philosophische und psychologische Konzepte tiergestützter Therapie

Seit es den Menschen gibt, steht er in Beziehung zu Tieren. Über das reine Jäger-Beute-Nutzungsverhältnis hinaus entwickelte sich diese Beziehung weiter und mündete in erste Tierdomestikationen. Tiere entwickelten sich bald vom Nutz- und Haustier zum zuverlässigen und Überleben sichernden Begleiter und „Freund" (Benecke 2000). Bis heute nimmt unter allen Mensch-Tier-Bezie-

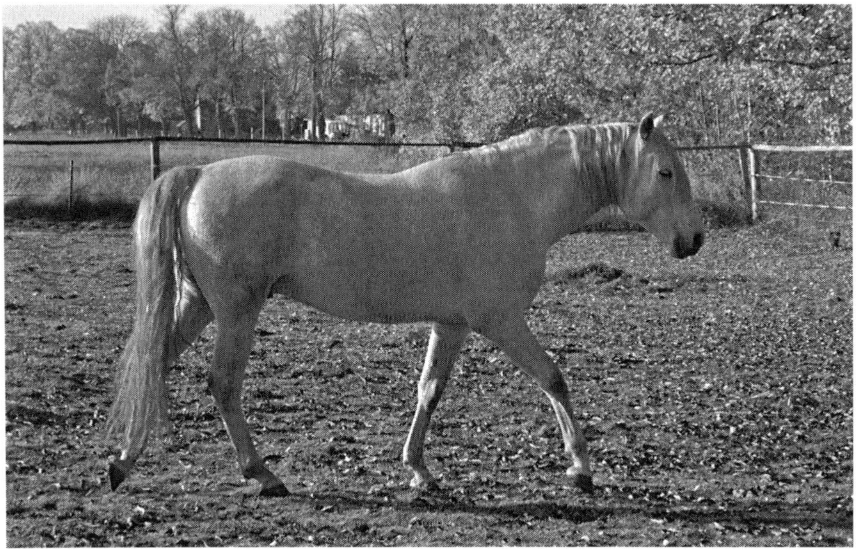

Abb. 2-1 Das Pferd erinnert uns an unsere ursprüngliche Verbundenheit mit der Natur und an die Schönheit der in ihr lebenden Wesen

hungen vor allem die Beziehung zu Pferd, Hund und Katze für den Menschen eine Sonderrolle ein (Teutsch 2001).

Biophilie-Hypothese

Der Sozialpsychologe und Psychoanalytiker Erich Fromm prägte schon 1964 den Begriff der Biophilie (griech. = Liebe zum Lebendigen) als grundlegende Orientierung innerhalb der Charakterstruktur eines Menschen. Er tat dies in dem Versuch, das Wesen des Menschen und seiner Leidenschaften aus seinen anatomischen, neurologischen und physiologischen Grundlagen abzuleiten.
Biophilie als leidenschaftliche Liebe zum Leben und zu allem Lebendigen impliziert demnach auch den grundlegenden Wunsch, alles Wachstum zu fördern – ob es sich um Mensch, Tier, Pflanze, eine Idee oder eine soziale Gruppe handelt (Fromm 1964).
In einer Erweiterung dieses Grundbegriffs postulierte Edward O. Wilson (1984), dass sich Menschen aufgrund der in ihnen evolutionär angelegten besonderen Verbundenheit mit der Natur zu anderen Lebewesen hingezogen fühlen. Sie bräuchten den Kontakt mit der Natur „in ausreichendem Maße, um gesund zu bleiben, um den Sinn des Lebens zu finden und sich zu verwirklichen". Die gesundheitsfördernden Auswirkungen von Tieren, Pflanzen und Landschaften beruhen demnach auf der Ökologie des Lebens – auf einer natürlich vorhandenen Nützlichkeitsbezogenheit zur Gesamtheit der Natur. Sie aktiviert den Menschen und bietet Entscheidungshilfen, indem sie Orientierung verschafft, Widerstandsressourcen mobilisiert und Lebensfähigkeit aufrechterhält. Der Soziologe Plötz (1970) formulierte es so:

„Es [das Tier] stellt eine Verbindung her zum vielfach verloren gegangenen ursprünglichen Leben und hilft, die technische Welt in ihrer Einsamkeit und Seelenlosigkeit zu bewältigen.“ Die Hinwendung zu Tieren als ursprünglichen Lebewesen spiegelt also auch eine Rückbesinnung auf die Natur.
Der Arzt und Philosoph Albert Schweitzer (1875–1965) entwickelte in diesem Sinne seine Lehre von der Ehrfurcht vor dem Leben, basierend auf einer Ethik, die alles Lebendige gleichermaßen miteinbezieht. Mit der grundsätzlichen Annahme „Ich bin Leben, das Leben, inmitten von Leben, das Leben will“ stellte er alles Leben, das der Menschen, der Tiere und der Pflanzen, unter einen „ethischen Schutz“ (Schweitzer 1966).

Du-Evidenz

Dem dänischen Soziologen Theodor Geiger folgend, sind soziale Beziehungen zwischen Menschen und Tieren über die Artgrenzen hinaus möglich: „(...) die praktische Voraussetzung für ihr Wirksamwerden ist, dass die Partner einander gegenseitig als DU evident sind. Diese Evidenz bedeutet die Überwindung einer Niveauspannung. Zweifellos gibt es für die Überwindung dieser Spannung eine Grenze (...) [diese Grenze] lässt sich nicht allgemein festlegen. Ob dem Menschen A noch die Katze als DU evident ist, dem Menschen B aber sogar noch das Meerschweinchen, ist nur eine von Fall zu Fall zu beantwortende Frage“ (Geiger 1931).

Surrogatfunktion

Die amerikanische Soziologin Jean Veevers unterscheidet 1985 in der Mensch-(Haus-)Tier-Beziehung drei Hauptfunktionen:
1. Die **Projective Function** (Spiegel der Persönlichkeit) beinhaltet das Ausmaß, in welchem das Tier als eine symbolische Ausweitung des **Ich** dient.
2. Die **Sociability Function** (sozialer Katalysator) beinhaltet die Erleichterung zwischenmenschlicher Interaktion durch Tiere.
3. Die **Surrogate Function** (Ersatzfunktion) beinhaltet das Ausmaß, in welchem Tiere zwischenmenschliche Beziehung erweitern oder gar ersetzen können.

Eisbrecherfunktion

Bei Kontaktstörungen kann das Tier die erstmals vom amerikanischen Kinderpsychologen Levinson beschriebene Eisbrecherfunktion zwischen Patient und Therapeut ausüben. Der Patient/ein Kind beginnt demnach zunächst einmal, eine Beziehung zum bei der Therapie anwesenden Tier herzustellen. Im Verlauf erst nimmt der Patient über das Tier auch Kontakt und eine Beziehung zum Therapeuten auf, die mit der Zeit intensiviert werden kann (Levinson 1962). Der Kontakt mit Tieren fördert das allgemeine Wohlbefinden und die soziale Integration, die Beziehungsfähigkeit und den Selbstwert des Menschen. Er wirkt Stress reduzierend, dient der allgemeinen Anregung und Aktivierung, stärkt

Problemlösungskompetenzen und verbessert die Fähigkeit, mit Gefühlen und Affekten angemessen umzugehen (Olbrich u. Otterstedt 2003).

Analoge Kommunikation

Die sogenannte *analoge* Kommunikation wurde von dem österreichischen Psychotherapeuten und Soziologen Paul Watzlawik (1969) im Sinne einer eindeutigen und beziehungsdefinierenden Verständigung der *digitalen*, verbalen Kommunikation gegenübergestellt. Die analoge Kommunikation verläuft nonverbal und stellt damit die wesentliche Kommunikationsstrategie zwischen Mensch und Tier dar. Die potentiell krankheitsfördernden, widersprüchlichen Signale und paradoxen Botschaften, die aus dem Widerspruch zwischen der analogen und der digitalen Botschaft im Rahmen zwischenmenschlicher Kommunikation entstehen, sind in einer rein nonverbalen Kommunikation nicht möglich. Das bedeutet, dass in der tiergestützten Interaktion nicht noch zusätzlich krankheitsfördernde digitale Kommunikationsstrategien stattfinden, welche den Aufbau einer konstanten und tragfähigen Beziehung gefährden. In der rein analogen Kommunikation mit dem Tier können somit neue Erfahrungen einer klaren und unzweideutigen Kommunikation gemacht werden, die den Patienten entlasten und krankheitsfördernde Kommunikationsmuster nach und nach ersetzen (Scheidhacker 1998).

2.1.2 Wirksamkeitsnachweise Pferdegestützter Therapie

Pferdegestützte Therapie wird aktuell sowohl im englischsprachigen als auch im deutschsprachigen Raum als erfahrungsbasierte („experiential") Therapieform konzeptionalisiert, deren Effektivitätsnachweis eher auf Beobachtungen denn auf kontrollierten wissenschaftlichen Studien basiert.

Die Anzahl kontrollierter und randomisierter, methodisch einwandfreier Wirksamkeitsstudien von Pferdegestützter Therapie mit ausreichenden Fallzahlen ist noch sehr überschaubar (Vidrine et al. 2002; Gomolla 2009). Dabei wären vor allem potentielle längerfristige Effekte einer regelmäßigen Teilnahme an pferdegestützten Interventionen auf die Rezidivhäufigkeit psychischer Erkrankungen, auf soziale Rehabilitationsfähigkeit, Arbeitsfähigkeit, Re-Hospitalisierungsrate und auf die Lebensqualität von Patienten von hoher klinischer Relevanz; auch gesundheitsökonomisch wären sie für Kostenträger wie zum Beispiel Krankenkassen und Rentenversicherungen interessant.

Es existiert zwar eine Vielzahl von Einzelfallberichten und Dissertationen sowie auch kleinere prospektive Untersuchungen, die moderate Effekte auf unspezifische Variablen, wie zum Beispiel emotionale Befindlichkeit bei Gesunden, belegen (Klontz et al. 2007), jedoch nur wenige quantitative, prospektiv angelegte Gruppenstudien.

Für den Bereich der allgemeinen tiergestützten Therapie existiert eine Meta-Analyse, die insgesamt 49 sehr heterogene Studien zusammenfasst und moderate Effekte auf Symptome des Autismus-Spektrums, auf Verhaltensstörungen und emotionales Wohlbefinden beschreibt (Nimer u. Lundahl 2007).

Ein Wirksamkeitsnachweis für einzelne, abgrenzbare Wirkfaktoren von pferdegestützten Interventionen ist bislang nicht erfolgt, ebenso wenig wie eine differenzielle Indikationsstellung für unterschiedliche psychische Erkrankungen, so dass hier noch großer Forschungsbedarf besteht.

2.2 Interaktionelle Modelle in der tiergestützten Therapie

Zwei Modelle der Beziehungsgestaltung haben sich bei der Einbeziehung des Pferdes in eine (psycho-) therapeutische Behandlung als hilfreich erwiesen, das sogenannte *trianguläre Modell* und das *Diamant-Modell* (Brooks 2006).

2.2.1 Trianguläres Modell

Im triangulären Modell (lat. triangulum = Dreieck) stehen der Therapeut, der Patient und das Pferd zueinander in Beziehung. Es wird *in vivo* beobachtet, auf welche Art und durch welches Verhalten der Therapeut die Beziehung zwischen Patient und Pferd fördern oder stören kann. Das Verhalten des Pferdes kann hierbei Aufschluss über die aktuelle Befindlichkeit des Patienten, seine aktuellen Ressourcen und sein Entwicklungsstadium geben. Das Verhalten des Patienten wiederum kann zu jedem gegebenen Zeitpunkt das Verhalten der anderen Glieder des Triangels beeinflussen und deren Beziehung untereinander fördern oder stören (Abb. 2-2).

2.2.2 Diamant-Modell

Im sogenannten Diamant-Modell wird die Interaktion um eine Führperson, meist einen professionellen Pferdetrainer, erweitert. Hier wiederum ergeben sich wichtige Aufschlüsse über die Beziehungskonstellation zwischen Patient, Therapeut und Pferd aus der Art und Weise, wie die Führperson durch ihr Verhalten und ihre Ausstrahlung das Verhalten der drei anderen Glieder positiv oder negativ beeinflussen kann. Dieses Modell – Teamarbeit eines professionellen Psychotherapeuten und eines Pferdespezialisten – wird zum Beispiel von der EAGALA für die Pferdegestützte Psychotherapie empfohlen (Abb. 2-3).

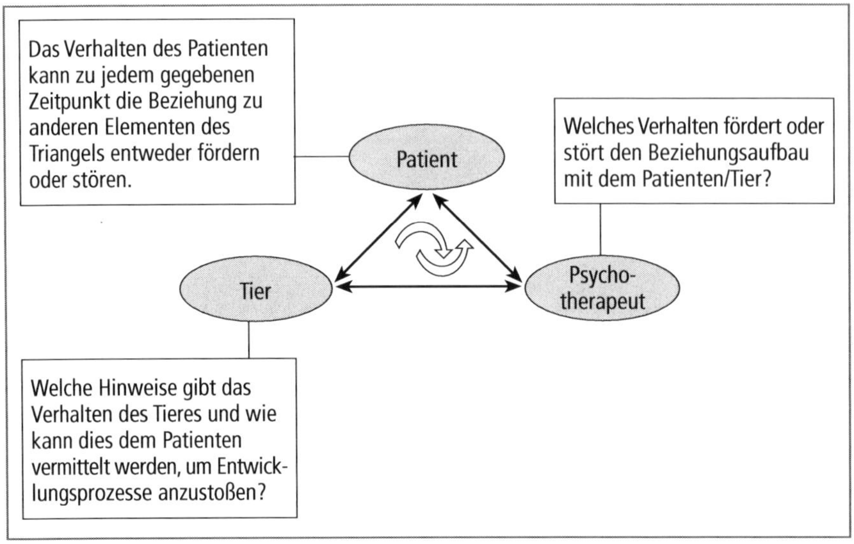

Abb. 2-2 Das trianguläre Modell (mod. u. übers. nach Dr. Susan Brooks 2006a, © Guilford Press)

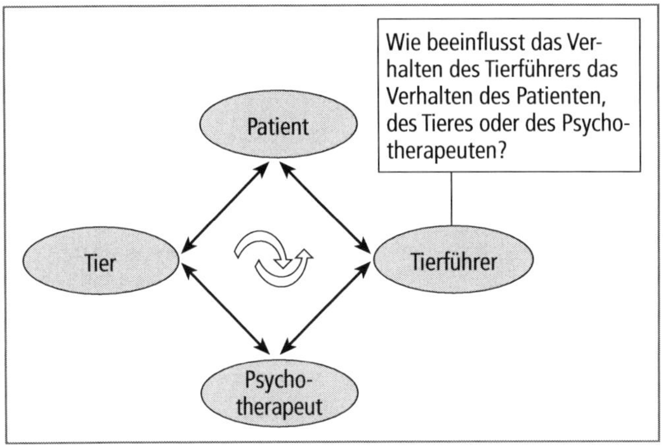

Abb. 2-3 Das Diamant-Modell (mod. u. übers. nach Dr. Susan Brooks 2006a, © Guilford Press)

2.3 Therapeutische Wirksamkeit spezifischer Pferdeeigenschaften

Aufgrund seiner hohen Inanspruchnahme vor allem in der Kinder- und Jugendpsychotherapie nimmt das Pferd innerhalb der tiergestützten therapeutischen Interventionen eine Sonderstellung ein (Prothmann 2007). Das Pferd bietet insbesondere durch seine artspezifischen Eigenschaften spezielle Mög-

lichkeiten für den Einsatz in Krankengymnastik, therapeutischem Reiten, Reiten als Sport für Behinderte (Klüwer 1997) und Pferdegestützter (Psycho-) Therapie.
Im Folgenden soll zunächst deren potentiell therapeutische Wirksamkeit im Kontakt zum Menschen beleuchtet werden. Die theoretischen Grundlagen spezifisch pferdegestützter (psycho-)therapeutischer Verfahren werden daran anschließend dargestellt.

2.3.1 Hochsensibles Wahrnehmungssystem

Das Pferd hat sein Überleben als Lauf- und Fluchttier durch Wachsamkeit, Beobachtungsfähigkeit und eine eher fluchtbereite denn aggressive Antwort auf Gefahren gesichert. In diesem Rahmen entwickelte es eine hochsensible Wahrnehmung der subtilsten angst- und gefahrenbezogenen Signale seiner Sozialpartner in der Herde. Sie wurde im Laufe seines Kontaktes mit dem Menschen vermutlich noch für die feinsten artspezifischen Körpersignale des Menschen verfeinert (Klüwer 2005) und hilft heute dem Therapeuten, aktuelle Konfliktbereiche und somit zentrale krankheitserhaltende Bedingungsgefüge, die noch nicht verbalisiert werden können, zu identifizieren.

2.3.2 Fluchtinstinkt

Die **Fight-or-flight-Reaktion** ist dem Fluchttier Pferd angeboren. Dies kann es dem Patienten erleichtern, Angst als natürliche Schutzreaktion zu akzeptieren. Darüber hinaus hat das Pferd als domestiziertes Tier gelernt, den Fluchtreflex – im Vertrauen zur Bezugsperson – zu überwinden, und kann somit als Identifikationsobjekt mit Vorbildfunktion für Bewältigungsstrategien bei Angst dienen (Modelllernen).

2.3.3 Kongruenz der Kommunikation und Interaktion

Für das häufig zum psychotherapeutischen Prozess gehörende Selbstsicherheits- und Soziales-Kompetenztraining steht das Pferd als sensibles Gegenüber zur Verfügung. Ängste vor negativer Bewertung und automatische Gedanken können im Kontakt mit dem Tier in einer nicht wertenden Umgebung erkannt und benannt werden.
Die zentralen Annahmen bei phobischen Störungen (z.B. mangelnde Kontrolle des Innen und Außen) oder bei Patienten mit der Erfahrung von psychischer und physischer Grenzüberschreitung können durch die Erfahrung der Kontrolle über das Tier und über die Intensität des Kontaktes modifiziert werden.
Selbstwirksamkeit und Selbstkongruenz (innere Stimmigkeit) sowie die empfundene Wahrhaftigkeit des Selbst (Hoffmann u. Hofmann 2001), die gera-

de bei depressiven Störungen stark defizitär ist, können durch die nonverbale, eindeutige Kommunikation und die Reaktion des Pferdes auf eindeutige Signale des Patienten allmählich (wieder-)erlernt werden – so zum Beispiel in der Boden- und Freiarbeit.

2.3.4 Physische Größe

Die allmähliche Überwindung der Angst vor dem Pferd eröffnet die Möglichkeit von **Erfolgs- und Bewältigungserlebnissen** und dient als Ausgangspunkt für mutige Weiterentwicklung und Überwindung anderer Ängste (Scheidhacker et al. 2002). Selbstvertrauen und Selbstwert erhöhen sich durch die Aneignung von Kompetenzen in pferdebezogenen Versorgungs- und Führungsaufgaben in relevantem Ausmaß (Kersten u. Thomas 2003).

2.3.5 Dreidimensionale Stimulation und Bewegung beim Reiten

Entspannungsverfahren wie zum Beispiel die *Progressive Muskelrelaxation* nach Jacobson (2006) sind in idealer und effektivitätssteigernder Weise mit den beruhigend wirkenden rhythmischen Bewegungen des Pferdes beim Geführtwerden zu kombinieren. Die übertragenen dreidimensionalen Schwingungsimpulse sind muskeltonusregulierend, mobilisieren die Gelenke, fördern die Sensomotorik und die Körper- und Sinneskoordination (Vernooij u. Schneider 2008).

2.3.6 Körperliche Aktivierung

Die therapeutische Wirksamkeit körperlicher Aktivität vor allem bei affektiven Erkrankungen wie der Depression oder den Angsterkrankungen ist vielfach belegt (Broocks et al. 1997) und empfohlen (Margraf u. Schneider 1990; Broocks 2003).

Elemente der Verhaltenstherapie (interozeptive Exposition) können durch Konfrontation mit physiologischen Reaktionen des Körpers in der körperlichen Aktivität auf dem Pferd realisiert und Fehlinterpretationen (z.B. „körperliche Symptome sind gefährlich“) modifiziert werden (Margraf u. Schneider 1990).

2.4 Die Rolle des Pferdes in der Psychotherapie

2.4.1 Allgemeine Wirkfaktoren von Psychotherapie

Eine allseits anerkannte Beschreibung von Psychotherapie (Kanfer 2000) lautet:

> **Definition**
>
> Bei der Psychotherapie geht es – im Rahmen eines bewussten und kommunikativen Problemlöseprozesses zwischen Therapeut und Patient – um die therapeutische Nutzung von Kommunikation, die dazu geeignet ist, die Erfahrens- und Erlebnisweise von Patienten zu erweitern.

Für den Erfolg von Psychotherapie ist eine tragbare emotionale Bindung notwendig – die Bedeutung der hilfreichen Allianz zwischen Psychotherapeut und Patient ist schulenübergreifend anerkannt und gilt als gemeinsames Wirkprinzip aller psychotherapeutischen Verfahren.
Die Gestaltung und Reflexion des Beziehungsverhaltens stehen im Mittelpunkt des Therapieprozesses (Margraf u. Brengelmann 1992; Grawe 1999). Hierzu gehören unter anderem die Vermittlung von Sicherheit, Interesse, Akzeptanz und Selbstwirksamkeit. Dem Prinzip des integrativen, schulungsübergreifenden Therapieansatzes folgend werden an dieser Stelle zwei der anerkannten therapeutischen Grundorientierungen skizziert.

2.4.2 Verhaltenstherapie – die funktionale Analyse

Wirkweisen

Die funktionale Analyse (**Bedingungsanalyse**), also die Identifizierung und Veränderung vorausgehender, begleitender und nachfolgender Bedingungen eines Verhaltens (z.B. sozialer Rückzug, selbstabwertende Denkschemata), führt in aller Regel zu dessen Veränderung.
Verhaltenstherapie beinhaltet im Kern eine Veränderung der Bedingungen, die ein Problem beziehungsweise ein Symptom aufrechterhalten. Der Patient lernt unterscheiden, welche Ereignisse in seinem Alltag negative Gefühle, Selbstabwertung und Fehlverhalten bewirken. Das Verständnis der lebensgeschichtlichen Dynamik ist dabei zwar relevant, die Erkenntnis der aktuellen funktionellen Krankheitsdynamik aber von größerer Bedeutung.

Einbeziehung des Pferdes

Die verhaltenstherapeutische Bedingungsanalyse kann nicht nur verbal, sondern vor allem im konkreten Erleben mit dem Tier effektivitätssteigernd eingesetzt werden. Der Patient identifiziert im Kontakt zum Interaktionspartner

Pferd, welche von dessen Verhaltensweisen krankheitsfördernde Interpretationen, Gefühle und Verhaltensmuster auslösen. Diese können dann mithilfe des Therapeuten einer Veränderung zugänglich gemacht werden.
Ein Tier kann Schutz und Geborgenheit, Sicherheit und Vertrautheit vermitteln (Katcher u. Beck 1983), und erst recht das tragende, starke und zugleich warme und sanfte Pferd. Der Kontakt zum Tier wirkt zudem auf physischer Ebene Stress reduzierend und beeinflusst vegetative Angstreaktionen wie Erhöhung von Blutdruck und Herzfrequenz (Katcher u. Beck 1983).

Analog zur verstehenden, empathischen Haltung des Therapeuten, der initial auf die Bedürfnisse nach Aufmerksamkeit, Entlastung und beruhigender Rückversicherung des Patienten eingeht, wirkt die „therapeutische" Einstimmung (vergleichbar dem **Attunement**) des Pferdes auf den Patienten und dessen aktuelles emotionales Bedürfnis entlastend.

Der Aufbau antidepressiver Aktivitäten (freud- und lustvolle Aktivitäten, emotionale Aktivierung) gelingt vor allem durch die Fähigkeit des Tieres, den Menschen emotional zu berühren und zu motivieren. Die kurzfristige körperliche Aktivität – in diesem Fall am und auf dem Pferd – kann das subjektive Energiegefühl (Thayer 1989) steigern.
Das zentrale verhaltenstherapeutische Element der **Exposition**, zum Beispiel bei Angsterkrankungen, kann zunächst in Modellfunktion am Pferd erlebt werden. Das konkrete Erleben und Erfühlen angstbezogener physiologischer Parameter (erhöhte Herz- und Atemfrequenz) am leicht erregten Pferd, das sich nach einer initialen Fluchtreaktion auf ein unbekanntes Objekt, wie z.B. einen Regenschirm, schnell wieder beruhigt, dient dem Patienten hierbei als effektive, gleichsam stellvertretende **Exposition in vivo**. Die Ungefährlichkeit und Rückläufigkeit der psychophysiologischen Reaktionen wird konkret erlebt und nicht nur rein kognitiv im Therapeut-Patient-Gespräch erfasst und analysiert (Bockelmann 2009).
Bei der Löschung von konditionierten Reaktionen werden Tieren besonders starke Effekte zugeschrieben: Im Rahmen der systematischen Desensibilisierung kann die Bewältigung der angstbesetzten Situation durch die Anwesenheit eines (ablenkenden) Tieres in der Umgebung erleichtert, die Angstreaktion abgeschwächt und schließlich gelöscht werden (Brickel 1982).

2.4.3 Tiefenpsychologisch fundierte Psychotherapie

Wirkweisen

Psychoanalytische und tiefenpsychologisch fundierte Psychotherapiekonzepte beruhen auf der Annahme, dass die Symptome und Probleme eines Patienten das Ergebnis sogenannter unbewusster Konflikte und Folgen von frühen Kindheitserfahrungen sind.

Diese Erlebniskonstellationen können zu Störungen in nahezu allen Bereichen des Erlebens, Denkens, körperlichen Empfindens und der Selbst- und Fremdwahrnehmung führen (Mertens 2005).
Zu den wichtigen Wirkfaktoren der tiefenpsychologisch fundierten Therapie gehört die Selbst-Selbstobjekt-Beziehung nach der Selbstpsychologie (Kohut 1987). Sie beinhaltet die allmähliche Verinnerlichung der Funktion des Analytikers (Selbstobjekt = Erweiterung des eigenen Selbst) als einfühlend, verstehend, desillusionierend und abwägend in das Selbst, das hierdurch mehr Kohärenz (lat. = Widerspruchsfreiheit) erlebt.
Die sogenannte **optimale Resonanz**, das heißt die einfühlsame Aufmerksamkeit und stellvertretende Introspektion des Therapeuten, fördert das Erleben zwischenmenschlicher Bezogenheit. Die kontinuierliche Einfühlung des Therapeuten, die Vermittlung von Sicherheit und Verstandenwerden fördern die Identifizierung und Akzeptanz abgewehrter archaischer Gefühlszustände und kindlicher Bindungs- und Zuneigungsgefühle. Kenntnis und Bearbeitung von (Gegen-)Übertragungsvorgängen gehören ebenfalls zu den wichtigen Bausteinen psychoanalytischer Therapie und Kompetenz. Mertens (2005) bemerkte hierzu:

> „Eine Selbsttäuschung, die in einer verzerrten Wahrnehmung und einem unangemessenen Erleben von sich selbst und anderen zum Ausdruck kommt, verhindert aufgrund der Wiederkehr des Immergleichen neue Beziehungserfahrungen. Erst wenn die Übertragungsmuster (...) erkannt und verändert werden, kann ein neues Selbstverständnis entstehen".

Einbeziehung des Pferdes

Im Rahmen einer psychoanalytischen oder tiefenpsychologisch fundierten Psychotherapie können in der Beziehung des Patienten zum Therapeuten (und zum Pferd!) sehr frühe Erlebnisse narzisstischer Vollkommenheit und Omnipotenzgefühle (die in der frühkindlichen Beziehung zur Mutter erlebt wurden) durch idealisierende Übertragung wiederbelebt werden. Der Patient erlangt durch Verbundenheits- oder auch Verschmelzungsgefühle mit dem Therapeuten/dem Pferd ein narzisstisches, stabilisierendes Übertragungsgleichgewicht; der Therapeut/das Pferd steht dabei als archaisches Selbstobjekt, zum Beispiel als idealisierte versorgende und schützende Eltern-Imago, zur Verfügung. Die Übertragung kann dann anhand empathischer und nicht wertender Affektabstimmung langsam durch eine neue Beziehungserfahrung ersetzt werden, in welcher der Therapeut/das Pferd im Verlauf des Therapieprozesses auch als nicht befriedigend oder als frustrierend erlebt werden kann, ohne dass es beim Patienten zu Wut und Enttäuschung kommt.
Hier ist das vollständig instinktgebundene Verhalten des Pferdes hilfreich, da es nur schwer als abwertend, wütend oder gezielt verletzend interpretiert werden kann.

Die symbolreiche, kraftvolle Lebendigkeit und Schönheit des Pferdes macht es zu einem idealen archaischen, versorgenden, allmächtigen, starken Übergangsobjekt. Im Kontakt zum tragenden Pferd können Omnipotenzerlebnisse – wie die frühe mütterliche Befriedigung triebhafter und narzisstischer Bedürfnisse des Kindes durch körperliche Wärme, Schutz und Trost oder die väterliche Allmacht und Stärke – aktiviert und im Verlauf internalisiert werden.

Die Möglichkeit des Getragenwerdens und der Symbolreichtum des Pferdes sind damit wichtige Besonderheiten für seine Rolle im therapeutischen Kontext.

3 Erfasst ein Pferd die menschliche Psyche?

Konstanze Krüger

Nevertheless the difference in mind between man and the higher animals, great as it is, is certainly one of degree and not of kind. We have seen that the senses and intuitions, the various emotions and faculties, such as love, memory, attention, curiosity, imitation, reason, etc., of which man boasts, may be found in an incipient, or even sometimes in a well developed condition, in the lower animals.
(Darwin 1871)

Dieses Kapitel beschäftigt sich mit den möglichen emotionalen Fähigkeiten von Pferden, die menschliche Psyche wahrzunehmen und zu reflektieren. Ganz bewusst ist der Satz vorsichtig formuliert, da die Wissenschaft auf diesem Gebiet noch in den „Kinderschuhen" steckt. Generell steigt aber die Zahl der Wissenschaftler, die sich an die Erforschung tierischer Emotionen wagen. Für das Pferd gibt es bereits einige Ergebnisse, die recht interessante Rückschlüsse zulassen. Das folgende Kapitel beginnt daher ähnlich wie bei einer „Indizien-Recherche" mit der Darstellung der Definitionen des Themengebietes, daran anschließend werden relevante wissenschaftliche Berichte zur Emotionalität des Pferdes vorgestellt und in einer abschließenden Bewertung die Bedeutung der bereits durchgeführten Studien diskutiert.

3.1 Stimmungslagen, Gefühle und Emotionen

Die menschliche Psyche offenbart sich dem Pferd hauptsächlich in ihrem Ausdruck von Emotionen. Emotionen sind komplexe psychophysiologische Prozesse, die aus verschiedenen, unter anderem aus körperlichen, motivationalen, kognitiven und subjektiv-empfindenden (= Gefühl) Komponenten bestehen. Das Erleben und der Ausdruck von Emotionen können dabei zusätzlich durch die aktuelle, meist über längere Zeit stabile Stimmungslage beeinflusst werden (z.B. euphorische oder niedergedrückte Stimmung). Ob Pferde ebenfalls ihre Emotionen oder Gefühle ausdrücken können, steht aber erstaunlicherweise

noch immer zur Diskussion. Etliche Wissenschaftler streiten Tieren bis heute die Fähigkeit ab, Emotionen zu empfinden oder gar zum Ausdruck bringen zu können. Doch bereits Darwin, wie zu Kapitelbeginn zitiert, postulierte die kontinuierliche Entwicklung von geistigen Fähigkeiten sowie der Fähigkeit, Emotionen zu empfinden und auszudrücken, innerhalb der Stammesentwicklung der Tiere bis hin zum Menschen.
Naturwissenschaftler, die im Geiste Darwins Studien zur Entwicklung der geistigen und emotionalen Fähigkeiten im Tierreich zusammentragen, gehen davon aus, dass Tiere nicht existieren oder „funktionieren" könnten, wenn sie nicht wie Menschen Emotionen hätten und von diesen gesteuert würden. Besonders das komplexe Sozialleben vieler Tiere würde nicht so reibungslos verlaufen, wenn nicht alle Mitglieder von Gefühlen getrieben würden. Mehr noch, es wird vermutet, dass auch Fähigkeiten zur Erkennung der Gefühlslagen Anderer für sozial lebende Tiere notwendig sind, um ein harmonisches Miteinander zu garantieren (McDougall 1908, 1923). Aber davon später. Zunächst folgen Beispiele zur Differenzierung der Begriffe Gefühl, Emotion und Stimmungslage.

Exkurs: Gefühl, Emotion und Stimmung

Ein einfaches Beispiel. Ein Pferd empfindet Hunger, dieses **Gefühl** versucht es zu befriedigen. Sollte es erfolgreich sein, so wird es Freude oder Zufriedenheit empfinden. Wenn es jedoch kein Futter findet, fühlt es Unmut oder sogar Aggression. Die letzteren Zustände (Freude, Zufriedenheit, Unmut, Aggression) werden als **Emotionen** bezeichnet. Sie kennzeichnen sich im Gegensatz zu Gefühlen dadurch, dass sie aktiv zum Ausdruck gebracht werden. Sowohl Gefühle als auch Emotionen können aber von **Stimmung** gefärbt sein. Jeder kennt positive oder negative Stimmungen von sich selbst. Erhält man zum Beispiel gerade eine freudige Nachricht, eine Gehaltszulage oder ein Lob für besonders gute Arbeit, dann nimmt man ein bisschen Hunger vielleicht nicht so ernst und freut sich vielmehr über die Belohnung. Wenn jemand jedoch zum Beispiel schlecht geschlafen oder Kopfschmerzen hat, dann ist aufbrausender Ärger über einen leeren Kühlschrank nicht mehr vernachlässigbar.

Emotionen haben nach Schneider (1992) drei Komponenten:

- subjektive Erlebnisweise
- Ausdruck in motorischen Verhaltensweisen
- begleitende physiologische Veränderung der Herzfrequenz und der Atmung

Dem Ausdruck der Emotionen kann sich ein Mensch nicht entziehen, denn Emotionen sind angeborene Reaktionen des Körpers, die mit Erregungszuständen einhergehen und Änderungen der Mimik, der Gestik, der Stimme und der Körperhaltung, aber auch des vegetativen Nervensystems hervorrufen, die durch das autonome Nervensystem übermittelt werden (Rüegg 2003).
Es ist hoch wahrscheinlich, dass Pferde zumindest in Teilen ähnliche Prozesse erleben. Denn sie zeigen die gleichen äußerlich sichtbaren Emotionsreaktionen und Stimmungslagen wie Menschen. Bei starken Schmerzen oder Erre-

gung reagieren sie mit einer erhöhten Atemfrequenz und Schweißausbrüchen, und wenn sie stark niedergeschlagen und hoffnungslos sind, werden sie apathisch.

3.2 Nachempfundene Emotionen

Von **Empathie** spricht man, wenn man die Fähigkeit besitzt, Emotionen anderer zu fühlen oder sogar auf sie zu reagieren. Davis (1996) erklärt Empathie folgendermaßen:

> „Empathie mit einem Lebewesen zu haben bedeutet, sich in dessen Lage zu versetzen und mit ihm zu fühlen. In manchen Fällen wird man sich darüber klar, was der andere fühlen muss. Man kann seine eigenen Gefühle erkennen und angemessen reagieren."

Ähnlich wie viele geistige Fähigkeiten ist auch die Fähigkeit, die Gefühle anderer nachzuempfinden, bei Mensch und Tier in unterschiedlicher Komplexität ausgeprägt. Säuglinge und Kinder zeigen zunächst ganz einfache Formen der Empathie. So findet man bei ihnen vorrangig die „Gefühlsansteckung". Sie wird von manchen Autoren nicht als echte Empathie angesehen, andere Autoren gehen jedoch davon aus, dass man sie durchaus als Entwicklungsstufe oder einfache Form der Empathie sehen kann (Anderson et al. 2004; Parr et al. 2005; de Waal 2008).

Diese Gefühlsansteckung wird mit dem Begriff „Bauchgefühl" bezeichnet. Zum Beispiel gibt es Menschen, die berichten, sie hätten den Schmerz eines Unfallopfers selber gespürt. Oder, weniger dramatisch, man muss selber gähnen und fühlt sich müde, wenn andere gähnen. Diese mitempfundenen Gefühle, ob Schmerz oder Müdigkeit, beinhalten in der Regel keine rationale Repräsentation, sprich keine bewusste Verarbeitung der Empfindungen. Auch Tiere lassen sich vom Gähnen anderer anstecken oder meiden zum Beispiel Gegenden, in denen anderen Tieren Schmerz widerfahren ist. Manche Autoren sind deshalb sogar davon überzeugt, dass diese rudimentären Formen der Empathie überlebenswichtig sind (Bates et al. 2008).

Im Geiste Darwins argumentieren Preston und de Waal (2002), dass sich im Laufe der Stammesgeschichte des Tierreichs die Empathie in unterschiedlicher Komplexität unter den verschiedenen Spezies manifestiert hat. Zum Beispiel wird immer wieder über Hunde berichtet, die sich um Menschen mit herabgesetztem Wohlbefinden kümmern (Zahn-Waxler 1982), von Ratten und Tauben, die Versuchsabläufe im Labor, unter denen Artgenossen leiden, unterbrechen, von Affen, die selber hungern, um anderen Stromschläge zu ersparen, sowie von Unterstützung, Toleranz und Interventionen bei Streitigkeiten in Menschenaffengruppen (Preston u. de Waal 2002). Bates et al. (2008) schreiben Elefanten

„echte" Empathie zu, denn nicht verwandte Elefantenkühe bringen Jungtiere zu ihren Müttern zurück, sie helfen anderen Tieren, sich aus Schlammgruben zu befreien, und entfernen störende Objekte, wie zum Beispiel Injektionspfeile, von der Haut anderer.
Sowohl Preston und de Waal als auch Bates postulieren, dass Tiere sogar höhere Formen der Empathie zeigen können. Denn besonders im Fall der Primaten, welche einen Streit „wiedergutmachen", indem sie dem Opfer vergangener Auseinandersetzung intensive Fürsorge angedeihen lassen (de Waal u. Aureli 1996), zeigt sich, dass ihre Reaktion auf die Emotionen anderer nicht nur – wie bei der Gefühlsansteckung – auf sich selbst gerichtet ist.
Diese Form der emotionalen Wahrnehmung sei notwendig für die Koordination der Gruppenmitglieder untereinander, um Gruppenzusammenhalt und Konfliktlösungen zu gewährleisten. Sie spiele eine Schlüsselrolle in der Koordination des sozialen Gruppenlebens von Primaten sowie von Delfinen, Elefanten und Hunden, so Parr et al. (2005) und Bates et al. (2008).

3.3 Spiegelneuronen

Die Fähigkeit, Emotionen anderer zu spüren, wurde besonders beim Menschen lange Zeit komplizierten geistigen Prozessen zugeschrieben. In den letzten 10 Jahren häuften sich jedoch Hinweise darauf, dass das Nachempfinden von Emotionen zum Teil von ganz einfachen Nervenverschaltungen im Gehirn bewerkstelligt wird.
Vor circa 10 Jahren fand eine italienische Arbeitsgruppe durch Zufall eine Gehirnaktivierung, die bei der Beobachtung von fremden Handlungen in der gleichen Hirnregion festzustellen war wie bei der entsprechenden eigenen Handlung (grob: in der ventralen prämotorischen Hirnrinde und im inferioren, parietalen Hirnlappen). Sie fanden identische Gehirnaktivitäten beim Beobachten des Greifens einer Tasse wie bei der tatsächlichen Ausführung derselben Handlung und nannten die zuständigen Zellen **Spiegelneuronen** (Gallese et al. 1996).
Aber nicht nur bei der Beobachtung von motorischen Handlungen, sondern auch bei der Wahrnehmung eines Geräusches, das mit einer Handlung im Zusammenhang steht, feuern die Spiegelneuronen, die für die motorische Ausführung wichtig sind.
Auch die Intention zur Ausführung einer bestimmten Handlung spielt eine wesentliche Rolle. Es werden zum Beispiel unterschiedliche Nervenzellen aktiviert, je nachdem ob das Nehmen einer Tasse bei einer frisch gedeckten oder einer bereits abgegessenen Tafel beobachtet wird. Die Autoren dieser Untersuchung schrieben das Nehmen einer Tasse bei gedecktem Tisch der Intention des Trinkens und bei abgegessenem Tisch der Intention des Aufräumens zu (Rizzolatti et al. 2001).

Spiegelneuronen sind wahrscheinlich sogar bei der Beobachtung der Emotionen anderer aktiv. Zum Beispiel aktivieren Beobachter einer Person, welche Ekel beim Geruch einer Substanz empfindet, dieselben Gehirnbereiche wie die sich ekelnde Person selbst, nämlich *Insula* und *Cingulum anterior* (Fabbri-Destro u. Rizzolatti 2008).
Das „revolutionär" Neue an diesen Untersuchungen war die daraus resultierende Erkenntnis, dass viele unserer Handlungen sowie die Erkennung von Intentionen und das Nachempfinden von Emotionen nicht unbedingt rational gesteuert, sondern Produkte einer simplen Umschaltung von Spiegelneuronen sein könnten. Einkommende Reize würden im Gehirn dann direkt mit den ausführenden Bereichen verknüpft. Dies würde bedeuten, dass eine genaue und schnelle Kopie der beobachteten Informationen ohne rationale Denkprozesse möglich wäre.
Leider gibt es außer bei Menschen, Affen und einer Vogelspezies, der Sumpfammer (*Melospiza georgiana*) noch keine Nachweise von Spiegelneuronen (Prather et al. 2008). Es ist jedoch zu vermuten, dass wegen der Ähnlichkeit des Gehirnaufbaus innerhalb der Wirbeltiere Spiegelneuronen auch bei anderen Säugetieren in ähnlichen Bereichen ausgebildet sind – allerdings wohl nicht in gleicher Komplexität, da es sich um entwicklungsgeschichtlich junge Gehirnbereiche handelt.
Die Entdeckung der Spiegelneuronen eröffnete für die Diskussion um empathische Fähigkeiten von Pferden ganz neue Perspektiven. Denn wenn besondere Denkleistungen noch nicht einmal bei Menschen für die direkte Verschaltung von der Beobachtung einer Emotion zur eigenen Reaktion notwendig sind, steigt auch die Wahrscheinlichkeit, dass solche einfachen „Schaltkreise" im Pferdegehirn vorhanden sind.

3.4 Lateralität

Aber auch eine weitere Forschungsrichtung liefert Indizien für die zielgerichtete Verarbeitung von Emotionen im Gehirn der Pferde, nämlich die Lateralitätsforschung. **Lateralität** hat etwas mit Einseitigkeit zu tun, und damit ist sowohl die motorische als auch die neuronale Einseitigkeit gemeint. Neueste Forschungsberichte zeigen, dass Pferde in ihrer Wahrnehmung einseitig sind. Sie bevorzugen den Gebrauch einer bestimmten Nüster oder eines bestimmten Auges in Abhängigkeit zur aktuellen Situation und zum Grad ihres emotionalen Erregungszustandes (Larose et al. 2006). Einseitigkeit bei Pferden kennt jeder, der näher mit Pferden zu tun hat: junge Pferde zum Beispiel, die sich auf einer Seite nicht longieren, anfassen oder satteln lassen. Oder Pferde, die von einer Seite an einem Objekt vorbeigehen, aber nicht von der anderen. Auch die Tatsache, dass auf Turnieren immer linksherum voltigiert und Pferde von links geführt und auf sie aufgestiegen wird, ist ein Ausdruck von Lateralität. Analog dazu zeigen viele

Pferde eine Vorliebe für das Anschauen von Objekten und Personen mit dem linken Auge.

Lange Zeit wurde die Einseitigkeit der Pferde in der Wahrnehmung von Objekten mit einer eventuell fehlenden Übertragung von Informationen zwischen der linken und rechten Gehirnhemisphäre erklärt.

Nachdem Evelyn Hanggi (1999) jedoch nachgewiesen hatte, dass Pferde durchaus zur Informationsübertragung zwischen den Hirnhälften fähig sind, blieb eigentlich nur noch die Erklärung, dass die sensorische Einseitigkeit der motorischen Händigkeit ähnelt. Interessanterweise findet man in Bezug auf die Motorik beim Pferd jedoch etwa 40% Links-, 40% Rechts- und 20% Beidhänder (Grizimek 1968).

Bereits Reitmeister, Züchter und Reitlehrer vergangener Zeiten wussten um die große Vorliebe der Pferde für die linke Seite (Podhajsky 1967). Wissenschaftlich wurde in den letzten Jahren die Links-Bevorzugung in der Annäherung an Objekte (Larose et al. 2006; Austin u. Rogers 2007; De Boyer Des Roches et al. 2008) und an Menschen (Farmer et al. 2010) untersucht. Farmer et al. (2010) verwendeten Pferde, die zuvor einseitig, und solche, die beidseitig trainiert worden waren, und tauschten gut bekannte gegen fremde Testpersonen aus. Keine dieser Änderungen hatte einen wesentlichen Einfluss auf die Testergebnisse. Es blieb dabei, die Pferde bevorzugten das linke Auge.

Diese **sensorische Einseitigkeit** hat in erster Linie mit der Verarbeitung einkommender Informationen in den jeweiligen Gehirnhälften zu tun. Visuelle Eindrücke gelangen vom Auge über die gekreuzten Nervenbahnen des *Chiasma opticum* zum Gehirn. Dort werden sie von der *Amygdala* registriert und zum *Stammhirn, Hypothalamus* oder zu anderen Bereichen der Temporallappen der Großhirnhälften weitergeschaltet. Vor allem die *Amygdala* ist an der Verarbeitung von Emotionen maßgeblich beteiligt.

Der entscheidende Punkt betrifft jedoch die Großhirnhälften. So werden, stark vereinfacht, rationale Entscheidungen weitgehend in der linken Gehirnhälfte getroffen und emotionale Eindrücke in der rechten Gehirnhälfte verarbeitet. Bedenkt man nun die Überkreuzung der Sehbahnen, so werden visuelle Informationen vom linken Auge bevorzugt in der „emotionalen", rechten Gehirnhälfte verarbeitet.

Die Betrachtung eines Menschen ist für das Pferd somit zwar durchaus emotional gefärbt. Anscheinend ist es aber für die sensorische Verarbeitung gleichgültig, ob die Information einen positiven oder negativen Charakter hat, denn sonst würden die Untersuchungen Unterschiede zwischen gut bekanntem Pflegepersonal und fremden Personen zeigen, was jedoch nicht der Fall ist (Farmer et al. 2010). Dies stimmt auch mit Untersuchungen von De Boyer Des Roches (2008) überein, die sowohl für positiv als auch negativ empfundene Objekte eine Bevorzugung des linken Auges bei Pferden nachwiesen.

3.5 Ausdruck von Emotionalität bei Pferden

Wie Pferde Emotionalität zeigen, ist Gegenstand aktueller Studien. Willa Bohnet (2007) spezifizierte das bewährte *Modell zur Erfassung von Befindlichkeiten bei Tieren* (Tschanz 1997) für die Anwendung auf das Pferd. Die beschriebenen spezifischen Displays (Gestik, Mimik und Körperhaltung) entsprechen den physiologischen Reaktionen, die die Befindlichkeit der Pferde ausdrücken. Physiologische Messgrößen wie Herzfrequenz, Blutdruck, Atemfrequenz, Muskeltonus und die Bestimmung der Stresshormone (Anderson et al. 1999) können zusätzlich zur Untermauerung der Verhaltensbeobachtungen herangezogen werden.
Bohnet forderte als Grundvoraussetzung für die Beurteilung der Befindlichkeit des Pferdes:

- sehr gute Kenntnis des arttypischen Verhaltens
- Vorabbestimmung und Katalogisierung der Verhaltensdisplays
- Beurteilungen vor Ort oder von Videoaufzeichnung, nicht von Photos oder verbalen Berichten, da diese nur eine Momentaufnahme darstellen
- ausreichend lange Beobachtungszeit zur Vermeidung von Fehlinterpretationen

In ihre Studie gingen die **Displays** Entspanntheit, Aufmerksamkeit, offensive und defensive Aggression, Irritation, Furcht/Angst und Panik mit der jeweiligen emotionalen Bewertung als negativ oder positiv ein.
Hier spiegelt sich bereits eine Herausforderung in der Bestimmung der Emotionalität von Tieren wieder: die Darstellung der positiven Gefühlsausdrücke. In vielen Untersuchungen werden meist nur negative Aspekte wie Ängstlichkeit, Erregbarkeit oder Aggressivität bewertet, denn Pferde zeigen Freude in der Regel nicht so offensichtlich. Hierfür stehen folgende Beispiele: Wenn sich ein Pferdehalter seinem Pferd nähert, wird es vielleicht außer einem freudigen Wiehern, mit dem es die mitgebrachte Karotte begrüßt, gar keine deutliche Reaktion zeigen. Auch die emotionale Lage eines Pferdes, das sich zum Beispiel einem Objekt „mutig“ annähert, ist sehr schwer zu bestimmen. Es kann ängstlich, aber von Neugier getrieben, oder positiv erwartungsvoll bis gleichgültig sein. Schließlich kann die positive Erregung, wenn es auf die Koppel geht, auch mit der ängstlichen Erregung, den Anschluss an die Gruppe zu verlieren, verknüpft sein. Die Unterschiede sind oft diffizil und noch nicht einmal dem langjährigen Pferdehalter zugänglich.
Generell wird die Emotionalität von Tieren, insbesondere auch von Pferden, als stabil über Zeit und Testsituation beschrieben (Le Scolan et al. 1997; Gosling 1998). Jedoch fanden einige Autoren individuelle Schwankungen in verschiedenen Situationen (Wolff et al. 1997; Visser et al. 2001; Seaman et al. 2002). Mit komplexen, psychologisch orientierten Fragebögen und Untersuchungsprotokollen wurde versucht, Unterschiede in der Beurteilung von Pferdecharakteren und ihrer Emotionalität abzufragen (Loyd et al. 2007, 2008). Da diese aber oft deutungsabhängig sind, verfolgen viele Wissenschaftler vereinfachte Ansätze, in denen sie Verhaltens- oder Persönlichkeitsdyaden beschreiben, wie zum Beispiel

Angst und Mut, Sturheit und Sensibilität, Risikofreude und Risikovermeidung (Drent et al. 2003; Dall et al. 2004; Wolf et al. 2007).
Schon die Beschreibung der individuellen Unterschiede in der Ängstlichkeit und Erregbarkeit der Pferde gibt weitreichenden Aufschluss. So untersuchen einige Arbeitsgruppen seit Jahren diese Aspekte meist in verschiedenen Aufgabenstellungen, zum Beispiel wenn sich Pferde allein in einer Reitbahn aufhalten, bei der Annäherung an unbekannte Objekte und beim Überwinden von simulierten Brücken (Wolff et al. 1997; Hausberger et al. 2004). Ganz eindeutig fand man Rassenunterschiede in der Ängstlichkeit und Erregbarkeit zwischen Shetlandpony, Irish Draught Horse, Araber, Highland Pony, Welsh Pony, Appaloosa, Vollblüter und American Quarter Horse (Loyd et al. 2007), das Gleiche auch in einigen anderen Studien (Mader u. Price 1980; Budzinsky et al. 1993; Hausberger et al. 1996; Houpt und Kusonose 2001).
Interessanterweise stellte sich in der Studie von Hausberger et al. (2004) neben der Rasse auch die Nutzungsrichtung, in der die untersuchten Pferde eingesetzt wurden, als entscheidend für die Emotionalität und die Lernfähigkeit der Pferde dar. Es trat hier kein nennenswerter Unterschied zwischen Tieren derselben Nutzung, aber unterschiedlicher Rasse auf. Dressurpferde waren zum Beispiel ausgesprochen emotional, genauso wie ungerittene Hengste, Pferde der Hohen Schule sowie Schulpferde. Am wenigsten emotional reagierten Voltigierpferde und Freizeitpferde. Hierbei sei angemerkt, dass nur Tiere in dieser Studie untersucht wurden, die bereits in einer bestimmten Nutzungsrichtung, wie etwa Dressur, Springen oder Freizeitsport, eingesetzt wurden und somit schon vor der Studie – möglicherweise gerade aufgrund ihrer besonderen Eigenschaften – gezielt für das jeweilige Gebiet ausgesucht wurden. Die Autoren schlossen aus ihrer Studie, dass Pferde unabhängig von ihrer Rasse in den unterschiedlichen Nutzungsrichtungen einsetzbar seien, manche Rassen jedoch mehr Aufmerksamkeit und auch mehr „Arbeit“ bräuchten als andere.
Keine Unterschiede in der Ängstlichkeit fand man in Relation zu Alter und Geschlecht der Pferde (Wolff et al. 1997; Hausberger et al. 2004). Jedoch traten bei vielen Studien starke individuelle Unterschiede auf (Wolff et al. 1997; Anderson et al. 1999; Visser et al. 2001; Seaman et al. 2002).
Bei der Vererbung von Emotionalität ist anscheinend der Hengst entscheidend, denn Wolff und Hausberger (1994, 1996) fanden auffällig ähnliche Verhaltensmuster in Angstsituationen bei Halbgeschwistern mit gleichem Vater. Diese Annahme vom väterlichen genetischen Einfluss auf die Vererbung von Emotionalität findet breite Unterstützung (Wolff et al. 1997; Houpt u. Kusonose 2000; Hausberger et al. 2004). Mütterliche genetische Einflüsse sind viel schwerer zu messen, da die Mutterstuten im Laufe der ersten Lebensjahre des Fohlens neben dem genetischen auch prägenden Einfluss auf die Persönlichkeitsentwicklung der Fohlen haben.

3.6 Übertragung von Emotionen zwischen Menschen und Pferden

3.6.1 Verhalten des Pferdes gegenüber dem Menschen

Eine komplette Beschreibung aller Studien zum Thema der Mensch-Pferd-Interaktionen würde den Rahmen dieses Kapitels sprengen. Daher werden hier in Kürze nur einige Aspekte skizziert, die für das Thema der Übertragung von Emotionen zwischen Mensch und Pferd interessant sind. Für weitere Information wird auf die ausgezeichnete Literaturzusammenfassung von Hausberger et al. (2008) verwiesen.

Zahlreiche Studien beschreiben das Verhalten der Pferde gegenüber dem Menschen. Dabei wurden umfangreiche Fragebögen eingesetzt, in denen zum Beispiel die psychischen Merkmale unterschiedlicher Rassen beschrieben werden (Loyd et al. 2008).

Hayes (1998) befragte Besitzer von Pferden zehn verschiedener Rassen und beschrieb Quarter Horses als besonders geduldig und gehorsam und Araber als hyperreaktiv. Interessanterweise stimmten die Beschreibungen der entsprechenden Rassen gut mit den von den Zuchtverbänden angegebenen Eigenschaften überein (Loyd et al. 2008).

Andere Studien erfassen oft schwer zu bestimmende, individuelle Eigenschaften wie etwa Anhänglichkeit und Zuversicht (Mills 1998), Freundlichkeit (Momozawa et al. 2005) sowie Zustimmung und Pflichtbewusstsein (Morris et al. 2002), Wissensdurst und Verständnis (Lloyd et al. 2008) dem Menschen gegenüber.

Viele Wissenschaftler wählten vorsichtigere Wege und versuchten zunächst einmal neutral zu beschreiben, wie sich das Pferd zum Menschen verhält. Generell kann man diese Ansätze in drei Gruppen einteilen.

In der ersten Gruppe wurde das Verhalten der Pferde bei der Annäherung an bewegungslose Menschen protokolliert (s. z.B. Seaman et al. 2002; Nicol et al. 2005; Henry et al. 2005; Fureix et al. 2009), in der zweiten näherte sich eine Person dem Pferd aktiv an (s. z.B. Jezierski et al. 1999; Sondergaard u. Halekohl 2003; Pritchard et al. 2005; Fureix et al. 2009), und ein dritter Ansatz beurteilte das Verhalten des Pferdes, wenn es vom Menschen berührt wird (s. z.B. Hama et al. 1996; Feh u. de Mazières 1993; Henry et al. 2005).

Tatsächlich zeigten sich starke individuelle Unterschiede im Verhalten dem Menschen gegenüber bei Pferden, die identisch gehalten und aufgezogen wurden (Visser et al. 2001, 2002). Einige Autoren berichteten, die Erfahrungen von Pferden mit Menschen im frühesten Alter seien ausschlaggebend für die Qualität eines späteren Verhältnisses zueinander. Erzwungene Kontakte bei Fohlen könnten später eine generelle Ablehnung von Menschen hervorrufen (Henry et al. 2005).

Große Unterschiede im Verhalten der Pferde ergaben sich je nach Pflegeperson und Aufzuchtbetrieb (Hausberger u. Muller 2002; Hausberger et al. 2004). Hausberger folgerte daraus, dass die täglichen Pferd-Mensch-Interaktionen den größten Einfluss auf das Verhalten der Pferde gegenüber Menschen haben

(Hausberger et al. 2008). Aus anderen Untersuchungen ergaben sich folgende Wechselwirkungen zwischen Haltungsbedingungen und Sozialverhalten der Pferde (Rivera et al. 2002; Sondergaard u. Ladewig 2004):

Sozial gehaltene Pferde lassen sich generell leichter handhaben und trainieren als individuell aufgestallte. Das heißt, Lernen im sozialen Umfeld trainiert die Aufmerksamkeit für die Signale und Reaktionen von Artgenossen und Trainern.

Somit steht noch zur Diskussion, ob Pferde Erfahrungen von bekannten auf unbekannte Personen übertragen, sprich generalisieren. Im Ausdruck der Emotionalität des Pferdes ist dies sicher der Fall. So bestimmt die generelle positive oder negative Einschätzung des Menschen die Reaktion des Pferdes auf unbekannte Personen (Hausberger u. Muller 2002; Henry et al. 2005; Fureix et al. 2009). Ob es sich bei den Menschen um Männer oder Frauen handelt, spielt keine Rolle (Henry et al. 2005). Jedoch nähern sich Pferde signifikant häufiger an bekannte als an unbekannte Personen an (Krueger et al., eingereicht). Es besteht ebenfalls ein Unterschied in der Orientierung am Aufmerksamkeitsfokus bekannter oder unbekannter Personen. Wendet sich die Versuchsperson von einem Futterversuch ab, so folgen die Pferde hauptsächlich den Blicken bekannter Versuchspersonen.

Für das Fluchttier Pferd ist dies auch gar nicht erstaunlich, denn im Zweifelsfall kann die gemeinsame, gerichtete Aufmerksamkeit auf „Feinde" von außen wichtiger sein als Futter. Und ein Gruppenmitglied vermittelt diesbezüglich einfach zuverlässigere Informationen als Fremde (Krueger u. Heinze 2008). Dass Pferde sehr sensibel auf menschliche Blicke, Kopf- und Körperorientierungen (Pfungst 1907; Proops u. McComb 2009) sowie auf Zeigegesten (McKinley u. Sambrook 2000; Maros et al. 2008) reagieren, ist lang bekannt und Gegenstand aktueller Forschung.

Pferde sind Meister in nonverbaler Kommunikation über Körpersignale. Seit dem *klugen Hans* (Pfungst 1907), dem Pferd, das angeblich rechnen konnte, aber tatsächlich „nur" auf feinste Veränderungen in Mimik und Gestik der Aufgabenstellenden reagierte, ist bekannt, dass Pferde hochsensibel auf die Körpersprache von Menschen reagieren. Tatsächlich haben sich aber erstaunlich wenige wissenschaftliche Studien bisher mit dem Einfluss der Körperhaltung des Menschen auf das Pferdeverhalten beschäftigt.

In vielen **Natural-Horsemanship**-Kursen wird gelehrt, ein aufrecht zugewandter Mensch signalisiere dem Pferd, es soll ausweichen, und die abgewandte Schulter des Menschen lade das Pferd ein, mitzugehen. Es drängt sich jedoch der Verdacht auf, dass es sich hierbei um ein Lernverhalten handelt. Von Natur reagieren Pferde auf feinste Haltungsänderungen ihrer Gruppenmitglieder und folgen ihnen, wenn sie sich entfernen. Jedoch müssen viele Pferde offensichtlich erst lernen, auch einem Menschen zu folgen. Die abgewandte Schulter ist dafür das erlernte Signal. Haben sie diesen Sachverhalt erst einmal begriffen, folgen sie auch fremden und sogar verkleideten Menschen vertrauensvoll (Krueger 2007).

Für die Annäherung an den Menschen sind Kopf-, Schulter- und Körperhaltung sowie die Zu- oder Abgewandtheit der Person scheinbar von untergeordneter Bedeutung (Seaman et al. 2002). Auch wechselnde oder permanente Blickkontakte zum Menschen lösen keine Unterschiede im Annäherungsverhalten aus (Seaman et al. 2002).

3.6.2 Beeinflussbarkeit der Emotionen von Pferden

Leider gibt es nur sehr wenige Studien auf dem Gebiet der Übertragung von Emotionen zwischen Mensch und Pferd. Spärliche Hinweise deuten auf eine Korrelation zwischen der Persönlichkeit des Reiters und dem Verhalten des Pferdes. Morgan et al. (2000) folgern aus ihren Daten, Pferde könnten die Persönlichkeit des Reiters „spiegeln".
Zusätzlich wurde nachgewiesen, dass die Herzfrequenz der Pferde ansteigt, wenn sie von Menschen mit negativen Emotionen gestreichelt werden, jedoch stellte sich kein Unterschied zwischen neutralen und positiv emotional gestimmten Menschen ein (Hama et al. 1996).
Kürzlich gelang es einer nordischen Arbeitsgruppe darzustellen, dass Pferde durch gezielte Gewöhnung, Desensibilisierung und Konditionierung lernen, weniger emotional auf neue Situationen zu reagieren. Besonders nach einer gezielten Desensibilisierung zeigten Pferde weniger Fluchtreaktionen auf neue Test-Stimuli. Haben Pferde erst einmal erkannt, dass bestimmte Test- oder Arbeitssituationen ungefährlich sind, so generalisieren sie dies auf ähnliche Arbeitssituationen (Christensen et al. 2006).

3.7 Das Pferd als Interaktionspartner in der Psychotherapie

Aus naturwissenschaftlicher Sicht weist also eine Vielzahl von Untersuchungen darauf hin, dass das Pferd als Interaktionspartner in der Psychotherapie eingesetzt werden kann und sollte. Ein Pferd vermittelt nicht nur Emotionalität, sondern kann möglicherweise auch unbewusste emotionale Zustände der Patienten widerspiegeln. Zudem beschreibt eine Vielzahl von Einzelfallberichten aus der Pferdegestützten Therapie die Eignung des Pferdes als idealer Mediator zwischen Therapeut und Patient (Veevers 1985; Scheidhacker et al. 1991; Mehlem 2005; Klüwer 2005).
Aufgrund einer mitunter gestörten Beziehungsfähigkeit psychisch Kranker fällt diesen der Aufbau einer Beziehung zu einem Pferd oft leichter als zu Menschen, da ein Pferd nicht fordert, sondern reflektiert. Ebenso fällt bei Störungen der Ausdrucks- und Mitteilungsfähigkeit die Kommunikation mit dem Pferd oft leichter, da es nonverbal kommuniziert. Auch die Tatsache, dass Pferde nicht

ohne Grund emotional reagieren und Menschen durch ihre eigene Emotionalität emotionale Reaktionen des Pferdes auslösen können, kann im therapeutischen Sinne genutzt werden
Schließlich kann sich im Rahmen des triangulären Modells über die Beziehung des Patienten zum Pferd auch eine Beziehung zum Therapeuten aufbauen (Brooks 2006). Sowohl in der Psychotherapie als auch in anderen Bereichen des therapeutischen Reitens können Pferde somit die sogenannte Eisbrecherfunktion übernehmen. Der Patient befindet sich hierdurch möglicherweise eher in einer „beschwingten Grundstimmung" als in der für ihn ungewohnten therapeutischen Sitzung. Zudem fühlen sich viele Menschen zu Tieren aus einem evolutionär bedingten Bedürfnis nach Nähe zur Natur (**Biophilie-Hypothese**, s. Fromm 1964) hingezogen.

3.8 Fazit

Können Pferde also tatsächlich die Emotionen der Menschen spiegeln, und zwar im Sinne einer identischen Wiedergabe der Emotionalität des Menschen? Die Belege für Reaktionen von Pferden auf Emotionen des Menschen sind eindeutig. Jedoch haben wir bis heute keinerlei Hinweis darauf, wie Pferde die Emotionen der Menschen wahrnehmen oder gar empfinden. Spüren sie tatsächlich die Emotionalität des Menschen im Sinne einer echten Nachempfindung, oder reagieren sie schlicht auf Veränderungen im Verhalten der Menschen? Viele Untersuchungen sprechen für empathische Fähigkeiten der Pferde, andere dagegen.

Es ist aber eindeutig, dass das Bild vom tragenden, annehmenden, wertungsfrei akzeptierenden, kommunikativen Pferd stark anthropomorph ist. Pferde zeigen zwar in ihrer Kommunikation durchaus auch Wertungen, aber die Frage ist, ob sie nicht eher „ertragen" als tragen. Sind wir uns dieser Tatsache jedoch bewusst, spricht nichts dagegen, die bestehende Anthropomorphisierung des Pferdes in der Therapie einzusetzen.

Man mag einwenden, es sei doch eigentlich für die Funktion des Pferdes als Interaktionspartner in der Psychotherapie gleichgültig, ob es tatsächlich Empathie zeigt oder eindeutig auf das veränderte Verhalten der Patienten reagiert. Das mag zwar stimmen, andererseits sollte das Pferd aber als gesunder, ausgeglichener und zufriedener Kooperationspartner erhalten bleiben, und um dies zu gewährleisten, gibt es noch viele Fragen zu beantworten. Zum Beispiel wissen wir nicht viel darüber, was menschliche Emotionen im Pferd auslösen und wie stark die Konfrontation mit psychisch kranken Menschen das Therapiepferd eventuell auch belastet.
Anderson et al. (1999) fanden zum Beispiel bei einer groß angelegten Studie an 103 Pferden nur sehr geringe Übereinstimmung dreier beurteilender Thera-

peuten – sowohl untereinander als auch zwischen drei Verhaltenstests und den dazu parallel erhobenen Stresshormon-Analysen. Tatsächlich zeigten erfahrene Therapiepferde die stärksten Angstreaktionen, obwohl sie von den Therapeuten als besonders ruhig und ausgeglichen beschrieben wurden. Anderson vermutete, dass diese Pferde andere Qualitäten haben, welche sie besonders geeignet für das therapeutische Reiten machen. Jedoch regte er zu kritischer Betrachtung des psychischen Befindens der Pferde, zu mehr Dialog der Therapeuten untereinander und zu fortdauernder Desensibilisierung der Therapiepferde an. Deshalb besteht auch ein dringender Bedarf an fundierten wissenschaftlichen Studien zur Wirkungsweise der Pferdegestützten Therapie auf Pferde.

Weder die Rasse, das Alter noch das Geschlecht der einzelnen Pferde sind von Bedeutung für ihre Eignung als Therapiepferd. Sicher gibt es Rassen mit ruhigerem Temperament und solche, die stärker emotional reagieren, jedoch sind die Ausbildung und die Vorerfahrung der Pferde für den Einsatz in der Therapie ausschlaggebend und nicht ihre Rasse. Zusätzlich ist es durchaus förderlich, Pferde mit unterschiedlichen Charakteren für die Therapie einsetzen zu können. Für psychisch sehr labile Patienten mag ein ruhiges, charakterlich sehr stabiles Pferd eher angebracht sein, und bei anderen Patienten erzielt man einen größeren Therapieerfolg mit einem Pferd, das sensibel auf das spezifische Interaktionsmuster des Menschen reagiert. Allerdings, betont Klüwer (2005), ist der Wert des Einsatzes von Pferden in der Pferdegestützten Therapie vor allem von der fachlichen Kompetenz und den spezifischen Erfahrungen des Therapeuten abhängig.

4 Ausbildung des Therapiepferdes

Marion Kläschen

Dem edlen Pferde, das Du reiten willst, musst Du seine Gedanken ablernen.
Du musst nichts Unkluges, nichts unklug von ihm verlangen.
(J. W. von Goethe)

4.1 Warum eine spezifische Therapiepferdeausbildung?

Der Einsatz von Pferden im Rahmen psychotherapeutischer Interventionen bei psychisch kranken Menschen erfolgt bereits seit vielen Jahren unabhängig von der therapeutischen Grundorientierung. Besonders nutzbar im Rahmen psychotherapeutischer Behandlungspläne sind vor allem die natürlichen, instinktgebundenen Verhaltensweisen des Pferdes. Hinzu kommen klare Hierarchien mit natürlichem Beziehungs- und Rangverhalten innerhalb der Herde und die fein differenzierte sensorische Wahrnehmung von Signalen der Sozialpartner des Pferdes.
In allen pferdegestützten Interventionen kommt es zu einer Kommunikation zwischen Mensch und Pferd über körpersprachliche Signale. Um diese innerhalb der therapeutischen Behandlung in einem gelenkten und strukturierten Beziehungsdialog verlässlich einsetzen zu können, ist die Befehlssicherheit des eingesetzten Pferdes ebenso notwendig wie sein artgerechtes Aufwachsen. Ebenso erforderlich ist die langfristige Erhaltung seiner Sensibilität, also seiner spezifischen perzeptiven Fähigkeiten. Der regelmäßige Einsatz des Tieres setzt es dabei immer wieder erheblichen Belastungen aus, auf die es gründlich vorbereitet werden muss.

Die Bedürfnisse des Tieres dürfen während der Ausbildung und seiner Arbeit in der Therapie im Sinne seiner Gesunderhaltung und Zufriedenheit nicht vernachlässigt werden. Die gesamte Ausbildung des Pferdes beruht auf der gezielten Entwicklung seiner Vertrauensbildung, Kooperationsfähigkeit, Gelassenheit und Motivation.

So erhält das Pferd die Möglichkeit, sich in physischer und psychischer Hinsicht in seinen natürlichen Möglichkeiten zu entfalten und dadurch zu einem gelassenen, gehorsamen, sicheren und vielseitig ausgebildeten Reit- und Therapiepferd und Kooperationspartner heranzureifen (Penquitt 2004).
Ausbildung bedeutet zudem systematische physische Gymnastizierung (für eine Erklärung reiter- u. pferdespezifischer Begriffe s. Glossar, S. 162). Durch eine vermehrte Aufnahme von Körpergewicht auf der Hinterhand beziehungsweise durch die Lastenverteilung auf alle vier Beine im Verlauf der Ausbildung, wird dem Verschleiß von Sehnen und Gelenken des Pferdes vorgebeugt und somit zur seiner Gesunderhaltung beigetragen. Die in der Ausbildung erlernten Grundfähigkeiten dienen später auch als ausgleichendes Training, welches das Pferd ein Leben lang begleiten sollte.
Im therapeutischen Bereich unterliegt der Therapeut zudem der besonderen Verantwortung, in der Interaktion mit dem Tier einen hohen Grad der Verständigung und der Feinabstimmung zu erreichen. Damit soll ein leichtes und harmonisches, möglichst störungsfreies Arbeiten miteinander im konkreten Patientenkontakt möglich werden. Es besteht Einigkeit darüber, dass sich eine tiergestützte therapeutische Intervention von einer „einfachen, freien und ungelenkten Begegnung" oder Aktivität mit Tieren vor allem darin unterscheidet, dass ein ausgebildetes und gründlich geschultes Tier eingesetzt wird.

Die Ausbildung der in therapeutischen Settings eingesetzten Tiere unterliegt aktuell noch keiner Zertifizierungspflicht mit standardisierten und anerkannten Lernzielen. Für die Schaffung einer „therapeutischen Allianz", in deren Rahmen der Therapeut im triangulären Kontakt mit Pferd und Patient authentisch, aufmerksam, vertrauensbildend und sicher agieren muss, ist die Ausbildung des Therapiepartners jedoch von zentraler Bedeutung.

Die gründliche und sensible Ausbildung des Therapiepferdes hat dabei folgende Ziele:

- Gesunderhaltung des Pferdes
- Zufriedenheit und Gelassenheit des Pferdes
- Befehlssicherheit des Pferdes
- Bildung eines vertrauensvollen Verhältnisses zwischen Therapeut und Therapiepferd
- Schaffung einer breiten Basis für verschiedenste Interventionsformen (Erweiterung des therapeutischen Werkzeugs)

Im Folgenden werden Anregungen für den standardisierten Ausbildungsweg des Therapiepferdes gegeben. Dabei ist die Frage zentral, wie man die Entwicklung eines Therapiepferdes strukturiert unterstützen kann, um es mit seinen gegebenen psychischen und physischen Voraussetzungen an die Therapieerfordernisse heranzuführen.

4.2 Grundsätzliche Aspekte der Ausbildung

4.2.1 Eignung des Pferdes

Die Grundlagen zur Ausbildung von Therapiepferden sind auf alle Pferderassen anzuwenden, wobei rassespezifische Eigenschaften (z.B. Größe, Versammlungsfähigkeit, Gangarten), und auch Vorerfahrungen des Ausbilders berücksichtigt werden sollten. Der französische Reitmeister und einer der ersten Vertreter der gewaltfreien Pferdeausbildung, François Robichon de la Guèriniére (1688–1751) beschrieb, dass nur einwandfrei gebaute, kompakte und agile Pferde einer spezifischen Ausbildung unterzogen werden sollten; die Langlebigkeit und Gesunderhaltung des Tieres stehe dabei im Vordergrund (Stodulka 2008). Hieraus ergibt sich selbstverständlich, dass in der Reittherapie nicht etwa „unbrauchbar" gewordene ehemalige Reitpferde oder psychisch und physisch müde Pferde eingesetzt werden sollten, weil diese scheinbar gut steuerbar und „brav" sind. Das spezifisch für die Reittherapie ausgebildete Pferd bringt psychische und physische Gesundheit, natürliche Balance, Zuverlässigkeit, Kooperationswillen, Vertrauen im Kontakt zum Menschen und ein zugewandtes, neugieriges Wesen als Basiseigenschaften mit (Longden 2009).
Die Richtlinien der *International Association of Human-Animal Interaction Organizations* (IAHAIO) (2009) legen fest, dass nur spezifisch trainierte Tiere eingesetzt werden sollen, die in der Lage sind, sich neuen Situationen angepasst zu verhalten und deren artgerechte Haltung und Sicherheit in jedem Fall gewährleitet ist. Es soll an dieser Stelle jedoch nicht unerwähnt bleiben, dass manche Therapeuten auch erfolgreich mit Pferden arbeiten, die aufgrund einer leidvollen Lebensgeschichte und daraus resultierenden, eventuell auch abweichenden Kommunikationsstrategien starke Identifikationstendenzen im Patienten auslösen können. In diesem Rahmen nimmt das Pferd eine hilfreiche Modellfunktion hinsichtlich Bewältigungsstrategien ein (Brooks 2006b; Mandrell 2006).
In der Reittherapie wird bezüglich der physischen Eigenschaften grundsätzlich ein gut gymnastiziertes Pferd benötigt, ohne grobe Fehler im musculoskeletalen Aufbau und Exterieur. Es sollte über folgende Eigenschaften verfügen:

- raumgreifender, taktreiner Schritt
- gleichmäßig schwingender Rücken
- natürlicher Vorwärtsdrang
- Trab, der in seiner Versammlung so gefestigt ist, dass der Therapeut bequem auch in dieser Gangart den Patienten vom Boden aus sichernd begleiten kann
- Fähigkeit zum Aufbau von Kondition

Erst durch weiche, gleichmäßige Bewegungen können Bewegungsimpulse positiv auf den Reiter wirken und ihm ein sicheres Gefühl vermitteln.

4.2.2 Integrative Anwendung geeigneter Ausbildungsmethoden

Das Pferd als Wesen mit individuellen Befähigungen benötigt eine abwechslungsreiche Ausbildung und Förderung, die sich an seinem jeweiligen Entwicklungsstand ausrichtet und stets sein physisches und psychisches Wohlbefinden im Auge behält. Ein Trainingsplan und die Festlegung konkreter Ausbildungsziele sollten daher immer individualisiert erfolgen. Im Idealfall werden schon im Fohlenalter wichtige Voraussetzungen geschaffen, um die Entwicklung der notwendigen Fähigkeiten als Therapiepferd günstig zu beeinflussen.

Was verstehen wir unter Ausbildung?

Unter der Ausbildung des Pferdes versteht man zunächst das **Gymnastizieren** und **Sensibilisieren** des Pferdekörpers, so dass das Pferd ohne Probleme die gewünschten Lektionen und Aufgaben ausführen kann.
Durch die richtige Gymnastizierung gewinnt das Pferd an Elastizität, Muskelmasse und Selbstsicherheit, wodurch es gelassener und „über den Dingen stehend" wirkt (Stodulka 2006). Auch der Reitmeister de la Guèriniére war der Ansicht, dass das Pferd im Zuge der Ausbildung wendiger, gehorsamer und für den Reiter insgesamt angenehmer wird. Es werde im Rahmen der gezielten Ausbildung „schöner, brillanter und zufriedener". Auch wenn ein Therapiepferd mit einem Patienten selbstverständlich nicht Höchstanforderungen von Dressurlektionen erfüllen muss, so muss es doch in einigen Fällen noch ungeübte und unausbalancierte Patienten auf dem Rücken tragen und dabei gleichzeitig aufmerksam und ausgleichend reagieren. Zwischen den Therapiestunden sollte daher regelmäßig mit dem Pferd weitergearbeitet werden, um die Gesunderhaltung und auch Erholung des Pferdes zu gewährleisten. Auch wird das Pferd in der Ausbildungsskala lernen, harmonisch und zuverlässig „an den Hilfen" zu gehen, womit auch für die Therapie relevante Sicherheitsaspekte Beachtung finden.

Auswahl der Ausbildungsmethode

Ob die Reitausbildung des angehenden Therapiepferdes nach der allgemein anerkannten, unten skizzierten **Skala der Ausbildung** der *Deutschen Reiterlichen Vereinigung e.V.* (FN) mit der Ergänzung durch klassische Bodenarbeit, ob sie ausschließlich nach klassischen Grundsätzen oder nach den Grundsätzen des Westernreitens erfolgt, liegt in der Entscheidung des Ausbilders. Unter anderem sein persönlicher Ausbildungsweg, Kenntnisstand, seine eigene Interpretation und Integration der bestehenden Lehren sind entscheidend, und natürlich auch das Rassemerkmal der eingesetzten Pferde einschließlich des Exterieurs. „Die Gestaltung dieser (Ausbildungs-)Bereiche und deren Verantwortung ist letztlich individuelle Sache des Einzelnen", sollte jedoch auf jeden Fall durch einen ausgebildeten Trainer oder unter Anleitung eines solchen erfolgen (Kreinberg 2002).

Da die Ausbildungsmethoden für Therapiepferde noch nicht standardisiert sind, variieren sie erheblich. Dies entspricht der Vielfalt der weltweit in der Freizeit- und Turnierreiterei angewandten Reitlehren und Ausbildungsformen.
Die anerkannten, entweder in jahrelanger Tradition entwickelten oder in Ausbildungs- und Prüfungsordnungen nationaler Dachverbände festgelegten Reitweisen und Ausbildungswege (z.B. *Westernreiter Union Deutschland e.V., Deutsche Reiterliche Vereinigung e.V., Ecole de Légèreté* nach Philippe Karl etc.) folgen weitgehend alle in sich schlüssigen Konzepten. Sie zielen ab auf die Verbesserung der Kommunikation, der Harmonie und des dynamischen Gleichgewichts zwischen Reiter und Pferd (Kreinberg 2002).
Eine der umfangreichsten und nach veterinärmedizinischen, modernen Aspekten vom österreichischen Veterinär Dr. Robert Stodulka (Stodulka 2008) evaluierte Reitlehre ist dabei die des französischen Reitmeisters Francois Baucher (1796–1873). Nach heutigen Erkenntnissen trägt die Ausbildung des Pferdes nach klassischen Idealen sowohl an der Hand als auch unter dem Sattel entscheidend zur Gesunderhaltung des Pferdes bei (Stodulka 2006). Für ein weiterführendes Studium ist die entsprechende Literatur von Racinet und von Schirg (2009) sowie Branderup (2006) eine große Hilfe.
Der besonders wichtigen Bodenarbeit – und speziell dem Führtraining – wurde in den letzten Jahren immer mehr Bedeutung beigemessen. Es haben sich daraus verschiedenste Lehren für die Ausbildung und den Umgang mit dem Pferd entwickelt, zum Beispiel von international anerkannten Ausbildern wie Monty Roberts (Roberts u. Eicher 2005), Pat Parelly (1997) oder Linda Tellington Jones (2007), die von vielen Therapiepferdeausbildern konzeptuell verwendet werden (u.a. Rüegsegger 2009).

Aktuelle Ausbildungsmethoden

Therapiepferde werden in verschiedensten Zentren von Ausbildern unterschiedlicher Grundorientierungen ausgebildet. Inhaltlich sind dabei deutliche Überschneidungen der Methoden festzustellen. Zu diesen gehören – entsprechend den weiter unten gelisteten Ausbildungsbausteinen – neben der artgerechten Haltung und regelmäßigem Ausgleichstraining die Skala der Ausbildung, Bodenarbeit einschließlich Langzügelarbeit, das Longieren, der Aufbau einer vertrauensvollen Basis, eine Konsistenz aller an der Ausbildung beteiligter Personen und das Gelassenheitstraining (Debuse 2009; Longden 2009).
Im italienischen Rehabilitationszentrum für Therapiepferde *Centro di riabilitazione equestre Vittorio di Capua* (www.riabilitazionequestre.it) folgen die Ausbildung und das Ausgleichstraining für Therapiepferde den Grundsätzen klassischer Reitweise der **Ecole de Légèreté** nach Philippe Karl (2006). Als Grundprinzip gilt der absolute Respekt vor dem Tier.
Inhaltlich stehen bei diesem Training die Verbesserung der biomechanischen Bewegungsabläufe, die Vermeidung von Passivität oder Unwillen des Pferdes aufgrund physischen Unwohlseins, die Korrektur der natürlichen Schiefe und die Verbesserung der Balance des Pferdes im Vordergrund (Camoni 2009).

Ganz unabhängig von der gewählten Reitweise und Ausbildungsart dürfte als sicher gelten, dass das Training dem Pferd ermöglichen sollte, die in der Therapie und beim Ausgleichtraining gestellten Anforderungen ohne physische oder psychische Schäden durchführen (Jung et al. 2007). Das Pferd soll motiviert, locker, geschmeidig, biegsam, gelöst und versammlungsfähig geworden sein, genügend Muskelmasse aufgebaut haben und mit leichten Hilfen zu reiten sein.

4.3 Bausteine der Therapiepferdeausbildung

Die im Folgenden benannten Ausbildungsbausteine sollten so gewichtet sein, dass sie eine sinnvolle Ergänzung zur klassischen Skala der Ausbildung des Reitpferdes (Branderup 2006) bieten. Unverzichtbare Bausteine der Therapiepferdeausbildung sind:
- Skala der Ausbildung
- Longieren und Führtechniken
- klassische Bodenarbeit (ggf. mit Langzügelarbeit)
- Materialgewöhnung und Gelassenheitstraining
- zirzensische Lektionen
- Freiarbeit
- Vorbereitung auf patientenspezifische Anforderungen (Gleichgewicht, spezielle Hilfsmittel, Trailarbeit)
- Ausgleichstraining

Inwieweit jeder der genannten spezielleren Bausteine in einem Therapiesetting eingesetzt wird, hängt vom Bedarf der jeweiligen Patientengruppe und von individuellen Therapiezielen ab und kann im Verlauf der Zeit stetig wechseln.

4.3.1 Skala der Ausbildung

Die Skala der Ausbildung baut den Erwerb notwendiger Grundfähigkeiten eines gut gerittenen Pferdes strategisch auf. Sie unterteilt sich in drei Phasen, die in folgende sechs Unterabschnitte gegliedert werden:
- Takt
- Losgelassenheit
- Anlehnung
- Schwung
- Geraderichten
- Versammlung

Für das detaillierte Studium der **Skala der Ausbildung** wird auf die Richtlinien der *Deutschen Reiterlichen Vereinigung e.V.* (1997) verwiesen und bezüglich der

Klassischen Leiter auf die ausführlichen Darstellungen der 17 Stufen der klassischen Reitlehre von Bent Branderup (2006).

Die einzelnen Ausbildungsziele der Skala der Ausbildung bauen aufeinander auf und müssen systematisch erarbeitet werden. Wie schnell sie erreicht werden können, ist vom Erfahrungsstand des Ausbilders und von der professionellen Einfühlung in die Lernfähigkeit und das Tempo des individuellen Pferdes abhängig.

4.3.2 Freiarbeit

Die Freiarbeit bietet als Teil der Bodenarbeitstechniken einen erweiterten Gestaltungsraum für das therapeutische Setting. Hierbei lässt sich das Pferd ohne Hilfsmittel vom Menschen in den – nachfolgend unter 4.4. *Führtraining* beschriebenen – verschiedenen Positionen (vordere, mittlere oder hintere Position) führen und lernt, dem Menschen frei zu folgen, ohne zu überholen oder den Menschen abzudrängen. Freiarbeit funktioniert auf der Grundlage des natürlichen Herdentriebs und der Beziehungsaufnahme des Pferdes. Es lernt, sich gemäß seinem Verständnis der analogen Sprache dem Menschen gegenüber zu verhalten und im Verlauf zu folgen oder sich führen zu lassen.
In der Ausbildung des Therapiepferdes bietet die Freiarbeit zudem die Möglichkeit, dem Pferd spielerisch Therapiezubehör (Planen, Stangen, Dual-Aktivierungsmatten usw.) vorzustellen. Freiarbeit wird ohne Führstrick oder Hilfsmittel durchgeführt und stellt die „Krönung" analoger Kommunikation zwischen Mensch und Tier dar. Bevor mit dem jungen Pferd in der Freiarbeit gearbeitet wird, sollten die Führpositionen mit der Longe beherrscht werden und die jeweiligen Kommandos nur noch „gedacht" – also anhand nur minimaler Stimm- und körpersprachlicher Signale vermittelt – werden können. Für ein intensiveres Studium der Grundlagen der Freiarbeit sind die Veröffentlichungen von Klaus Ferdinand Hempfling (2007) und von Karin Tillisch (2007) hilfreich.

4.3.3 Zirzensische Lektionen

Zirzensische Lektionen können eine Form des Ausgleichstrainings für das Therapiepferd sein und auch als Form der Gymnastizierung dienen (Dehnung und Stärkung verschiedener Muskelgruppen u.Ä.). Es handelt sich nicht um klassische Lektionen, denn sie werden grundsätzlich nicht benötigt, um ein Pferd unter dem Sattel oder an der Hand auszubilden. Manchen Pferden machen zirzensische Übungen viel Freude (Penquitt 2006).
In der therapeutischen Behandlung ist vor allem die klar messbare, erlernbare und wiederholbare Beziehung zwischen dem eindeutigen körpersprachlichen Signal und der konditionierten Reaktion des Pferdes nutzbar. Durch die sichere

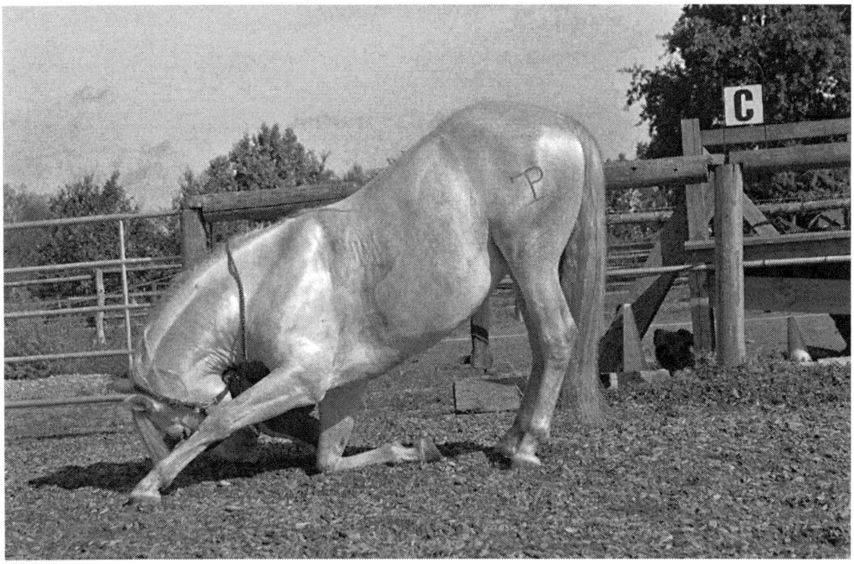

Abb. 4-1 Junghengst beim Kompliment, einer zirzensischen Lektion

Ausführung und das Gelingen zirzensischer Lektionen wie **Kompliment**, **Sitzen** oder **spanischer Schritt** können für den Patienten unmittelbare, sichtbare und vor allem messbare Erfolgserlebnisse anhand klarer Kommunikationssignale geschaffen werden. Der Weg dorthin, das heißt die Feinabstimmung zwischen Patient und Pferd, schult die Genauigkeit der körpersprachlichen Kommunikation und das Körpergefühl und kann in relativ kurzer Zeit durch ein beeindruckendes Erfolgserlebnis gekrönt sein. Insofern erweitert die Beherrschung zirzensischer Lektionen das Spektrum der Therapiemöglichkeiten mit dem Pferd (Abb. 4-1).

4.3.4 Ausreiten und Spazierengehen

Das Spazierengehen und später auch das Ausreiten im Gelände sind wichtige Bestandteile der Grundausbildung des Pferdes. Nicht nur das Vertrauen und die Nervenstärke des Pferdes werden hierbei gefördert; auch die Aufmerksamkeit, Losgelassenheit, Balance, Bewegungskoordination, Geschicklichkeit und die Trittsicherheit werden durch wechselnde Bodenverhältnisse und Untergründe, wie zum Beispiel Sand, Asphalt, Waldboden oder Schlamm, trainiert. Das Ausreiten bietet auf der einen Seite einen hervorragenden mentalen Ausgleich für das Therapiepferd (und den Ausbilder) und bereichert auf der anderen Seite auch das therapeutische Setting durch die Bereitstellung neuer Erfahrungsspielräume für den Patienten. Ganz ähnliche Effekte kann das Spielen mit dem Pferd, zum Beispiel mit großen Gymnastikbällen, erzielen (Abb. 4-2).

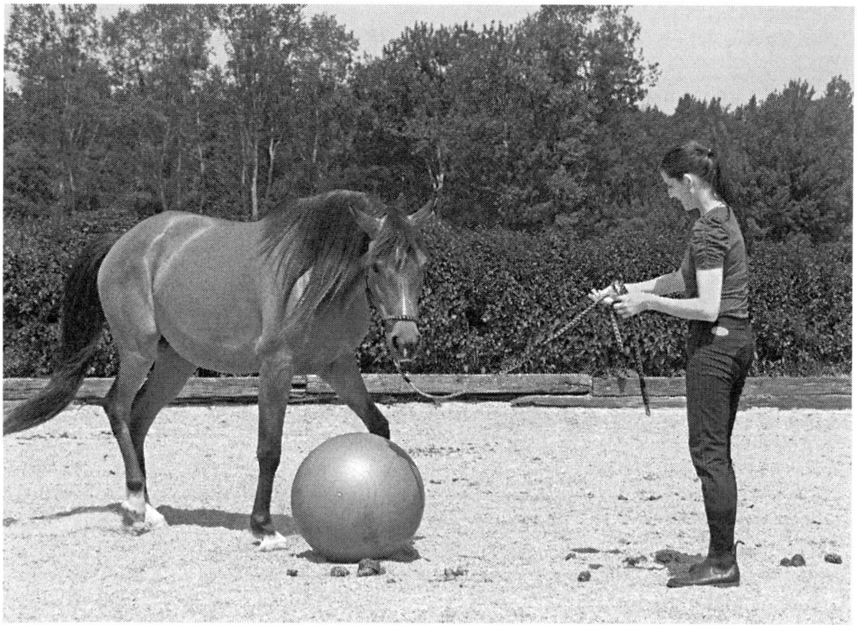

Abb. 4-2 Ballspiele dienen der Materialgewöhnung, Entspannung, Verbesserung der Koordination und Balance

4.3.5 Gelassenheitstraining

Unverzichtbar in der Therapiepferdeausbildung ist das „Antischreck-" oder Gelassenheitstraining – dieses sollte in Abständen immer wieder Bestandteil der Ausbildung sein. Obwohl die Materialgewöhnung sowie die Gewöhnung an besondere Außenreize in jeder Ausbildungseinheit draußen und drinnen parallel mitgeschult und gefördert werden sollten – zum Beispiel durch abwechslungsreiche Arrangements bei der Arbeit auf dem Platz oder im Gelände –, sollen an dieser Stelle aus sicherheitsrelevanten Aspekten konkrete Hinweise zur Durchführung eines gezielten Schrecktrainings aufgeführt werden (Abb. 4-3).

Das Antischrecktraining beinhaltet das Kennenlernen und den Umgang mit allen Umgebungsreizen, die dem Pferd vor, während oder nach einer Therapiefrequenz begegnen könnten. Neben dem gelassenen Umgang mit dem verwendeten Therapiezubehör fördert gezieltes Schrecktraining das gelassene Ertragen von Lärm, Geschrei und plötzlichen Umgebungsreizen (Aufschnappen von Regenschirmen, Knistern von Plastiktüten, Öffnen von kohlensäurehaltigen Getränken etc.). Im Laufe der therapeutischen Arbeit entdecken auch Experten trotz langjähriger Praxiserfahrung immer wieder neue Begebenheiten, auf die ein Pferd vorbereitet werden muss.

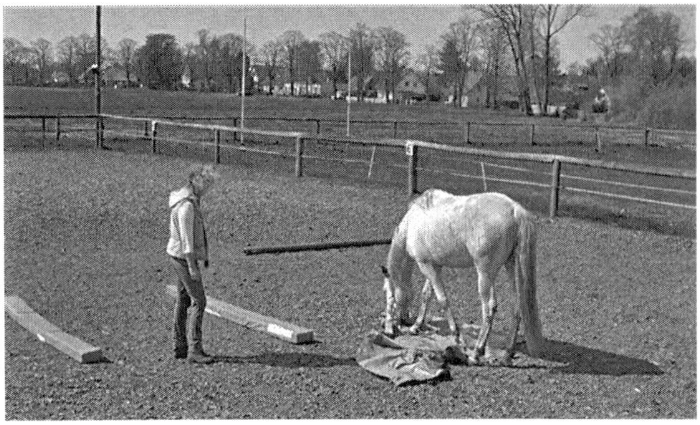

Abb. 4-3 Materialgewöhnung, hier an Dualgassen und Plastikplane

4.3.6 Arbeit mit simulierten Patienten

Bevor das Pferd in Therapieeinheiten mit Patienten eingesetzt werden kann, sollte eine Erprobungszeit mit „simulierten Patienten" erfolgen. Das Pferd hat zu diesem Zeitpunkt idealerweise unter dem Sattel die ersten Stufen der Skala der Ausbildung beziehungsweise der Klassischen Leiter durchlaufen. Befehlssicher und aufmerksam in der klassischen Bodenarbeit, im Führtraining sowie in der Freiarbeit, lässt es sich nun mit ihm arbeiten. Es kennt die Materialien und Ausrüstungen, die im Rahmen therapeutischer Settings verwendet werden, und hat zu seinem Ausbilder ein vertrauensvolles Verhältnis aufgebaut. Die Simulationsübungen werden mit geschulten Reitern durchgeführt, welche vorab festgelegte Verhaltensweisen zeigen, die auch ein realer Patient zeigen könnte (z.B. unkoordinierte, hastige Bewegungen am und auf dem Pferd, lautes Reden bzw. Lautäußerungen). Auch werden in diesem Zusammenhang das Reiten mit Voltigiergurt, das Knien, Stehen, Sitzen und das Liegen auf dem Pferd in unterschiedlichen Positionen erprobt.

4.4 Führtraining

Das Führen des Pferdes nimmt im therapeutischen Setting eine zentrale Rolle ein. Im Umgang mit dem geschulten und fein abgestimmten Therapiepferd können sich Patienten vom Boden aus in ihren Interaktionsmöglichkeiten erproben und die direkte körpersprachliche Rückkopplung des Pferdes erhalten. Sie haben auch nachvollziehbare Erfolgserlebnisse durch das Erlernen geeigneter Signalgebung an das Pferd.

Was *Führen* tatsächlich heißt, wird dann deutlich, wenn ein Pferd mittels feinster Signale in eine Richtung bewegt werden soll. Hierbei geht es sehr bald um grundlegende Themen wie Dominanz, Respekt und Vertrauen und um die Qualitäten des Führenden, den das Pferd in diesen Momenten „spiegelt" – nicht zuletzt in seiner Souveränität, seiner Präsenz, seinem In-sich-Ruhen und seiner Kompetenz, den richtigen Weg zu finden und zu gehen. Das Führtraining wird aus der Arbeit an der Longe entwickelt, das heißt, das Longieren stellt eine Grundvoraussetzung dar, um die Führpositionen korrekt durchführen zu können.

4.4.1 Führen und Folgen

Beim Führtraining wird das instinktgebundene Verhalten des Pferdes genutzt. Die Prozesse im Führtraining unterliegen natürlichen und klaren „Gesetzen" – das Pferd als Herdentier sichert das eigene Überleben durch Zusammenschluss und Aufgabenverteilung in der Gemeinschaft. Je nach Kompetenz des Leittieres entscheidet jedes Herdenmitglied jeweils zwischen den Möglichkeiten Führen und Folgen, das heißt, es erkennt Dominanz an oder wird selbst die Führung erkämpfen oder zu übernehmen versuchen (Roberts u. Eicher 2005).

> Damit ein Mensch ein Pferd führen kann, muss er die Rolle des **Leitpferdes** übernehmen. Gelingt das, wird das Pferd folgen, und Hilfsmittel wie Halfter und Strick dienen nur als Kommunikationshilfe.

Dazu ist es notwendig, mit dem Tier körpersprachlich in Interaktion zu treten, das heißt, das Pferd muss menschliche körpersprachliche Signale erkennen können. Der Mensch lernt dabei die Zeichen zu interpretieren, die das Pferd aussendet. Die Kommunikation zwischen beiden funktioniert zu einem großen Prozentsatz nonverbal. In dieser Disziplin nun ist das Pferd dem Menschen meilenweit voraus. Es nimmt die jeweilige Eindeutigkeit des körpersprachlichen Ausdrucks des Menschen wahr und entscheidet danach, wie es reagieren wird und ob „es lohnt", ihm zu folgen. Berechenbarkeit, Eindeutigkeit und Kongruenz (Stimmigkeit/Echtheit in dem, was der Mensch fühlt und ausdrückt) der gesendeten Signale sind dabei erfolgsentscheidende Komponenten.
In Bezug auf die Berechenbarkeit spielt der Respekt eine wesentliche Rolle. Ein Pferd wird einen Menschen dann respektieren, wenn es ihn für kompetent hält. Die viel zitierte Dominanz hat ihren Ursprung also nicht im Beherrschen des Pferdes, sondern beinhaltet das Prinzip des freiwilligen Folgens bei einer vertrauenswürdigen, respektierten Autorität zum Vorteil des Pferdes. Diese Erkenntnis bietet viele wertvolle Erfahrungsmöglichkeiten im Rahmen der Pferdegestützten Therapie.
Mag es auch Unterschiede in der Vorgehensweise der weiter oben genannten Trainer, wie Monty Roberts und Pat Parelli, im Einzelnen geben, die Gemeinsamkeit der Methodik liegt im Bemühen um den Respekt und das Vertrauen des Pferdes: Es sollen Leichtigkeit, Harmonie und die von außen kaum sichtbare

körpersprachliche Kommunikation erreicht werden. Dabei geht es vor allem um die Weiterentwicklung des Menschen hin zu einer Verfeinerung seiner Wahrnehmung und der Vervollkommnung seiner (nonverbalen) Kommunikationsfähigkeit. Das Führen eines Pferdes hat also nur vordergründig mit einem Standortwechsel zu tun, es geht vielmehr um die Erfahrung des eigenen Handelns und dessen konkreter Wirkung. Kurz, es geht um das Wachsen der eigenen Kompetenzen als Individuum und als soziales Wesen.
Daher bietet gerade die Führ- und Freiarbeit einen geeigneten Ansatzpunkt für (psycho-)therapeutische Interventionen.

4.4.2 Führpositionen in der Reittherapie

Insbesondere in der häufig von Beziehungsarbeit geprägten Arbeit mit psychisch kranken Menschen ist es nötig, dass der Therapeut das Pferd so sicher führt, dass für die Interaktion mit dem Patienten und für die Beobachtung eventueller Störungen genügend Aufmerksamkeit zur Verfügung steht. So kann ein ungestörter Beziehungsaufbau erfolgen. Weiterhin sollten die Positionen beim Führen so gewählt sein, dass ein schnelles und konkretes Eingreifen (z.B. bei Stolpern des Pferdes o.Ä.) jederzeit möglich ist.

> Ausgehend vom instinktgebundenen Verhalten von Pferden, führt die Leitstute die Herde an und der Hengst sichert die Herde von der hinteren Position. Hieraus wird die Position am Pferd in der Therapie und im Coaching abgeleitet. Die Führpositionen werden für den einzelnen Patienten genutzt, um mit dem Pferd in Interaktion zu treten, aber auch um den auf dem Pferd sitzenden Patienten zu führen.

Für die Reittherapie werden drei Hauptpositionen ausgewählt, die im Folgenden erläutert werden. Die innere, dem Pferdekörper ferne Hand führt dabei die Longe, die am Kappzaum – einem gebisslosen Halfter, das das Pferdemaul schont – befestigt ist und lockeren Kontakt zum Pferdekopf hält. Die äußere, dem Pferd zugewandte Hand, bleibt frei und kann gegebenenfalls eine Gerte führen oder steht für den sichernden Körperkontakt zum Patienten zur Verfügung.

Die vordere Position

Position: auf Höhe des Pferdekopfes.
Sie wird in folgenden Situationen angewendet:

- wenn zu zweit geführt wird (Diamant-Modell nach Brooks)
- bei Übungen auf dem Platz (Parcours, Hindernisse, Trail)
- beim Führen, wenn zwei Personen erforderlich sind (bei sehr unsicheren, wenig balancierten Patienten mit Störungen des Körperschemas bzw. der Körpergrenzen oder bei Dissoziationsneigung zum Absichern, bei herabgesetzter Körperspannung oder Muskeltonus)

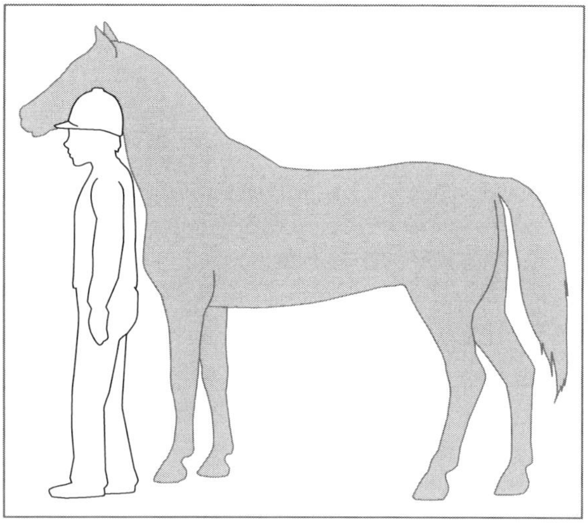

Abb. 4-4 Führen in der vorderen Position

Die Schwierigkeit dieser Position ist, dass der Mensch in der Pferdehierarchie die Position eines „nur" Ranggleichen oder Rangniedrigeren einnimmt (Abb. 4-4).

Die mittlere Position

Position: kurz hinter dem Vorderbein auf Höhe der Sattellage
Sie wird zu folgenden Zwecken/in folgenden Situationen angewendet:

- zur Einstimmung mit einem Patienten
- wenn es wichtig ist, den Körperkontakt mit dem Patienten zu sichern
- wenn initial besonders aufmerksame Zuwendung nötig ist
- bei unsicheren Patienten (physisch und psychisch)
- bei motorisch sehr aktiven Patienten

Diese Position bietet ein Höchstmaß an Kontaktgestaltungsmöglichkeiten am Pferd zum Patienten – Gespräche und Blickkontakt sind mühelos möglich, trotzdem erfahren sowohl der Patient als auch das Pferd aus dieser Position heraus ein Höchstmaß an Aufmerksamkeit. Sie setzt voraus, dass das Pferd das Führen durch den Therapeuten auf Sattelhöhe bereits gut akzeptiert (Abb. 4-5).

Die hintere Position

Position: auf Höhe der Flanke des Pferdes
Sie wird zu folgenden Zwecken/in folgenden Situationen angewendet:

- zur Prüfung des Gehorsams (zur Einstimmung oder zwischen zwei Therapieeinheiten)
- beim Übergang zum Longieren
- bei bereits sehr sicheren Patienten, um Kontrolle an den Patienten abzugeben
- bei Patienten, die rasch Freiräume und Autonomie erproben möchten

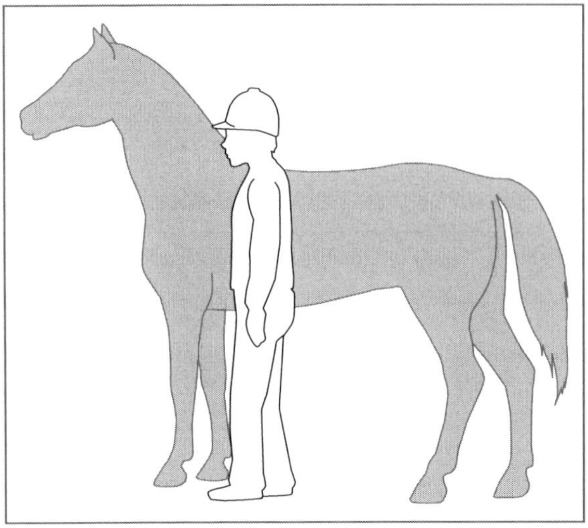

Abb. 4-5 Führen in der mittleren Position

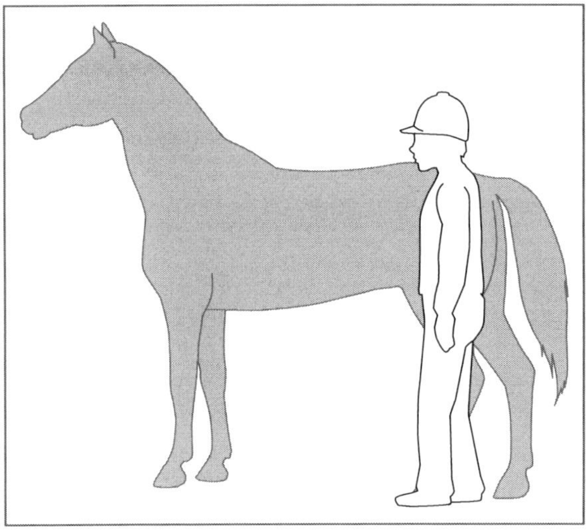

Abb. 4-6 Führen in der hinteren Position

Diese Position ist in der Herde die Position des Leithengstes. Die Position bietet den Vorteil, dass vom reitenden Patienten mehr Eigenständigkeit erlebt werden kann, da er den Therapeuten nicht beziehungsweise nur aus dem Augenwinkel sieht. Er kann sich mehr auf das Pferd konzentrieren und löst die gestellten Aufgaben selbstständiger. Auch Gespräche können durch die nur indirekte Präsenz gegebenenfalls leichter fallen. Unter Umständen kann diese Position jedoch auch verunsichern und als unangenehm erlebt werden. Dieses ist in jedem Fall im Vorhinein abzuklären. Weiterhin bietet diese Position dem Therapeuten die Gelegenheit, den Klienten und das Pferd gut zu beobachten; besonders die Reaktionen des Tieres und die Interaktion mit dem Patienten werden gut sichtbar (Abb. 4-6).

Zu beachten sind dabei in allen Positionen folgende Punkte:

- Longenführung locker, das Pferd nicht störend, mit stetem leichten Kontakt
- Schritte gleichmäßig, im Gleichschritt mit dem Pferd
- angemessener Abstand von Pferd und Reiter (0,5 Meter)

Sonderposition beim jungen Pferd

Neben den drei aufgeführten Führpositionen gibt es eine weitere, die vorwiegend in der Ausbildung junger Therapiepferde angewendet wird. Sie befindet sich vor dem Pferd. Hier können Angst einflößende Reize abgemildert werden, indem die Führperson circa 1–2 Meter vorausgeht und zeigt, dass das vertrauensvolle Folgen für das Pferd ungefährlich ist und es die Kontrolle der Situation an das „Leittier“ Therapeut abgeben kann.
Auf die Beherrschung der Führpositionen sollte bei der Ausbildung des Therapiepferdes größter Wert gelegt werden, da sie in allen therapeutischen Settings eine sichere Basis für die gesamte Interaktion darstellen. Das Pferd sollte sich kooperativ und gelassen in allen Positionen mit und ohne Longe bewegen lassen. Ist diese Grundlage erreicht, sollten die Führpositionen mit einem Reiter absolviert werden, der dabei eine passive Rolle auf dem Pferd einnimmt.

4.5 Klassische Bodenarbeit

Die klassische Bodenarbeit stellt eine der wichtigsten Grundlagen in der Ausbildung des Therapiepferdes dar. Das Pferd wird in dieser Methode vom Boden aus, ohne Reitergewicht, geführt und gymnastiziert. Die klassische Bodenarbeit beinhaltet das Erlernen der Hilfen ohne Reitergewicht. Unter Hilfen sind Einwirkungen und Einflussnahmen des Menschen zu verstehen, auf die das Pferd adäquat reagieren soll. Die Hilfen werden durch Körpersprache sowie durch Hilfsmittel wie Zügel und Gerte/Zeigestock, neben dem Pferd laufend, gegeben (Hinrichs 2005).
Durch die natürliche Schiefe des Pferdes ist es notwendig, sowohl die in- als auch die auswendige Seite des Pferdes zu gymnastizieren und zu dehnen. Erst wenn das Pferd dementsprechend gymnastiziert wurde und gelernt hat, mit dem jeweiligen Hinterbein zum Schwerpunkt zu treten, kann es auch unter dem Reiter auf jeder Seite „gerade gerichtet“ werden (Karl 2006).
Vertreter der *klassischen (barocken) Reitweise* bemühen sich besonders um den Erhalt der traditionellen Ausführungen der Übungen, die von verschiedenen Reitmeistern über die Jahrhunderte hinweg vermittelt wurden – allen voran der oben genannte Robichon de la Guérinière, der als Gründer der heutigen FN-Reitlehre der Deutschen Reiterlichen Vereinigung anerkannt ist.
Die Ausbildung des Pferdes nach klassischen Grundsätzen beinhaltet 17 Stufen der sogenannten *Klassischen Leiter*, wobei eine Stufe als Basis für den Aufbau der

jeweils nächsten zu verstehen ist. Erst wenn eine Stufe sicher beherrscht wird, kann die Erreichung der nächstfolgenden Stufe ins Auge gefasst werden. Institute wie die Spanische Hofreitschule in Wien und die *Real Escuela Andaluza del Arte Ecuestre* im spanischen Jerez de la Frontera stehen heute als Gütezeichen für diese Kunstform des Reitens.
Die erlangte Perfektion, die scheinbar so mühelose Kommunikation zwischen Reiter und Pferd sind nur durch ausführliche und sich immer wiederholende Grundlagenlektionen zu erreichen und zu erhalten. Es handelt sich dabei um konsequente und manchmal mühevolle Grundlagenarbeit, die sich jedoch für jeden Reiter und jedes Pferd, egal welcher Reitstil angestrebt wird, als nützlich erweist.
Im Folgenden sind die Kernpunkte des klassischen Ideals genannt:

- Das Genick des Pferdes ist sein höchster Punkt, mit einer leicht vor der Senkrechten liegenden Stirnnasenlinie (Kopf-Hals-Position). Schon Francois Baucher bewertete die sogenannte Überzäumung als grob fehlerhaft (Stodulka 2006; Racinet u. Schirg 2009).
- spielerische und tänzerische Leichtigkeit bei den auszuführenden Lektionen unter nahezu unsichtbarer Hilfengebung
- Ausgangspunkt ist immer „die Natur" des Pferdes. Die natürlichen Veranlagungen hinsichtlich der Bewegungsmöglichkeiten, die anatomischen und physiologischen Gegebenheiten des Pferdes geben die Grenzen der Ausbildung vor.
- Schon der erste Vertreter der gewaltfreien Lehrmethoden in der Reiterei, Antoine de la Baume Pluvinel (1555–1620), ging davon aus, dass sich die angestrebte Leichtigkeit der Kommunikation nur unter der freien Zuarbeit des Pferdes und niemals mit Zwang entwickeln kann.

4.6 Zeitliche Strukturierung der Ausbildung und artgerechte Haltung

Das Aufwachsen des Fohlens muss unter guten Haltungsbedingungen im Verband seiner Herde erfolgen, um angemessene artspezifische soziale Verhaltensweisen entwickeln zu können. Hierzu ist sicherlich die Offen- oder Laufstallhaltung – in Deutschland nach den Richtlinien der *Laufstall-Arbeitsgemeinschaft e.V. für Artgerechte Pferdehaltung* (LAG) zertifiziert – mit genügend Freiräumen für das individuelle Tier in seinen sozialen Herdenbezügen am besten geeignet (Rees 1984; Strasser 1989;) und wird von vielen Autoren empfohlen (Debuse 2009; Rüegsegger 2009). Vorgaben zur tierschutzgerechten Pferdehaltung sind zudem gesetzlich festgelegt. Entsprechende Leitlinien wurden vom Bundesministerium für Ernährung, Landwirtschaft und Verbraucherschutz (BMELV) veröffentlicht. Eine Übersicht ethischer Grundsätze im Umgang mit Tieren in der Therapie gibt zudem die Richtlinie der *International Association of Human-Animal Interaction Organizations* (IAHAIO) (2009).

Die Basisarbeit besteht im Beziehungsaufbau und in der Erziehung: Hufe geben und Halfterführigkeit sollten, wie auch das Dulden von Berührungen überall am Körper, sicher sein. Zudem gehören Fohlen und Jungpferde in (möglichst) gleichaltrige Gesellschaft auf der Weide. Die Ausbildung des jungen Pferdes für die speziellen Anforderungen der Therapie beginnt parallel zur Erarbeitung der Skala der Ausbildung im Alter von circa 3 Jahren. Das junge Pferd sollte die Skala der Ausbildung bis zur Losgelassenheit erfolgreich absolviert haben, das heißt es beherrscht die drei Grundgangarten

- taktrein,
- in Anlehnung und
- mit Losgelassenheit.

Bis hierhin sollte das Pferd zudem gelernt haben, einen vertrauensvollen Umgang mit seinen primären Bezugpersonen zu pflegen, es sollte an sämtliche Hilfsmittel und Umgebung gewöhnt sein und sich beim Putzen, Führen und Longieren ruhig und geduldig zeigen. Abhängig vom Kenntnis- und Leistungstand von Pferd und Führer werden zur klassischen Bodenarbeit unterschiedliche Zäumungsarten verwendet. Je nach klassischer Schule wird das Pferd mit oder ohne seitliche Ausbinder geschult. Dem *Bundesverband für klassisch-barocke Reiterei Deutschland e.V.* und entsprechenden Veröffentlichungen zufolge, zum Beispiel von Richard Hinrichs (2005), werden bei den Anfängen der Handarbeit seitliche Ausbinder empfohlen. Die Entscheidung über die Anwendung von Ausbindern obliegt sicherlich im Einzelfall dem Ausbilder selbst. Zusätzlich sollte ein Kappzaum verwendet werden, an dem man einen langen Führstrick oder die Longe befestigt. Bei fortschreitender Arbeit wird mit dem Pferd in der Regel nur noch ohne Ausbinder gearbeitet. Später, bei sehr gut ausgebildeten Pferden, können die Lektionen auch auf der Kandarenzäumung durchgeführt werden. Diese gehört jedoch auf keinen Fall in das reittherapeutische Setting! Auch eine gebisslose Zäumung kann verwendet werden. In diesem Fall sind jedoch versicherungsrelevante Aspekte zu berücksichtigen.

5 Konzeption der Reittherapeutenausbildung

Marion Kläschen

Alles Vortreffliche ist ebenso schwierig wie selten.
(Baruch Benediktus de Spinoza 1632)

5.1 Reittherapeutenausbildung in Deutschland

Es ist unbestritten, dass das Pferd positive Wirkungen auf den Menschen ausüben kann, eine therapeutische Wirkung aber entfaltet es nicht ohne eine gelenkte Interaktion.
Erst in einem gelenkten, arrangierten Prozess, der von den Erfahrungen und Fähigkeiten des Therapeuten lebt, wird das Pferd zum Ausgangspunkt der Patientenerfahrungen, die im (psycho-)therapeutischen Geschehen als wirksam erlebt werden und ein breites Spektrum individueller Handlungsspielräume eröffnen.
Somit ist es wesentlich für die zielgerichtete Weiterbildung von ärztlich, therapeutisch, sozialpädagogisch oder heilkundig Tätigen, Grundkenntnisse aller relevanten Bereiche praxisnah zu erwerben und sie therapeutisch wirksam auf die Interaktion mit dem Pferd zu übertragen.

5.1.1 Aktuelle Ausbildungssituation

Die Zahl der Institute, die reittherapeutische Weiterbildungen anbieten, ist in den letzten Jahren erheblich gestiegen. Die Qualität dieser Weiterbildungen ist dabei ebenso unterschiedlich wie die gegebene Struktur und Ausstattung, der Umfang, die angebotenen Inhalte und die professionelle Qualifikation der jeweiligen Ausbilder. Für die Qualität der Ausbildung angehender Reittherapeuten kann daher lediglich das übergeordnete Kriterium angelegt werden, inwieweit im Rahmen der Ausbildung Grundkompetenzen und Grundkenntnisse der beteiligten Fachgebiete gezielt mit der pferdegestützten Arbeit verknüpft werden. Eine qualitativ sinnvolle, am Berufsbild ausgerichtete Weiterbildung berücksichtigt Kontextfaktoren und bietet Qualität in Struktur, Prozess und Ergebnis, wie

es auch bei anderen Ausbildungsangeboten im soziotherapeutischen Bereich üblich ist.
Die von den Auszubildenden angestrebte berufliche Perspektive – meistens als Selbstständige – erhöht den Druck auf die reittherapeutischen Weiterbildungsinstitute, eine qualitativ hochwertige Weiterbildung anzubieten. Doch die ständige Orientierung an der Nachfrage, die Beschaffung von Informationen zur aktuellen Gesetzgebung und zu den Finanzierungsmöglichkeiten pferdegestützter Interventionen sowie die Bereitstellung entsprechender Ausbildungspferde sind dabei zeit- und kostenaufwendig, für das Ausbildungsinstitut wie auch für die Auszubildenden.
Die Qualität einer Ausbildungsstätte steigt demzufolge mit ihrer Strukturqualität, der Anzahl und Ausbildung des vorhandenen Personals, der räumlichen und materiellen Ausstattung und natürlich mit der Qualität der zur Verfügung gestellten Pferde.
Trotz der Bestrebungen einiger Institute und Verbände, z.B. über die Gründung von Berufsverbänden oder über Kooperationen mit staatlichen Fach- oder Hochschulen staatliche Anerkennung – und damit einheitliche Standards – zu erlangen, ist bisher kein Reglement in Sicht, das Qualitätsstandards reittherapeutischer Weiterbildungen vereinheitlicht.
Einzelne Verbände, z.B. das *Deutsche Kuratorium für Therapeutisches Reiten* (DKThR) oder der *Bundesverband für therapeutisches Reiten und tiergestützte Therapien* (BftRtT), vereinen verschiedenste Einrichtungen und Institute unter ihrem Dach und bemühen sich um Einhaltung der gesetzten Qualitätskriterien durch ihre Anbieter. So hat der **BftRtT Qualitätssicherungsstandards** für die Reittherapieausbildung in Bezug auf folgende Punkte entwickelt:

- Umfang der Ausbildung
- Inhalte der Ausbildung
- Art der Prüfung
- Qualifikation der Ausbilder
- Zugangsvoraussetzungen der Auszubildenden

Das **DKThR** dagegen vergibt im Rahmen seiner Qualitätssicherung ein Gütesiegel für Therapieeinrichtungen und setzt, je nach der angebotenen Weiterbildung, auf Fachkräfte aus dem pädagogischen, psychologischen oder medizinischen Bereich sowie auf eine fundierte reiterliche Ausbildung nach der FN.
Die Münchner Schule für Psychotherapeutisches Reiten (Scheidhacker u. Koch 2009) bettet die Inhalte ihres Curriculums in allgemeine Kriterien der ärztlich-psychotherapeutischen Ausbildung und wird durch verschiedene Berufskammern (z.B. Bayerische Landesärztekammer) zertifiziert.
Darüber hinaus existiert eine Vielzahl weiterer, sogenannter freier Institute, die nicht unter einem Dachverband agieren. Es ist an dieser Stelle jedoch anzumerken, dass eine objektive Qualitätssicherung nur durch die Anlehnung an einen Dachverband mit entsprechenden Leitlinien dauerhaft gewährleistet werden kann.
Die **Schweizerische Vereinigung für Heilpädagogisches Reiten** (SV-HPR) verleiht eine Qualitätsplakette an Betriebe im Heilpädagogischen Reiten, die

sich durch einen hohen Sicherheitsstandard und durch Professionalität im Umgang mit Mensch und Tier auszeichnen. Die Qualitätsplakette zertifiziert die Pferdehaltung und die Infrastruktur einschließlich der Dokumentation der Betriebe, die sich mit ihrem Angebot in den Dienst von Menschen mit Behinderungen und psychischen Einschränkungen stellen (SV-HPR 2009).
Für die Einrichtung qualitativ einheitlicher Ausbildungen empfiehlt es sich auch, verschiedene Ausbildungsbausteine (Module) einzusetzen, die sowohl reittherapeutische Basiskenntnisse als auch berufs- und klientelspezifische Spezialkenntnisse miteinander kombinieren (Holzmüller et al. 2009) (s. auch Tab. 5-1).

Tab. 5-1 Curriculum eines Weiterbildungsinstitutes als Beispiel einer sinnvollen Ausbildungsplanung auf der Basis gesicherter theoretischer Grundkenntnisse Pferdegestützter Therapie

Modul	**Inhalte**	
Basiswissen	**Theorie**	**Praxis**
Modul I	• Einführung in die Reittherapie • Ressourcenorientiertes Arbeiten • Begrifflichkeiten tiergestützter Intervention • Therapeutisches Basisverhalten/ klientenzentrierte Gesprächsführung • Erklärungsansätze tiergestützter Therapie • Kommunikation und Interaktion • Ausrüstung des Therapiepferdes	• Bedeutung der klassischen Bodenarbeit für das Therapiepferd, Theorie und Praxis • Praktisches Arbeiten am/auf dem Pferd (Selbsterfahrung) • Simulation Therapiestunden • Sichtung der Videoaufzeichnungen
Modul II	• Reittherapeutisches Kolloquium • Kostenübernahmen/Dokumentation • Aufbau von Therapiestunden • Pferdeverhalten und Erziehung • Auswahl des Therapiepferdes • Wirkeffekte tiergestützter Therapie • Versicherungswesen	• Übungen zur Befunderhebung • Praktisches Arbeiten am/auf dem Pferd (Selbsterfahrung) • Führtraining/klassische Bodenarbeit • Trailarbeit, Theorie und Praxis
Aufbauwissen	**Theorie**	**Praxis**
Modul III	• Reittherapeutisches Kolloquium • Diagnostik und Befunderhebung nach ICD 10 • Kostenbeantragung • Hilfeplanung • Urinstinkte des Pferdes • Reittherapie bei ADHS-Klienten • Konzeptentwicklung	• Praktisches Arbeiten am/auf dem Pferd (Selbsterfahrung) • Führpositionen mit Videoaufzeichnung • Klassische Bodenarbeit/ zirzensische Lektionen • Simulation Therapiestunden

Tab. 5-1: Fortsetzung

Modul	**Inhalte**	
Modul IV	• Reittherapeutisches Kolloquium • Reittherapie bei Angst und Trauma • Reittherapie bei Depressionen • Reittherapie bei störendem Sozialverhalten • Reittherapie bei bindungsgestörten Patienten	• Praktisches Arbeiten am/auf dem Pferd, Freitraining/Führtraining • Simulation: Handling Klienten auf dem Pferd • Selbsterfahrung am Pferd
Modul V	• Reittherapeutisches Kolloquium • Reittherapie bei geistigen Behinderungen • Reittherapie bei Burn-out • Reittherapie bei Autismus und Asperger-Syndrom • Existenzgründung/Businessplan	• Prüfungssimulation – praktische Prüfung • Klientenzentrierte Arbeit – Praxis: klassische Bodenarbeit, Führtraining (Video) • Selbsterfahrung am Pferd • Simulation Therapiestunden
Modul VI	• Rechts- und Haftungsfragen • Wissenschaftliches Arbeiten • Befunderhebung – Übungen • Stressbewältigung und Entspannung • Tod von Therapietieren	• Klientenzentrierte Arbeit – Praxis (Selbsterfahrung) • Simulation Therapiestunden (Video) • Ausgleichstraining Therapiepferde • Materialgewöhnung
Praxisseminar		
Freiwillig	• Befunderhebung/Berichtswesen praktisch • Hilfeplanung praktisch • Bodenarbeit • Prüfungssimulation • Simulation Therapieeinheiten	

5.1.2 Entwicklung einheitlicher Qualitätskriterien

Insgesamt lassen sich im aktuellen Angebot fast aller Ausbildungsinstitute bezüglich der Anforderungen an ein Curriculum zur Ausbildung von Reittherapeuten einige wenige **strukturelle** Bedingungen und Standards beschreiben, die eine Art Qualitätssicherung darstellen.

Komplexer und diffiziler wird die Beschreibung **inhaltlicher** Standards und Richtlinien hinsichtlich ihrer jeweiligen Zielsetzung. Schon die Abschlusszertifikate der Weiterbildungen implizieren voneinander abweichende Inhalte und Ausrichtungen. Betrachtet man die bis heute gängigen Unterteilungen therapeutischen Reitens in

- Heilpädagogisches Reiten,
- Heilpädagogisches Voltigieren und
- Hippotherapie (als Krankengymnastik),

lassen sich allein unter dem Begriff Heilpädagogisches Reiten verschiedene Abschlüsse in Pferdegestützter Therapie finden. So gibt es Zertifikate zum Beispiel für die *Staatlich anerkannte Fachkraft für heilpädagogische Förderung mit dem Pferd* (DKThR, www.dkthr.de), *Heilpädagogisches Begleiten mit dem Pferd* (HBP nach Monika Brossard) oder für den *Dipl.-Reittherapeuten* (Euro-Schule Wusterhausen, www.wusterhausen-eso.de).

Die Pferdegestützte Therapie beinhaltet psychologische, psychotherapeutische, pädagogische, rehabilitative und sozialintegrative Maßnahmen, die vom jeweiligen Therapeuten, in der Regel basierend auf seiner Grundprofession, über das Medium Pferd umgesetzt werden. Dies beeinflusst aber erheblich die konzeptionelle Ausrichtung der Institute in der Aufstellung ihrer Curricula, je nach professionellem Hintergrund (psychiatrische, psychotherapeutische, heilpädagogische oder physiotherapeutische Grundausbildung der Institutsleiter).

Reitpädagogik, Reittherapie, Heilpädagogisches Reiten und Voltigieren, Hippotherapie, Pferdesport für Menschen mit Behinderung – diese verschiedenen Arbeitsfelder verlangen je nach Defizit der Patienten adaptierte Methoden und Ziele der durchgeführten Interventionen. Es wäre für die zukünftige Entwicklung und Professionalisierung der Weiterbildung zum Reittherapeuten wünschenswert, die bestehenden Konzepte – trotz aller Vorteile einer gewissen Vielfalt – leitliniengemäß zu standardisieren und gegebenenfalls auf bestimmte Grundberufe und ihre Zertifizierung zuzuschneiden.

5.2 Grundlegende Qualitätsstandards

Der Versuch, Orientierungsgrundlagen für die Anforderungen an eine Weiterbildung im Bereich pferdegestützter Therapie zu schaffen, kann sich in Anbetracht der Angebotsvielfalt nur auf grundlegende Rahmenbedingungen beziehen, die auch bei unterschiedlicher inhaltlicher Ausrichtung einzelner Anbieter zu beachten sind. Um hochwertige Ausbildungsangebote näher zu bestimmen, können anhand der oben erarbeiteten Standards qualitätssichernde Kriterien für Struktur, Prozess und Ergebnisqualität beschrieben werden. Daraus ergäben sich Richtlinien für ausbildungsrelevante Standards, die im Folgenden erläutert werden.

5.2.1 Strukturqualität

Gesetzliche Grundlagen

Die gesetzlichen Grundlagen für die Finanzierung der Behandlung *Pferdegestützte Therapie* finden sich bei der derzeitigen Gesetzeslage vorwiegend im Rahmen der Eingliederungshilfe bzw. Jugendhilfe (SGB XII, SGB VIII). Kostenübernahmen durch die Krankenkassen sind über Einzelvereinbarungen oder im Rahmen ergotherapeutischer Behandlungskonzepte vereinzelt möglich.

Qualitätssicherung

Zu den Rahmenbedingungen für die Qualitätssicherung gehören unter anderem:

- Gespräche und Besichtigung vor Beginn der Weiterbildung
- Beratung zu beruflichen Perspektiven
- Beratung zu Fördermitteln für die Weiterbildung
- Vertragsabschlüsse über die Weiterbildung und ihre Inhalte
- Erstellung eines Curriculums
- regelmäßige Evaluation des Curriculums in Bezug auf Aktualität
- Angebot von Supervision während der Weiterbildung
- Auswertung und Evaluation von Inhalten und Strukturen
- Kooperation und Einbindung in die regionale Struktur
- Gewährleistung räumlicher Standards
- Umfang der Weiterbildung mindestens 500 Stunden

Personelle Voraussetzungen

Sämtliche Angestellte eines qualitativ hochwertigen Ausbildungsinstitutes müssen persönlich und fachlich hoch qualifiziert sein. Die Zusammensetzung der Dozenten sollte die jeweiligen Fachgebiete einbeziehen und die Kompetenzen mehrerer Berufsgruppen abbilden (z.B. Diplompädagogen, Ärzte, Psychotherapeuten, Pferdewirte, Reitlehrer, Biologen).

Ausstattung und Kontextbedingungen

Zur angemessenen Ausgestaltung eines Ausbildungsinstitutes gehören folgende Standards:

- ein Seminarraum
- sicherheitsrelevante Ausstattung für die Pferde
- abgeschirmter Reitplatz, Round Pen, ggf. Reithalle
- institutseigene Pferde mit Therapiepferdeausbildung (Qualitätsgarantie)
- Pferde aus artgerechter Haltung
- regelmäßiger Korrekturberitt und Ausgleichstraining für die Therapiepferde
- artgerechte Haltungsbedingungen
- Einhaltung von artgemäßen Umgangs- und Erziehungsformen
- regelmäßige tierärztliche Versorgung und Begutachtung (Stallbuch und Equidenpass-Nachweis)
- Gewährleistung von Anschaffungen, Wartungen und Instandhaltungen (Ausrüstung, Räume, Reitanlage)

5.2.2 Prozessqualität

Gute Prozessqualität zeichnet sich dadurch aus, dass Weiterbildungsteilnehmer die vermittelten Lehrstoffe (aus theoretischen, psychologisch-therapeutischen, hippologischen sowie praktischen Anteilen) bei der Wahl und Anwendung ihrer Methoden verantwortungsvoll und effektiv umsetzen können. Folgende Standards sollten Beachtung finden:

Dozenten

- Qualifizierungsnachweise der Ausbilder
- regelmäßige Reflexion ihrer Dozententätigkeit
- Nachweise über eigene, fortlaufende Qualifizierungen (mind. 1-mal jährlich berufsfeldbezogen)
- Überprüfung der Ergebnisqualität durch theoretische und praktische Prüfungen der Reittherapeuten (dokumentiert)
- regelmäßige Evaluation und Modifikation der Ausbildungsinhalte

Konzeption

- Vermittlung theoretischer Kenntnisse je nach Ausrichtung (z.B. Grundwissen in Gesprächstechniken, Interventionstechniken, Diagnostik, Therapie, Therapieplanung, Therapiegestaltung, Gesundheits- und Krankheitslehre, Gesetzesgrundlagen, Berichtswesen)
- Vermittlung theoretischer hippologischer Kenntnisse (z.B. artgerechte Haltung einschl. Tierschutzbestimmungen, Urinstinkte, Ausbildung)
- Vermittlung praktischer Kenntnisse (Ausbildung von Therapiepferden, Bodenarbeit, zirzensische Lektionen, Kommunikation mit dem Pferd)
- Selbsterfahrung (Gruppen- und Einzelsupervision, individuelles Training unter Anleitung, Reflexion, Therapiesimulation, Kommunikationstraining mit Videoaufzeichnung, Fallarbeiten, Führtechniken)

5.2.3 Ergebnisqualität

In der Ergebnisqualität drückt sich der Zielerreichungsgrad der Leistung (Kenntnisvermittlung) aus. Die Möglichkeiten, Ergebnisqualität greifbar zu machen, sind allerdings begrenzt; hierzu müssten sich Ausbildungsabsolventen einem standardisierten und unabhängigen Praxistest unterziehen, Patienten befragt werden etc. Dazu wäre ein Fragenkatalog sinnvoll, dessen Beantwortung zumindest eine vage Auskunft über die Ergebnisqualität geben könnte. Im Folgenden wesentliche Fragenkomplexe:

- Zufriedenheit von Auszubildenden und Patienten
- Qualität der vermittelten theoretischen Kenntnisse
- Qualität der vermittelten praktischen Kenntnisse

5.3 Spezifische Anforderungen an den Therapeuten

Die effektive Verwendung der Informationen, die sich aus dem Interaktionsmuster Pferd-Patient-Therapeut ergeben, ist nur dann möglich, wenn sich der Therapeut um ein fundiertes – und sich ständig erweiterndes – Wissen über die Grundlagen des Tierverhaltens bemüht. Er sollte ferner sehr gute Kenntnisse über die Motivation und die instinktiven, auch individuellen Verhaltensmuster des spezifisch eingesetzten Pferdes besitzen. Die Fähigkeit, die Beziehungsarbeit zum Pferd und zum Patienten ständig zu reflektieren, sowie die Klarheit über die eigenen Motive, Grenzen und das eigene Verhalten im Therapieprozess sollten mittels interaktioneller Fallarbeit oder in ärztlichen Balintgruppen erarbeitet werden (Scheidhacker 2009). Bezieht ein (Psycho-) Therapeut Pferde in die Therapie ein, dann hat er zumeist eigene Erfahrungen mit Pferden. Von Quantität und Qualität dieser Erfahrungen und ihrer Bewusstmachung hängen Fülle und Güte der eingesetzten therapeutischen Interventionen mit Pferden ab. Folgende Eigenschaften und Verhaltensweisen des Therapeuten sind von besonderer Bedeutung (Brooks 2005):

- Die Fähigkeit, parallel eine therapeutische Beziehung mit dem Pferd *und* dem Patienten aufzubauen
- Ständige Selbstreflexion über den therapeutischen Prozess und die Motivationen, die vom Therapeuten unbewusst in den Prozess eingebracht werden
- Selbstreflexion über die eigene Beziehung zum Tier und deren Veränderung im Verlauf, über eigene Motive bei der Entscheidung für oder gegen das Einsetzen des Pferdes bei einem bestimmten Patienten
- Die frühzeitige Abschätzung, wie sich das spezifische Patientenverhalten auf das Pferdeverhalten auswirkt, die genaue Kenntnis der aktuellen Lebensumstände des Pferdes, ggf. seiner besonderen Belastungen sowie individuellen Belastbarkeitsgrenzen
- Kenntnis der Einflussfaktoren seitens der ggf. eingesetzten Führperson und der für sie notwendigen Informationen, um die Interaktion therapeutisch wirksam zu erhalten

5.4 Beispiel eines Ausbildungskonzeptes

An dieser Stelle soll exemplarisch das Ausbildungskonzept des Instituts der Autorin dargestellt werden.

5.4.1 Voraussetzungen

Die Weiterbildungen eignen sich für pädagogische und therapeutische Berufsgruppen (z.B. Dipl.-Pädagogen, Psychologen, Psychotherapeuten, Ärzte, Heilpädagogen, Sozialpädagogen, Heilerziehungspfleger, Ergotherapeuten, Logopäden). Die reiterlichen Voraussetzungen beinhalten den schriftlichen Nachweis reiterlicher und pferdebezogener Kompetenzen, vergleichbar den Anforderungen des SG-TR in der Schweiz oder der Münchner Schule für Psychotherapie (Longierabzeichen, anerkannte Reiterprüfung, Handpferdeprüfung).

5.4.2 Dauer der Weiterbildung

Es stehen zwei Weiterbildungszyklen zum Reittherapeuten zur Auswahl (je nach Wahl 1 oder 2 Jahre). Beide beinhalten 600 Ausbildungsstunden mit Modulen, Praktika, Fallarbeit und Supervision. Jedes Modul hat theoretische und praktische Anteile. Die Curricula werden mindestens einmal jährlich inhaltlich modifiziert.

5.4.3 Zertifizierung

Nach Teilnahme an allen Modulen, Einreichung der Unterlagen (reiterliche und berufliche Qualifikation, Praktika, Fallarbeit, Abschlussarbeit) sowie der Absolvierung der praktischen, mündlichen und schriftlichen Prüfung wird die Zertifizierung vorgenommen.
Das Institut selbst ist vom BftRtT zertifiziert. Den Weiterbildungen ist ein freiwilliges Praxisseminar nachgeordnet, in dem nochmals eine komprimierte Praxiserprobung ermöglicht wird.

II Therapeutische Praxis

6 Ressourcenorientierung in der Pferdegestützten Therapie

Carolin Opgen-Rhein, Marion Kläschen

Man hilft den Menschen nicht, wenn man etwas für sie tut, was sie selbst tun könnten. (Abraham Lincoln)

6.1 Ressourcenorientierung in Diagnostik und Therapie psychischer Erkrankungen

6.1.1 Dimensionale und kategoriale Diagnostik

Da psychische Gesundheit und Krankheit im Rahmen kategorialer Diagnosesysteme durch definierte Kriterien eindeutig voneinander abgegrenzt werden, geraten gesunde Anteile einer Person bei der Diagnose einer psychischen Störung häufig aus dem Blickfeld. Diese Aufteilung in „entweder gesund oder krank" auf gesellschaftlicher Ebene, in der klinisch-psychotherapeutischen Herangehensweise und nicht zuletzt im Selbstverständnis des Patienten erschwert die Wahrnehmung von Ressourcen bei Personen mit psychischen Störungen deutlich.
Erste alternative Betrachtungsweisen des psychisch kranken Menschen im Sinne einer deskriptiven und verstehenden Psychopathologie, in die auch die Beschreibung funktioneller Kompetenzen und die Anpassung an soziale Rollen eingehen, entstanden im Rahmen sozialpsychiatrischer Ansätze in den 70er Jahren des vergangenen Jahrhunderts.
Kernpunkt dieser sozialpsychiatrischen Ansätze ist dabei das Verständnis des psychisch Kranken im Blickwinkel seines sozialen Umfeldes und seiner Lebenswirklichkeit (Eikelmann 1998). Es geht um die Erweiterung der psychopathologischen und neurobiologischen Perspektive und um die Suche nach vorhandenen Kompetenzen, Potenzialen und Entwicklungsperspektiven des Patienten.
Im erlebnis- und körperorientierten Ansatz der Pferdegestützten Therapie psychisch Kranker nimmt diese Grundorientierung eine zentrale Rolle ein. Der wertfreie Kontakt mit dem sozial orientierten Herdentier Pferd ermöglicht neue

Erlebens-, Erprobungs- und Gestaltungsräume für den Patienten, der vom Tier nicht per se als krank bewertet wird, sondern in seiner aktuellen Befindlichkeit mit den vorhandenen Befähigungen und auch krankheitsbedingten Defiziten gleichermaßen unvoreingenommen akzeptiert wird. Hierin liegt eine ideale Basis für den ressourcenorientierten Therapieansatz, der aus diesem Grund im Folgenden ausführlich dargestellt werden soll.
Erst in den letzten Jahren vollzieht sich auch in der klassifikatorischen psychiatrischen und psychotherapeutischen Diagnostik eine Perspektivänderung. Zunehmend erhält die personenzentrierte Beurteilung und Ressourcenorientierung in der psychiatrischen Diagnostik und in der bislang eher defizitorientierten diagnostischen Klassifikation ihren Platz (Musalek u. Scheibenbogen 2008).
Die Diagnostik psychischer Erkrankungen erfolgt demnach zunehmend therapierelevant, dimensional und prozessorientiert, das heißt basierend auf einem Kontinuum von Fähigkeiten, Defiziten und Symptomausprägungen und nicht auf einer dichotomen „Gesund-krank-Einteilung". Dies führt zu spezifischen, auf die individuellen Möglichkeiten des Patienten zugeschnittenen und sinnvollen Therapieangeboten.

6.1.2 Ressourcenorientierung therapeutischer Konzepte

Psychiatrische Psychotherapie ist nicht nur die Reduktion von krankheitsspezifischen Symptomen, sondern ist notwendigerweise auch mit der Förderung von individuellen sozialen Fertigkeiten und Bewältigungsstrategien verbunden (Wiedl 1994). In den letzten Jahren ist sowohl in der Therapie psychischer Erkrankungen als auch in der Beratung psychisch gesunder Menschen der Ansatz der Ressourcenorientierung in den Fokus der Aufmerksamkeit gerückt. Diese therapeutische Komponente, die von Grawe (1999, 2005) als eines der **vier Wirkprinzipien** (Abb. 6-1) erfolgreicher Psychotherapie aufgefasst wird, basiert auf der Identifizierung, Anerkennung und Nutzung von positiven, gesundheitsfördernden Fähigkeiten, Eigenschaften und Grundhaltungen eines Patienten.

Die Ressourcenaktivierung gilt als empirisch abgesichertes Wirkprinzip von Psychotherapie. Unabhängig von der jeweils angewandten Therapieform kann ein Patient demnach dann am besten von einer Intervention profitieren, wenn man an seine positiven Möglichkeiten, Eigenarten und Motivationen anknüpft, so dass er sich nicht mehr als nur defizitär erfährt, sondern seine Stärken erleben kann.

Bereits vorhandene Ressourcen eines Patienten werden für therapeutische Veränderungszwecke genutzt. Diese zur Verfügung stehenden Ressourcen leisten einen wesentlichen Beitrag zur Bewältigung von Schwierigkeiten und können, auch durch sogenannte externe Ressourcen, zu einer Umkehr der aktuellen psychischen Entwicklung in eine positive Richtung beitragen. Sie zu erkennen und den Fokus des Patienten empathisch und einfühlend auf sie zu

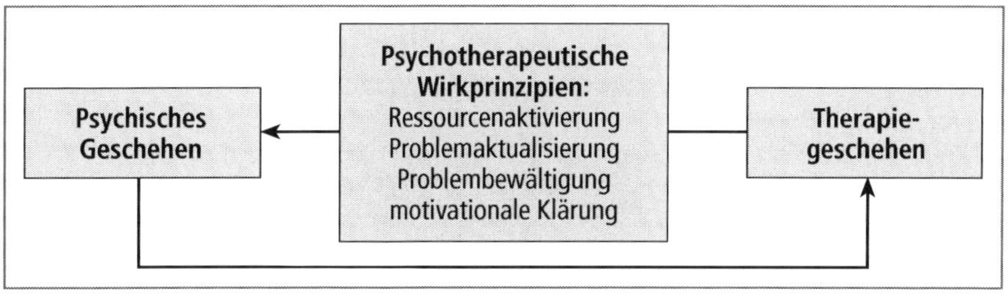

Abb. 6-1 Vier Wirkprinzipien der Psychotherapie, über welche die Wirkung des Therapiegeschehens auf das psychische Geschehen beim Patienten vermittelt wird (Grawe 2005, © Thieme Verlag)

lenken, ist eine der wichtigsten Aufgaben des Therapeuten (Musalek u. Scheibenbogen 2008).
Hierauf stützt sich letztlich auch die Wahl und spezifische Gestaltung des therapeutischen Angebots. Der Patient lässt sich besser auf solche Vorgehensweisen ein, die gut mit seinen mitgebrachten Zielen, Eigenarten und Gewohnheiten übereinstimmen, als auf solche, die ihn verunsichern, ihn sich als unfähig erleben lassen oder auf etwas anderes als seine eigenen Ziele hinwirken.
Das Wort Ressourcen ist dabei in der Vergangenheit zu einem vielfach diskutierten, zum Teil überstrapazierten Thema geworden. So war zeitweise vom „Zauberwort Ressourcen" die Rede. Ressourcen zu erkennen, abzugrenzen und zielführend in einen therapeutischen oder beratenden Prozess einzubringen, verlangt jedoch, eine der Problemorientierung ebenbürtige, differenzierte und kritische Perspektive einzunehmen.

6.2 Was sind Ressourcen?

6.2.1 Definition von Ressourcen

Prinzipiell – so die Grundannahme – hat jede Person Ressourcen, das heißt, sie verfügt über verschiedengestaltige Möglichkeiten, mit belastenden Lebensumständen und persönlichen Problemen konstruktiv umzugehen. Dies gilt sowohl für psychisch gesunde Personen als auch für solche mit psychischen Störungen.

Das Verfügen über Ressourcen ist für die Bewältigung alltäglicher und besonderer Anforderungen und letztlich auch komplexer Lebensaufgaben von zentraler Bedeutung und hat erhebliche Auswirkungen auf unsere psychische und physische Gesundheit und Lebensgestaltung. Ressourcen können auf körperlicher, mentaler, sozialer und auch spiritueller Ebene identifiziert werden (de Shazer 1989).

Den Ressourcen eines Menschen wird in der Gesundheitspsychologie, der Bewältigungsforschung, dem Beratungsbereich und der Psychotherapie eine zentrale Rolle bei der Bewältigung von Aufgaben beziehungsweise bei der Handlungssteuerung zugeschrieben. Der Begriff wird häufig den bestehenden Problemen und Belastungen der Person gegenübergestellt. Synonym werden oft Begriffe wie *Stärken* oder *Potentiale* verwendet. Letztlich alles, was von einer bestimmten Person in einer bestimmten Situation wertgeschätzt oder als hilfreich erlebt wird, kann als eine Ressource betrachtet werden.

Indikatoren für Ressourcen können prinzipiell alle Merkmale der Person, ihrer Beziehungen oder Lebensumstände sein: ihre Gewohnheiten, Gefühle, typische (oder auch besonders untypische) Geschichten, Fragen und Reaktionen in der Therapie, ihre Kontakte zu anderen und deren Reaktionen auf sie, ihre soziale und berufliche Position. Unter funktionalen Gesichtpunkten können sich auch zunächst negativ bewertete Aspekte als Ressourcen herausstellen.

Diese Perspektive lässt sich auch auf Mehr-Personen-Systeme, zum Beispiel auf Familien, übertragen. Jede Familie, wie belastet oder destruktiv auch immer sie zu einem gegebenen Zeitpunkt sein mag, verfügt noch über Ressourcen. Damit wird jede involvierte Person gleichzeitig als Handelnde rekonstruiert, die – im Rahmen der gegebenen sozialen, gesellschaftlichen und biologischen Grenzen – stets eine Wahlmöglichkeit für ihr Handeln hat und sich somit für bestimmte Optionen entscheiden kann. Vor allem systemische Therapiekonzepte basieren auf der Annahme, dass dem Patienten nichts „fehlt“, sondern dass die Fähigkeiten zur Problemlösung im System des Patienten bereits vorhanden sind und nur noch gefunden und genutzt und werden müssen. Ressourcen sind dabei keine festgelegten „Dinge“ oder Entitäten, sondern lassen sich nur in Bezug auf die Person und Aufgabe bestimmen.

6.2.2 Ressourcenorientierung als therapeutische Grundhaltung

Ressourcenorientierung manifestiert sich sowohl in den Annahmen als auch in der Grundhaltung des Therapeuten im Prozess mit dem Patienten. Im Einzelnen heißt dies:

- Selbstständigkeit und Autonomie fördern, nicht mit dem eigenen Fachverstand Lösungen für Patienten finden
- Den Auftrag des Patienten erfüllen und nicht die Aufträge anderer (z.B. Angehöriger)
- Ressourcen sehen (persönlich, sozial, materiell, infrastrukturell), nicht die Defizite

- Erfolge sehen, nicht die Misserfolge
- Vielfältige mögliche Handlungsschritte sehen, die zur Lösung führen, nicht die *eine* richtige Lösung
- Die Zukunft sehen mit der Frage „Was will der Patient erreichen?", nicht die Vergangenheit mit einer langen Problemgeschichte
- Die sozialen Rahmenbedingungen des Problems sehen, nicht die persönlichen Ursachen
- Den Dialog und Austausch pflegen, nicht manipulierendes oder pädagogisierendes Verhalten

6.3 Ressourcenorientierung in der praktischen Arbeit

6.3.1 Ressourcen im therapeutischen Prozess

Es ist zu Beginn einer Therapie nicht davon auszugehen, dass der Patient seine Ressourcen wahrnehmen kann. Die häufig nicht unerhebliche Fremd- und Selbststigmatisierung von Menschen mit einer diagnostizierten psychischen Störung führt dazu, dass diese häufig nicht nur unter einer reduzierten Gesundheit, sondern auch unter einem reduzierten Selbstwertgefühl leiden. Psychisch belastete Personen teilen in vielen Fällen die Pathologieorientierung ihrer Umwelt. Sie haben die Erfahrung gemacht, dass sie Belastungen, mit denen psychisch gesunde Personen und auch sie selbst früher keine Schwierigkeiten hatten, nicht mehr bewältigen können. Auch das gesellschaftliche Bild von Patienten mit psychischen Störungen wird durch deren Defizite, Fehler und Grenzen bestimmt. Dieses fehlende Zutrauen zu sich selbst sowie die damit verbundene Hilf- und Hoffnungslosigkeit führen dazu, dass die Patienten Bereiche, in denen sie gut zurechtkommen, als irrelevant bewerten und eine global negative Sicht auf die Problemsituation und ihre Bewältigungsmöglichkeiten haben. Es ist also initial nicht zu erwarten, dass Patienten konkrete Auskunft über vorhandene Ressourcen geben können. Dem Therapeuten obliegt es also, im Patienten potentiell „schlummernde" Bereitschaften und Möglichkeiten zu wecken.

Therapeutische Veränderungsprozesse – deren Richtung häufig nicht von Anfang an determinierbar ist – kommen dann in Gang, wenn es gelingt, das jeweilige System anzuregen, zu „verstören", in Bewegung zu setzen und Bedingungen zu schaffen, in denen Veränderung möglich wird. Damit werden Ressourcen – als im System bereits angelegte Entwicklungsoptionen – besonders interessant. Eigene Ressourcen selbst wahrzunehmen, stellt eine Art Metawissen über die eigenen Möglichkeiten dar; ein solcher „Werkzeugkasten" kann systematisch für die Lebensbewältigung genutzt werden. Eine gezielte Nutzung der Ressourcen wird erleichtert, wenn die Person selbst sie als solche wahrnimmt. Allein aus der Außenperspektive, aber nicht selbst wahrgenommene Stärken werden deutlich schlechter in den Handlungsfluss integriert. Gelingt es nicht, die vom Therapeuten wahrgenommenen Ressourcen auch im Erleben des Patienten zu verankern, kann dieser die bestehenden Möglichkeiten nicht im vollen Umfang nutzen. Es empfiehlt sich daher, soweit irgend möglich, die von Patienten als Ressourcen wahrgenommenen Merkmale, Verhaltensweisen et cetera auch als Stärken anzuerkennen.

6.3.2 Ressourcen identifizieren

Ressourcen können durch eine geeignete Fragestellung und Exploration der verschiedenen Lebensbereiche identifiziert werden.

Persönliche Ressourcen

- Was macht Ihnen Spaß?
- Was machen Sie gerne?
- Was können Sie besonders gut?
- Welche Hobbys haben Sie?
- Worüber freuen Sie sich?
- Worüber lachen Sie?
- Was ist Ihnen wichtig?

Soziale Ressourcen

- Wie ist Ihr Verhältnis zu … (Freunde, Familie, Partner)?
- Bei wem würden Sie sich Rat holen?
- Was heißt Freundschaft für Sie, wer sind Ihre Freunde?
- Welche Kontakte können Sie unterstützen?
- Wer hilft Ihnen in schwierigen Situationen?
- Mit wem haben Sie Spaß?

Materielle Ressourcen

- Wie sind Sie mit Ihrer finanziellen Situation zufrieden?
- Haben Sie Taschengeld, was müssen Sie damit finanzieren?
- Haben Sie ein eigenes Zimmer, einen Fernseher und/oder einen PC?
- Wie sind Ihre Wohnverhältnisse?

Infrastrukturelle Ressourcen

- Welche sozialen Dienste sind für Sie hilfreich?
- Welche Freizeitmöglichkeiten gibt es im Umfeld?
- Welchen Interessen können Sie in Ihrer Umgebung nachgehen?
- Wo treffen Sie Freunde?
- In welche Einrichtung gehen Sie gerne?
- Wie ist hier die Einkaufssituation?
- Welche Angebote sind Ihnen wichtig?

Fragen zur Identifizierung von Ressourcen

Fragen zur Erkundung von Sichtweisen

- Was heißt das genau für Sie?
- Was ist Ihnen daran wichtig?
- Was verbinden Sie damit?
- Was bedeutet das für Sie?
- Welche Bilder haben Sie vor Augen?
- Wie stellen Sie sich das vor?
- Was ist das Besondere für Sie?

Fragen zur Prioritätensetzung

- Was ist das Wichtigste für Sie?
- Wovon möchten Sie mir zuerst erzählen?
- Was ist unverzichtbar?
- Was von allem steht an erster Stelle?

Fragen, um psychologische Ressourcen zu erschließen

- Was können Sie gut, wenn sie Kummer haben?
- Ausnahmen: Wann ist es kein Problem für Sie? War das schon mal anders?
- Ungenutzte Ressourcen: Können Sie diese Fähigkeit noch anders nutzen?
- Erfahrungen: Was hat damals geholfen, wie haben Sie die Situation gemeistert?
- Selbstverständlichkeiten: Sie als Verantwortlicher für die Situation, wie sehen Sie das?
- Blickpunkt ändern: Sie haben Schwierigkeiten am Arbeitsplatz – wie schaffen Sie es trotzdem, regelmäßig dorthin zu gehen?

Fragen, die zum Erzählen auffordern

- Erzählen Sie mir davon!
- Beschreiben Sie mir genau, wie das war!
- Was gibt es noch zu berichten?

Um die Reaktionsbereitschaft von Patienten adäquat wahrzunehmen zu können, muss der Therapeut sich besonders stark an deren Aussagen und Überzeugungen orientieren, auch wenn ihm die vermeintlich beste und aus fachlicher Sicht richtige Problemlösung bereits zur Verfügung steht. Dazu gehört zum Beispiel die Kenntnis und Anerkennung der bereits erfolgten Lösungsversuche von Patienten. Problematisch sind auch übereifrige Aktivitäten zur Förderung von Ressourcen. Wenn Therapeuten ihren Patienten zum Beispiel Ressourcen einfach unterstellen, bedeutet dies möglicherweise, dass sie der natürlichen Entfaltung von Ressourcen durch übermäßige Anregungen und Vorschläge entgegenwirken. Ein typischer Einwand gegen ressourcenorientierte Perspektiven ist, dass es sich dabei nur um eine Variante des „positiven Denkens“ handle, die mehr oder weniger unreflektiert Optimierungs- und Entfaltungsdiskurse propagiert, ohne das Leid und die Probleme der Patienten ernst zu nehmen. Die Ressourcen einer Person nicht zu identifizieren und hilfreich in der therapeutischen Prozess einzubringen, hieße jedoch ein wichtiges Grundelement der therapeutischen Wirksamkeit außer Acht zu lassen.

6.3.3 Ressourcen aktivieren

So, wie Probleme nur verändert werden können, wenn sie aktiviert sind, können auch Ressourcen ihre Wirkung nur dann entfalten, wenn sie zumindest in Ansätzen kognitiv-emotional aktiviert sind. Eine solche Aktivierung kann sich auf verschiedene Weise ausdrücken: in den verbalen Äußerungen von Patienten, im nonverbalen Verhalten, in Reaktionen auf die Therapeuten beziehungsweise in der Aufnahmebereitschaft für Interventionen.
Eine Identifizierung von Ressourcen und die Zuordnung dieser Ressourcen in das Verhaltensspektrum des Patienten scheinen deshalb sinnvoll, weil Patienten dann ihre Ressourcen explizit wahrnehmen und besser für die Handlungsregulation nutzen können. Weiterhin ist es wichtig, Ressourcen sorgfältig zu klären und auch ihre Nutzung detailliert vorzubereiten. Die vorhandenen Ressourcen sollten dabei so oft und so intensiv wie möglich aktiviert werden. Auf diese Weise werden sie besser kanalisiert und gewinnen mehr Einfluss auf die psychische Aktivität. So können auch positive Rückkopplungsprozesse in Gang gebracht werden, die zu bedürfnisbefriedigenden Erfahrungen und erhöhtem Wohlbefinden führen (von Schlippe u. Schweitzer 2007).

Übungsbeispiele zur Ressourcenaktivierung

Zu Beginn der Therapie kommt es darauf an, die reittherapeutische Intervention nach einem Ressourcencheck so auszurichten, dass die Patienten erreichbare und vor allem eindeutig nachvollziehbare Erfolgserlebnisse am Pferd haben können. Eine Zieldefinition für die jeweilige Therapieeinheit, die vom Patienten maßgeblich gestaltet wird, ist dabei hilfreich. Sie schließt die Benennung von Indikatoren ein, die einen Erfolg nachweislich belegen. Die Kunst besteht darin, diesen Prozess am Pferd kleinschrittig und nachvollziehbar zu gestalten, ohne einzuengen und Lösungen beziehungsweise festgelegte Stundenstrukturen vorzugeben. Häufig haben Patienten sehr genaue Vorstellungen davon, wie sie ein von ihnen definiertes Ziel erreichen können. Im Rahmen der beschriebenen Führtechniken oder der zirzensischen Lektionen eröffnet sich dafür eine große Vielfalt von Interventionsmöglichkeiten.
Voraussetzung ist ein gut ausgebildetes und befehlssicheres Pferd, das die von ihm verlangten Lektionen und Übungen bei entsprechender Anleitung des Patienten ausführt. Hier gewinnt die Rückkopplung des Pferdes große Bedeutung: Je klarer die Absicht und die Vorstellung der Umsetzung des jeweiligen Zieles vermittelt werden, umso deutlicher wird sich dieses Ziel in der Qualität der Umsetzung spiegeln. Initial kann es dabei zur erstmaligen Zielerreichung notwendig sein, dass auch der Therapeut mit feinen Signalen oder auch unterstützend durch verbale Signale auf das Pferd einwirkt. Dies wird im Vorfeld mit dem Patienten verabredet und die unterstützende Einflussnahme durch den Therapeuten dann stufenweise reduziert.

Bei der Umsetzung der Übungen ist es maßgeblich, den Patienten immer wieder Raum zu geben und sie zu ermuntern, nach eigenen Modifizierungsmöglichkeiten Veränderungsmodelle in Bezug zum Beispiel auf Körperhaltung, Stimme, Schrittfrequenz und Absicht zu entwickeln und diese am Pferd auszuprobieren.

Fallbeispiel

Beispiel 1: Ein Patient möchte, nachdem er einen guten Kontakt zum Pferd und zum Therapeuten hergestellt hat, das Pferd jeweils an festgelegten Bahnpunkten anhalten, ohne dabei am Führstrick zu ziehen oder das Pferd festzuhalten. Das Therapiepferd ist so ausgebildet, dass es sich führen und anhalten lässt, wenn Absicht und Körperhaltung übereinstimmen und eine eindeutige Signalgebung erfolgt:

1. Der Patient probiert die Signalgebung sofort aus – oder lässt sich die Übung bei Unsicherheit vom Therapeuten vorführen.
2. Das Pferd bleibt trotz Versuchen des Patienten nicht am gewünschten Punkt stehen.
3. Der Therapeut erfragt, wie der Patient die Situation erlebt hat (Ist-Analyse) und ob das vorher definierte Ziel noch Gültigkeit hat. Wenn ja, erfolgt die Frage nach Ideen, wie die Haltung oder die Signalgebung verändert werden können.
4. Erneuter Versuch – danach erfolgt die Bestandsaufnahme: Was hat gut geklappt, hat das Pferd schon anders reagiert? Vielleicht wurde es zum avisierten Haltepunkt bereits langsamer.
5. Es erfolgt die gemeinsame Erarbeitung von Lösungen: Was kann noch verändert werden?

Beispiel 2: Ein Patient, der mit Pferden bislang kaum Kontakt hatte, bezweifelt deren Befehlssicherheit und Regulierbarkeit. Es ist also eine Therapieeinheit notwendig, in der er dem Pferd signalisiert, auf ihn zu hören und entsprechende Aufgaben auszuführen. Der Patient arbeitet mit dem Therapiepferd an einer zirzensischen Lektion – dem spanischen Schritt:

1. Der Patient lässt sich die Übung einige Male vom Therapeuten vorführen. Dabei werden wichtige Anregungen zur korrekten Ausführung durch den Therapeuten gegeben.
2. Der Patient erprobt sich.
3. Das Pferd zeigt trotz Versuchen des Patienten nicht die gewünschte Reaktion.
4. Der Therapeut erfragt, wie der Patient dieses erlebt hat (Ist-Analyse) und ob das vorher definierte Ziel noch Gültigkeit hat. Wenn ja, erfolgt die Frage nach Ideen und der Wahrnehmung des Patienten: Wurde das Anliegen dem Pferd gegenüber eindeutig formuliert? Was kann verändert werden?
5. Auch die Anpassung des Zieles kann erfolgen, zum Beispiel durch eine Vereinfachung der Übung, wie das Anheben zunächst nur eines einzelnen Beines durch entsprechende Signalgebung.
6. Erneuter Versuch – danach erfolgt die Bestandsaufnahme: Was hat gut geklappt, hat das Pferd schon anders reagiert? Hat es vielleicht schon ein Bein angehoben? Was kann noch verändert werden?

Bei beiden Beispielen erfolgt die Analyse des Erreichten zunächst durch den Patienten selbst. Dabei unterstützen ihn lösungsorientierte Fragen des Therapeuten.

7 Praxis Pferdegestützter Therapie bei psychischen Störungen

Michael Dettling, Carolin Opgen-Rhein, Marion Kläschen

Und als ich so ritt, klang mein Herz in den rasengedämpften Schritt, klang ins Schnauben und Trensenspiel meinem Schimmel, und eine Seligkeit hat mein Herz erhellt, und ich wusste: Fiele ich jetzt aus der Welt – ich fiele in den Himmel.
(Freiherr Börries von Münchhausen)

7.1 Integrative Behandlungsmethoden bei psychischen Störungen

Moderne integrative Behandlungskonzepte der Psychiatrie beinhalten heutzutage eine auf die spezifische Symptomkonstellation und die besonderen Bedürfnisse und Defizite des einzelnen Patienten angepasste Kombination aus pharmakologischen, psychotherapeutischen und psychosozialen Therapiestrategien. Dieses Therapieprinzip wurde von Marshall bereits 2000 folgendermaßen formuliert:

> Die Therapie psychiatrischer Erkrankungen sollte – vor allem bei schweren Störungen mit hohen Rezidiv- und Chronifizierungsraten – im Kontext eines gesamttherapeutischen, multiprofessionellen, stationären, ambulanten und auch gemeindepsychiatrischen Versorgungsansatzes erfolgen und die regelmäßige Kommunikation mit anderen involvierten Berufsgruppen einschließen.

Voneinander isolierte Behandlungen haben sich als wenig effektiv erwiesen. Sie verschleiern Therapieerfolge und -rückschritte in anderen Therapiebereichen und führen im schlimmsten Fall zu schädlichen oder gar gefährlichen Behandlungsinterventionen aufgrund mangelnder Information über den aktuellen psychopathologischen Zustand eines Patienten.
Der Einsatz von Pferden kann mit wenigen Ausnahmen zu nahezu jeder Behandlungsperiode erfolgen. Er kann methodenintegrativ stationär und teil-

stationär oder ambulant als Erweiterung und Veränderung des Ablaufs einer bestehenden psychiatrischen, psychologischen oder ergotherapeutischen Behandlung stattfinden. Grundvoraussetzung ist der psychopharmakologisch und/oder psychotherapeutisch gut stabilisierte Patient.

7.2 Gestaltung der ersten Therapieeinheiten

Im Erstkontakt mit dem Patienten muss unbedingt Raum gelassen werden für die verbale Ebene und für die ausführliche Einweisung in die Gegebenheiten des Stalles. Zu Beginn der Therapieeinheiten ist es sinnvoll, mit den Patienten die analogen körpersprachlichen Signale des Pferdes in gemeinsamer Beobachtung zu besprechen, da deren Interpretation im Verlauf der Therapie einen breiten Erfahrungsspielraum bietet. Das konkrete Vorgehen sowie eventuelle Befürchtungen des Patienten im Zusammenhang mit dem Pferd werden thematisiert. Das Ausmaß und die Häufigkeit von psychosenahem Erleben und anderen akuten Beeinträchtigungen sind gründlich zu erfragen.

Durchstrukturierte therapeutische Einheiten bieten vor allem zu Beginn Sicherheit und begünstigen den Beziehungsaufbau durch bekannte Erfahrungen in wiederkehrenden Sequenzen. Rituale zu Beginn und zum Ende der Einheit wirken stabilisierend und bieten Patienten zusätzliche Sicherheit in eigenen Handlungsabläufen. Vor allem für die Teamarbeit in der Gruppenpsychotherapie wird die ausführliche vorherige Planung bezüglich der Gruppengröße, des zeitlichen Ablaufs, der benötigten Materialien, des Therapieablaufs, der Regeln für die spezifische Gruppenintervention sowie der Ideen für deren Variation empfohlen (Mandrell 2006).

7.3 Indikationsstellung und Kontraindikationen

Aufgrund der vielfältigen Einsetzbarkeit des Pferdes auf sensomotorischer, emotionaler, kognitiver und perzeptiver Ebene können Pferdegestützte Therapien in die spezifischen Therapieformen letztlich aller psychiatrischer Störungsbilder einbezogen werden. Die gründliche (Fremd-) Anamneseerhebung und die genaue Kenntnis der psychiatrischen Diagnose ist eine Grundvoraussetzung für die erfolgreiche Behandlung. Für die Entscheidung über den Einsatz des Pferdes im Rahmen einer multimodalen Therapie oder einer bestehenden Psychotherapie gibt es bislang keine festgelegten Kriterien.

Für die differenzierte Indikationsstellung Pferdegestützter Therapie sind vor allem die aktuelle Symptomkonstellation, die spezifischen Defizite und Ressourcen des Patienten und die festgelegten Therapieziele von Bedeutung, weniger die zugrunde liegende diagnostizierte Störung.

Für einen Einsatz des Pferdes sprechen bereits vorhandene Ressourcen des Patienten im Bereich Tierkontakt, Interesse an Bewegung, Natur und Außenaktivitäten sowie Aufgeschlossenheit gegenüber übenden und praktischen Verfahren.
Zustände akut psychotischen Erlebens, Eigen- oder Fremdgefährdung oder akute Suizidalität stellen keine Kontraindikation per se dar, sind jedoch zunächst vorrangig im (geschützten) stationär-psychiatrischen Rahmen zu behandeln, bis der Patient sich psychopathologisch stabilisiert hat. Bei Patienten mit Tierhaarallergien sollte ein Unbedenklichkeitsattest vorliegen ebenso wie bei Patienten mit einem komorbiden zerebralen Anfallsleiden. Bei Letzeren besteht in Einzelfällen eine generelle Helmpflicht. Bei allen anderen Patienten gilt die Helmpflicht, sobald es in einer Therapieeinheit zum Aufsitzen auf das Pferd kommt.

7.4 Schizophrenie

7.4.1 Epidemiologische Daten und Ursachen

Um einige Begriffe und Zahlen, die im folgenden Kapitel jeweils zu Beginn der Beschreibung der einzelnen psychischen Störungen benutzt werden, sinnvoll beurteilen zu können, werden diese im Folgenden kurz erklärt.

Definition

Die **Epidemiologie** untersucht die Verteilungshäufigkeiten und die Grundvoraussetzungen für das Auftreten von Krankheiten. Die Verteilungshäufigkeit von Krankheiten wird in der modernen Medizin mit den Begriffen **Inzidenz** und **Prävalenz** beschrieben. **Inzidenzraten** bilden die Anzahl neu aufgetretener Krankheitsfälle ab, die während einer definierten Zeitspanne, meistens ein Jahr, bei einer definierten Bevölkerungsgruppe auftreten, zumeist werden 100 000 Menschen herangezogen, die einem Krankheitsrisiko ausgesetzt sind.
Die **Prävalenz** einer Erkrankung wiederum gibt die Anzahl aller erkrankten Individuen (neue und bereits existierende Fälle) in einer betrachteten Population an; erfolgt die Untersuchung für einen bestimmten Zeitpunkt, spricht man von **Punktprävalenz**. Als **Lebenszeitrisiko** bezeichnet man die Wahrscheinlichkeit, im Laufe einer üblichen Lebensspanne an einer bestimmten Störung zu erkranken (Rothmann u. Greenland 2005).

Für die Schizophrenie wurden folgende epidemiologische Daten erhoben: Die durchschnittliche Inzidenzrate für die Schizophrenie ist 15/100 000/Jahr, das heißt, pro Jahr erkranken 15 von 100 000 Menschen neu an einer Schizophrenie (McGrath 2007). Diese Anzahl an neuerkrankten Schizophrenen ist über die Jahrzehnte relativ stabil und unabhängig davon, ob die Betroffenen in Industrieländern, Schwellenländern oder Entwicklungsländern leben. Im Vergleich zum Beispiel zu den Inzidenzraten für Schlaganfälle ist diese Inzidenzrate niedrig, denn die Inzidenzraten für Schlaganfälle liegen in den westlichen industrialisierten Ländern bei ungefähr 250/100 000/Jahr (Strong et al. 2007).
Die durchschnittliche Prävalenz für die Schizophrenie, zusammengesetzt aus der Anzahl von Neuerkrankungen und den bereits schizophren Erkrankten, ist deutlich höher, nämlich 456/100 000. Das heißt 456 von 100 000 Menschen sind von dieser Erkrankung neu oder bereits länger betroffen (Saha et al. 2005).
Diese deutlich höhere Zahl beruht darauf, dass die Schizophrenie zur Chronifizierung neigt und Betroffene in der Regel 30 Jahre mit dieser Erkrankung leben, ob mit klinischen Symptomen oder nahezu frei von Symptomen. Für den Schlaganfall, um wieder eine bekanntere Erkrankung für einen Vergleich heranzuziehen, werden Prävalenzen von 600/100 000 beschrieben (Strong et al. 2007).
Das Lebenszeitrisiko der psychisch gesunden weiblichen und männlichen Normalbevölkerung für Schizophrenie ist 0,7% (Saha et al. 2005), während zum Vergleich zum Beispiel das Lebenszeitrisiko für Brustkrebs bei allen Frauen in den USA 10% ist (Walsh et al. 2006).
Die **klinische Interpretation** dieser epidemiologischen Daten für die Schizophrenie im Vergleich zum Schlaganfall und zu Brustkrebs ist folgende: Die Schizophrenie ist eine seltene Erkrankung. Ihr mitunter ungünstiger klinischer Verlauf (z.B. die Neigung zur Chronifizierung) macht ein längerfristiges, medizinisch anspruchsvolles Behandlungskonzept mit medikamentösen, rehabilitativen und psychologischen Komponenten notwendig. Deshalb auch zählt die Weltgesundheitsorganisation WHO die Schizophrenie zu den „top-ten leading causes of disease-related disability in the world" (WHO 2001).
Das Risiko eines jeden Menschen, an einer Schizophrenie zu erkranken, ist circa 1%. Die Ursachen der Schizophrenie sind auch heutzutage noch unklar. Zunehmend aber gibt es wissenschaftliche Belege dafür, dass sowohl genetische Faktoren als auch Faktoren, die eher die Umgebung oder das Umfeld der Betroffenen betreffen, bedeutsam für den Ausbruch oder die Entwicklung einer schizophrenen Erkrankung sind. Uneinigkeit besteht unter den Experten einzig in der Gewichtung der beiden Faktoren (Tsuang et al. 2004).
Genetisch gesehen haben eineiige Zwillingsgeschwister zu fast 100% identische Erbanlagen. Genetische Untersuchungen an eineiigen Zwillingen zeigen ein Schizophrenierisiko für einen eineiigen Zwilling eines schizophrenen Zwillingsgeschwisters von 50–70% (Sullivan 2008). Dieses bemerkenswert hohe genetische Risiko für die Schizophrenie bei eineiigen Zwillingen nimmt aber mit niedrigerem Verwandtschaftsgrad deutlich ab, so hat ein Cousin eines an Schizophrenie Erkrankten ein Risiko von nur noch 2–3%, ebenfalls an einer Schizophrenie zu erkranken.

Dies entspricht wiederum ungefähr dem Risiko von Menschen, die keine genetische Belastung für Schizophrenie haben, aber unter Schwangerschafts- oder Geburtskomplikationen auf die Welt gekommen sind oder regelmäßig Cannabis und/oder Stimulanzien wie Amphetamine oder Kokain missbräuchlich einnehmen.

Weitere umgebungs- beziehungsweise umfeldspezifische Risikofaktoren, die an einem Ausbruch einer Schizophrenie beteiligt sein können, sind einigen Studien zufolge zum Beispiel auch Infektionen in Kindheit und Jugend, Traumata in der Kindheit, Tod oder Trennung der Eltern und auch eine soziale Isolierung.

Leider genügen aber einige dieser Studien, die potentielle psychosoziale Risikofaktoren der Schizophrenie untersucht haben, nicht wissenschaftlichen Standards, so dass in der Interpretation der Ergebnisse dieser Studien offenbleibt, ob hier tatsächlich ursächliche Risikofaktoren beschrieben werden oder nicht vielmehr klinische Konsequenzen schon vorhandener Krankheitssymptome (Fanous u. Kendler 2005).

Zusammenfassend kann man bezüglich der Ursachen für eine Schizophrenie also sagen, dass weder eine genetische Belastung innerhalb der Familie noch spezielle Umweltfaktoren für sich allein ursächlich und zwangsläufig für den Ausbruch einer Schizophrenie verantwortlich sind. Vielmehr besteht ein komplexes und bisher noch nicht ausreichend verstandenes Zusammenspiel dieser beiden Faktoren, wobei das Ausmaß der genetischen Belastung mit Schizophrenie für deren Ausbruch mit Sicherheit bedeutsamer ist als die Umweltfaktoren.

7.4.2 Schizophrenie aus klinisch-psychiatrischer Sicht

Die Psychopathologie ist die Lehre von den psychisch abnormen Vorgängen bei Menschen, die an einer psychischen Erkrankung leiden. In der Psychiatrie werden folgende **klinische Kernbereiche** unterschieden, in denen Besonderheiten oder Störungen auftreten können:

- Bewusstsein
- Orientierung
- Kognition mit den Bereichen Aufmerksamkeit, Konzentration und Gedächtnis
- formales Denken (Ablauf des Denkens)
- inhaltliches Denken
- Sinneseindrücke und Wahrnehmungen
- Ich-Störungen (Durchlässigkeit der Grenze zwischen Ich und Umwelt)
- Affekte und Stimmung
- Antrieb
- Schlaf, Appetit und Libido

Fast jede psychische Erkrankung weist spezifische Störungen in einem oder mehreren dieser Bereiche auf. Beim Vorliegen bestimmter Symptome wird dann nach festgelegten Diagnosekriterien eine psychiatrische Erkrankung diagnostiziert. Die Diagnosekriterien entstammen der Internationalen Klassifikation psychischer Störungen, der sogenannten ICD-10 (Freyberger u. Möller 2004). Generell können bei einer Schizophrenie grundlegende und charakteristische Störungen des formalen und inhaltlichen Denkens, Beeinträchtigungen der Wahrnehmung sowie inadäquate Affekte auftreten. Die wichtigsten **psychopathologischen Phänomene der Schizophrenie** sind:

- Ich-Störungen mit den Symptomen Gedankenlautwerden, Gedankeneingebung oder Gedankenentzug
- Wahnideen wie zum Beispiel ein Beeinflussungswahn und/oder ein Verfolgungswahn
- Sinnestäuschungen (Halluzinationen) wie zum Beispiel Stimmen, die in der dritten Person das Handeln des Betroffenen kommentieren oder über ihn sprechen
- Störungen des Denkablaufs wie eine völlige Zerfahrenheit des Denkens, die bei akutem Ausbruch der Erkrankung eine geordnete Kommunikation mit den Betroffenen unmöglich macht

Im akuten Krankheitsstadium, aber auch bei chronischem Verlauf der Schizophrenie können sich zudem deutliche Defizite in der Aufmerksamkeit, in der Konzentration und Merkfähigkeit zeigen. Demgegenüber sind das Bewusstsein und die intellektuellen Fähigkeiten bei schizophren Erkrankten in der Regel nicht beeinträchtigt.

Definitionskriterien nach ICD-10

Die Symptome für die Diagnosestellung einer Schizophrenie (F20.0) werden nach den ICD-10-Kriterien in Hauptsymptome und Nebensymptome eingeteilt (Dilling et al. 2006).

Zu den **Hauptsymptomen** der Schizophrenie zählen:

- Gedankenausbreitung, Gedankenlautwerden, Gedankeneingebung und Gedankenentzug
- Kontrollwahn, Beeinflussungswahn, Wahnwahrnehmung
- kommentierende, dialogisierende Stimmen
- anhaltender, kulturell unangemessener Wahn

Nebensymptome der Schizophrenie sind:

- andere Halluzinationen
- Denkzerfahrenheit
- Gedankenabreißen und Neologismen (Wortneubildungen)
- katatone Symptome (Störungen der Psychomotorik in Ausdruck und Verhalten)
- sogenannte Negativsymptome

Liegen mindestens ein eindeutiges Hauptsymptom oder zwei eindeutige Nebensymptome über einen Zeitraum von 4 Wochen ununterbrochen jeden Tag vor, wird die Diagnose einer Schizophrenie gestellt, und zwar unabhängig davon, ob Einschränkungen der sozialen Funktionen bestehen oder nicht.
Der klinische Verlauf einer Schizophrenie kann kontinuierlich oder episodisch sein, mit zunehmenden oder stabilen Defiziten auftreten, es können eine oder mehrere Episoden mit vollständiger oder unvollständiger psychischer Heilung ausbrechen.
Eine in der Praxis sehr **brauchbare klinische Differenzierung** des britischen Psychiaters Crow und der amerikanischen Psychiaterin Andreasen unterteilt die unterschiedlichen psychopathologischen Störungen schizophren Erkrankter in den unterschiedlichen klinischen Kernbereichen in **Positiv- und Negativsymptome** (Crow 1985; Andreasen et al. 1994).
Zu den Positivsymptomen zählen sie

- Wahnerleben,
- Halluzinationen,
- Störungen des Denkablaufs und
- Ich-Störungen.

Zur Negativsymptomatik gehören

- die Sprachverarmung der Betroffenen, die sich in einer gewissen Wortkargheit zeigt,
- die verminderte Fähigkeit der Betroffenen, „emotional mitzumachen“,
- der oftmals vorhandene Mangel an Energie und Interesse,
- die Antriebslosigkeit der Erkrankten,
- ihre Freud- und Lustlosigkeit und auch
- Störungen bezüglich ihrer Kontaktfähigkeit.

Die klinische Bedeutung dieser Einteilung für den therapeutischen Prozess ist folgende:
Die **Positivsymptomatik** ist medikamentös sehr effektiv zu behandeln und eine Stabilisierung bereits binnen weniger Wochen zu erreichen, da es für die Behandlung dieser Symptome mittlerweile viele gut wirksame und nebenwirkungsarme Medikamente gibt.
Die **Negativsymptomatik** hingegen ist medikamentös nur sehr schwer zu beeinflussen und liegt deshalb nicht selten chronisch vor. Zudem ist sie diagnostisch auch nur mit klinischer Erfahrung zu identifizieren. Die Identifizierung von Negativsymptomatik schizophren Erkrankter und all den daraus resultierenden psychischen Defiziten ist aber unabdingbar für einen optimalen therapeutischen Erfolg.

Klinische Erscheinungsformen und ihre Leitsymptome

Es gibt mehrere klinische Unterformen der Schizophrenie, die hinsichtlich ihrer Leitsymptome unterschieden werden. Die klinisch häufigsten Unterformen sind:

- paranoide Schizophrenie (ICD-10: F 20.0)

- hebephrene Schizophrenie (ICD-10: F20.1)
- undifferenzierte Schizophrenie (ICD-10: F20.3)
- schizophrenes Residuum (ICD-10: F20.5)

■ **Paranoide Schizophrenie:** Die Symptome Wahn und Halluzinationen, vor allem in Form von akustischen Halluzinationen, stehen ganz im Vordergrund der Störung. Die paranoide Schizophrenie ist die häufigste Form der Schizophrenie mit 50–70 % aller Fälle, sie tritt erstmals zumeist zwischen 20 und 30 Jahren auf.

■ **Hebephrene Schizophrenie:** Es handelt sich um die Schizophrenie des Jugendalters, klinisch im Vordergrund steht ein sogenannter läppischer, unangemessener Affekt, der zumeist noch verflacht ist; es besteht also wenig affektive Mitbeteiligung dem Erlebten oder Gesprochenen gegenüber. Der Denkablauf der Betroffenen ist nicht selten ungeordnet, der Antrieb schwankt zwischen Apathie und rastloser Getriebenheit.

■ **Undifferenzierte Schizophrenie:** Bei dieser Unterform der Schizophrenie gibt es kein ausgeprägtes klinisches Leitsymptom. Es können zwar in allen Bereichen Störungen auftreten, diese sind aber diskret; weder Wahnerleben noch akustische Halluzinationen oder Konzentrationsstörungen sind ausgeprägt vorhanden. Wegen dieser in der Breite vorliegenden Einschränkungen gelingt es den Betroffenen trotz der geringen Intensität nur selten, ihr Berufs- und/oder Privatleben effizient zu gestalten.

■ **Schizophrenes Residuum:** Dies ist eine Umschreibung für eine Verlaufsform der Schizophrenie, bei der eine chronische klinische Verschlechterung im Laufe der Zeit vorliegt. Es herrschen Negativsymptome wie verminderte Aktivität, Initiativmangel, geringe nonverbale Kommunikation, Vernachlässigung der Körperpflege und nachlassende soziale Leistungsfähigkeit für mindestens ein Jahr vor.

Ausschlusskriterien/Differenzialdiagnosen

Die Diagnose Schizophrenie darf nicht bei gleichzeitig vorliegenden ausgeprägten depressiven oder manischen Symptomen gestellt werden, es sei denn schizophrene Symptome gehen diesen Veränderungen der Stimmungslage zeitlich eindeutig voraus. Ebenso wenig darf eine Schizophrenie bei organischen Gehirnerkrankungen wie einem Schädel-Hirn-Trauma, einer Hirnhautentzündung oder einem Hirntumor oder während einer Intoxikation oder einem Entzug von Drogen wie Alkohol, Amphetaminen, Kokain diagnostiziert werden.

Behandlung und Prognose

Prinzipiell gibt es drei Säulen der Behandlung für an Schizophrenie erkrankte Menschen:

- Medikamente
- Soziotherapie
- Psychotherapie

Diese Aufzählung ist entsprechend der klinischen Bedeutung dieser Behandlungsoptionen für schizophren Erkrankte hierarchisch zu verstehen. Die erste Option ist daher medikamentös, danach sollte die Sozio- und Psychotherapie durchgeführt werden (Buckley 2008).

Die medikamentöse Behandlung der Schizophrenie beinhaltet in der Regel den Einsatz von sogenannten Antipsychotika. Die klassischen Antipsychotika, deren bekanntester Vertreter das Haloperidol ist, wurden bereits in den 60er Jahren des letzten Jahrhunderts entwickelt und galten bis in die 1990er Jahre als das Nonplusultra der medikamentösen Behandlung der Schizophrenie. Die Wirkweise dieser Antipsychotika besteht in der Reduzierung eines im Gehirn vorkommenden Neurotransmitters, des Dopamins. Neurotransmitter oder Botenstoffe sind kleine chemische Moleküle, die Zellwände durchdringen und Erregungsimpulse von Nervenzelle zu Nervenzelle übertragen können.

Es ist gut belegt, dass bei klinischem Ausbruch einer Schizophrenie die Dopaminkonzentration im Gehirn deutlich erhöht ist und dass eine Verringerung dieser zu einer Verringerung von schizophrenietypischen Symptomen wie Wahn und Halluzination führt. Diese Reduktion der Dopaminkonzentration im Gehirn tritt aber nicht nur in den Gebieten auf, die für Wahnerleben und Denkstörungen zuständig sind, sondern in allen Gehirnregionen, die sog. Dopaminrezeptoren aufweisen. Daher können auch Nebenwirkungen wie z.B. eine starke Müdigkeit, eine Steifigkeit in den Gelenken (sogenannte extrapyramidal-motorische Symptomatik) und ein Libidoverlust aufkommen (Scharfetter 2004).

Um diese Nebenwirkungen zu reduzieren, wurden in den 1990er Jahren die sogenannten atypischen Antipsychotika entwickelt, deren bekannteste Vertreter Clozapin, Olanzapin und Risperidon heißen: Diese wirken nicht ganz so stark auf das dopaminerge System im Gehirn und beeinflussen zudem noch die Konzentration anderer Neurotransmitter, wie zum Beispiel des Serotonins.

Die atypischen Antipsychotika sind hinsichtlich der oben beschrieben Nebenwirkungen weniger auffällig, weisen aber eine andere nicht unerhebliche Nebenwirkung auf, nämlich eine massive Steigerung des Appetits, die eine mitunter deutliche Gewichtszunahme der Betroffenen zur Folge hat (Crespo-Facorro et al. 2008).

Aus wissenschaftlicher und klinischer Sicht gibt es keine Zweifel daran, dass die medikamentöse Therapie in aller Regel die erste Option der Behandlung der Schizophrenie darstellt. Verschiedene Fachorganisation haben hierfür Leitlinien erstellt, die Empfehlungen hinsichtlich der Auswahl des Medikamentes und der Dauer der Medikamenteneinnahme geben.

So wird bei Erstmanifestation einer Schizophrenie empfohlen, das Antipsychotikum in einer niedrigen Dosis für mindestens 1–2 Jahre einzunehmen, mit

Auftreten der zweiten Episode einer Schizophrenie wird empfohlen, die Medikamente für mindestens 4–5 Jahre, besser lebenslang in einer niedrigen Dosis einzunehmen (Gaebel u. Falkai 2006).

Hinsichtlich der Auswahl des geeigneten Antipsychotikums und dem Zeitpunkt der ersten Einnahme gelten folgende klinischen Regeln:

- Je früher der Therapiebeginn, desto besser ist die Prognose.
- Die Auswahl des Medikamentes sollte nach einer möglichen therapeutischen Effektivität bei früheren Episoden, positiver Bewertung durch den Betroffenen und nach dem Nebenwirkungsprofil erfolgen.
- Kein Antipsychotikum ist für alle Patienten zu allen Zeiten das Beste.

Soziotherapie und Psychotherapie sind die beiden anderen wichtigen Säulen in der Behandlung der Schizophrenie. Beide Therapieformen sind absolut notwendig, um die Betroffenen in ihrem sozialen und persönlichen Umfeld zu stabilisieren und zu integrieren. Für effektive, nicht medikamentöse therapeutische Behandlungsangebote ist es aber notwendig, dass die Betroffenen die jeweiligen Angebote auch verstehen und umsetzen können.

Ein Mensch, der permanent durch Stimmen gequält wird, jeden Blick eines anderen Menschen im Sinne einer Bedrohung und/oder Verfolgung interpretiert und dessen Konzentration nicht ausreicht, um eine Seite eines Buches zu lesen, ist weder im soziotherapeutischen noch im psychotherapeutischen Sinne behandlungsfähig. Insofern muss für alle mit schizophren Erkrankten durchgeführten Therapien gelten, dass die Patienten psychopathologisch stabilisiert sind, was in der Regel und nach aller Kenntnis nur durch medikamentöse Behandlung möglich ist. Dies schließt aber ausdrücklich nicht aus, dass Krankheitssymptome, die durch Medikamente nicht günstig oder nicht gut genug beeinflusst werden, zum Beispiel durch Psychotherapie noch deutlich verringert werden können.

Die Prognose der Schizophrenie ist von vielerlei Faktoren abhängig. Maßstab einer guten oder schlechten Prognose ist nicht nur die Anzahl der notwendigen stationären Aufenthalte, auch das Ausmaß weiterbestehender Denkstörungen oder Konzentrationsstörungen, die Qualität des sozialen Lebens der Betroffenen und ihre Arbeitssituation sind zur Beurteilung heranzuziehen.

Generell kann man sagen, dass eine gute Prognose zu erwarten ist, wenn der Beginn der Erkrankung abrupt vonstatten geht, ein Auslöser identifizierbar ist und das soziale Leben des Betroffenen vor Ausbruch der Erkrankung stabil war. Verlaufsuntersuchen über mehrere Jahrzehnte, die schizophren Erkrankte bezüglich ihrer Lebenssituation und ihres Krankheitsverlaufes kontinuierlich erforschten, konnten folgende Daten, die prognostische Einschätzungen erlauben, erheben: 20–30% der Betroffenen benötigten nur wenige stationäre Krankenhausaufenthalte, Symptome der Erkrankung zwischen den Episoden waren nicht vorhanden, die Betroffenen konnten normal arbeiten.

Bei ebenfalls 20–30% der Betroffenen blieben einige Symptome der Schizophrenie, die die Teilhabe am sozialen Leben beeinträchtigten, weiterhin vorhanden.

Bei 50% der Betroffenen zeigte sich ein Trend zur Chronifizierung, die Teilhabe am sozialen Leben war dauerhaft gestört, Krankheitssymptome, vor allem im Bereich Konzentration, lagen chronisch vor (Hegarty 1994).

Indikation für Pferdegestützte Therapie

Die Frage, ob schizophren Erkrankte von Pferdegestützter Therapie profitieren können, hängt ganz entscheidend davon ab, ob die Therapeuten in der Lage sind zu erkennen, ob und in welchem Ausmaß Positiv- und Negativsymptomatik bei den Betroffenen vorliegt.

Pferdegestützte Therapie ist vor allem bei Vorliegen starker Negativsymptomatik wie zum Beispiel Initiativlosigkeit, Antriebslosigkeit, geringer nonverbaler Kommunikation, Isolierung, Anhedonie und geringer sozialer Leistungsfähigkeit effektiv (Nathans-Barel et al. 2005). Sie verbessert die soziale Rehabilitationsfähigkeit (Grimm 1997; Barak et al. 2001) sowie Selbstwerterleben und die Symptomschwere (Chu et al. 2009). Prospektive Untersuchungen bezüglich spezifischer Pferdegestützter Therapie zeigten zudem signifikante Verbesserungen der Negativsymptomatik (Scheidhacker et al. 1991, 1992).

Bei Patienten, die hinsichtlich der Positivsymptome Wahn, Halluzination und Denkstörungen medikamentös unzureichend eingestellt sind und dadurch noch deutliche Einschränkungen aufweisen, sollte die Indikation für Pferdegestützte Therapie bis zum Zeitpunkt einer merklichen Stabilisierung eher zurückhaltend gestellt werden.

Es ist bedeutsam für den therapeutischen Umgang mit schizophren Erkrankten, dass trotz guter medikamentöser Einstellung der Positivsymptomatik bizarre Gedankeneinfälle, deutliche Antriebsschwächen und auffallend unkommunikatives Verhalten auftreten können, die den Therapeuten nicht selten verunsichern.

Es ist zudem relevant, Selbststigmatisierungstendenzen schizophren Erkrankter zu identifizieren. Schizophrene trauen sich in der Regel selbst nichts mehr zu, sind der Überzeugung, keinerlei Fähigkeiten mehr zu besitzen – diese Sichtweise langsam zu verändern, muss Ziel jeglicher therapeutischen Intervention bei schizophren Erkrankten sein.

7.4.3 Aufbau und Planung der Therapieeinheiten bei Schizophrenie

Methodische und inhaltliche Aspekte

Psychosoziale und soziotherapeutische Maßnahmen sollten dem spezifischen sozialen Umfeld des Patienten und dem individuellen Hilfebedarf angepasst werden (Gaebel u. Falkai 2006). Vor allem ängstlichen und zurückgezogenen Patienten erleichtert die initiale zeitliche Begrenzung den Einstieg in die Pferdegestützte Therapie (Scheidhacker 1992). Es ist zu beachten, dass es bei dieser

Patientengruppe zunächst schon als Erfolg zu beurteilen ist, wenn die Patienten regelmäßig zur Therapie erscheinen und den Antrieb und die Motivation zur Teilnahme über einen längeren Zeitraum aufrechterhalten können.

Umfang und Aufbau der Therapieeinheiten

Die Therapieeinheiten (TE) sollten zunächst auf einen festen Zeitrahmen festgelegt (10–15 TE) und die einzelnen TE strukturiert angelegt werden. Gruppeneinheiten sind geeignet, müssen jedoch selbstverständlich von mehr als einem Therapeuten begleitet werden.
Der Hauptteil der TE sollte durch die geleitete und meist zielorientierte Interaktion des Patienten mit dem Pferd (z.B. das Putzen, Zäumen und Satteln des Pferdes) gestaltet werden. Über konkrete Anforderungen in der Bodenarbeit kann die Interpretation des Pferdeverhaltens, das heißt die soziale Wahrnehmung, erprobt und verbessert werden.

Durchführung und Ziele der Therapieeinheiten

- Übende und strukturierte Handlungsabläufe – Versorgung, Zäumung und Führen des Pferdes mit Verteilung von Verantwortlichkeiten im Gruppensetting – fördern soziale Fertigkeiten.
- Kognitive Fähigkeiten und soziale Kompetenz können sowohl im Kontakt mit dem Tier als auch im Rahmen gemeinschaftlicher Ausritte und Aufgabenbewältigung (z.B. Trailparcours) gestärkt werden.
- Es werden Wahrnehmungsübungen durchgeführt und der Realitätsbezug nach den Prinzipien des *Centered Riding®* nach Sally Swift (www.centeredriding.org) gefördert.
- Im Verlauf der Einheiten werden das Longieren auf dem gesattelten oder ungesattelten Pferd, Wahrnehmungsübungen beim Longieren und dabei zunehmende Kontrolle beim schließlich eigenständigen Reiten eingeübt, wobei Überforderungserlebnisse unbedingt vermieden werden sollten.

Wirkweisen Pferdegestützter Therapie

Die Symbolkraft des Pferdes und seine Fähigkeit, eine tiefe emotionale Berührtheit auszulösen (Frewin 2005), kann gerade bei schizophrenen Patienten mit schwerer Negativsymptomatik und Affektverflachung den Zugang zu Emotionen und Affekten erleichtern (Scheidhacker 1998). Die Therapie stellt die Möglichkeit zur Verbesserung des Realitätsbezuges durch konkrete physische Wahrnehmung des Tieres mit allen Sinnesmodalitäten bereit. Durch körperorientierte Aktivitäten am und auf dem Pferd sowie eine klare körperliche Abgrenzung kann eine fragmentierte Körperwahrnehmung verbessert und das Erleben von Ganzheit (Krietsch u. Heuer 1997) gefördert werden. Der Kontakt zum Pferd und die Versorgung des Tieres erfordern ein strukturiertes Vorgehen und fördern damit selbstständiges, planvolles Handeln und die Überwindung von

Fähigkeitsstörungen. Zudem wird die Konzentrations- und Merkfähigkeit geschult, die besondere Relevanz für die Langzeitprognose der Patienten hat (Carlsson 2006).

7.5 Depressive Störungen

7.5.1 Epidemiologische Daten und Ursachen

Es gibt viele umfangreiche epidemiologische Untersuchungen, darunter auch von der Weltgesundheitsorganisation initiierte, die die Häufigkeit des Auftretens depressiver Störungen unter verschiedenen Gesichtspunkten (Industrieländer, klinische Verläufe, Auslöser) betrachtet haben.

Im Rahmen dieser Untersuchungen wurden circa 60 000 Menschen aus 14 unterschiedlichen Industrieländern mittels unterschiedlicher Fragebögen hinsichtlich des Vorliegens depressiver Störungen befragt. Basierend auf den Ergebnissen dieser Untersuchung schätzten die Wissenschaftler die 12-Monats-Prävalenz depressiver Störungen auf 3 100 von 100 000 Befragten in Japan bis hin zu 9 600 von 100 000 Befragten in den USA.

Die Lebenszeitprävalenzen liegen in beiden Industrienationen nochmals deutlich höher bei 5,3% in Japan und 18,2% in den USA (Demyttenaere et al. 2004). Auch die Inzidenzraten für depressive Störungen sind im Vergleich zu anderen bedeutenden psychiatrischen Erkrankungen vergleichsweise hoch, man geht hier weltweit von 1 000–2 000 Neuerkrankten/100 000/Jahr aus (Weissman 2009).

Basierend auf diesen hohen Schätzungen des Auftretens depressiver Störungen in einem Zeitraum von einem Jahr beziehungsweise im Laufe einer Lebenszeit ist es nachvollziehbar, dass die Weltgesundheitsorganisation die depressiven Störungen zu den führenden Ursachen von Arbeits- und Erwerbsunfähigkeit sowie von Behinderung zählt (WHO 2008).

Es liegen auch ältere epidemiologische Untersuchungen hinsichtlich des Verlaufs einer depressiven Störung vor. So konnte bereits 1984 gezeigt werden, dass die Mehrzahl der an schweren Depressionen Erkrankten innerhalb einer wenige Monate währenden medikamentösen Behandlung gesundeten. Es zeigten aber immerhin 39% der Untersuchten innerhalb eines Jahres nach Ersterkrankung noch immer klinisch relevante Beschwerden (Berti et al. 1984). Auch bei Anwendung eines längeren Beobachtungszeitraumes, nämlich 10 Jahre nach Ersterkrankung, waren nur 20% der Untersuchten völlig frei von Symptomen, während immerhin 5% der Befragten auch 10 Jahre nach Ersterkrankung und unter Behandlung noch kontinuierlich depressive Symptome zeigten (Nystrom 1979).

Auch wenn diese beiden Langzeitverlaufsuntersuchungen bereits vor einigen Jahren veröffentlicht wurden, gilt auch im neuen Jahrtausend, dass die erfolgreiche Behandlung einer depressiven Störung wegen ihres größtenteils wieder-

holten Auftretens und einer Neigung zur Chronifizierung bei einigen Betroffenen eine enorme klinische Herausforderung darstellt.
Deshalb und trotz der Tatsache, dass vor allem in den 1990er Jahren neue, effektivere und nebenwirkungsärmere Antidepressiva entwickelt wurden, zählt die sogenannte therapieresistente Depression heutzutage zu den ganz besonders beachteten klinischen Verlaufsformen der depressiven Störung (Preskorn 2009).
Analog zur Schizophrenie wird auch das Auftreten einer depressiven Störung wissenschaftlich durch eine **multifaktorielle Genese** erklärt. Auf der Grundlage einer individuellen, genetisch bedingten Vulnerabilität (= Verletzbarkeit) kann eine depressive Störung durch Stressoren ausgelöst und durch bestimmte Faktoren, die in der Persönlichkeitsstruktur des Betroffenen liegen, aufrechterhalten werden.
Die Interaktionen zwischen genetischer Veranlagung und Umfeld- beziehungsweise Umwelteinflüssen sind hierbei komplex und noch nicht gänzlich verstanden (Uher 2008). Bis heute sind keine genetischen Veränderungen gesichert, die einen direkten pathologischen Prozess hin zur Manifestation einer depressiven Störung verursachen. Dies lässt bei nachgewiesener Vererbbarkeit der depressiven Störung Folgendes vermuten:

- Es gibt adaptive, die psychische Gesundheit erhaltende Prozesse, die einen Ausbruch einer Depression zum Beispiel bei einem gesunden Nachkommen depressiv erkrankter Eltern verhindern.
- Es liegen wahrscheinlich mehrere Veränderungen auf genetischer Ebene vor, die für den Ausbruch einer depressiven Störung verantwortlich sind.
- Es gibt klinisch nicht nur eine depressive Störung; die Depression stellt eine heterogene (= uneinheitliche) Erkrankung dar.

Auf biochemischer Ebene ist bekannt, dass bei der Depression der Stoffwechsel der sogenannten Neurotransmitter oder Botenstoffe im Gehirn aus dem Gleichgewicht geraten ist. Es wird vermutet, dass bestimmte Botenstoffe, die für die Regulierung der Stimmung zuständig sind – das Serotonin und das Noradrenalin –, nicht mehr in ausreichendem Maße vorhanden sind, so dass die Weiterleitung der Informationen von Nervenzelle zu Nervenzelle bei Menschen mit Depressionen nicht mehr richtig funktioniert. Dieser Mangel an Botenstoffen wird in der medikamentösen Therapie der Depression kompensiert, indem sogenannte Antidepressiva die Konzentration dieser Botenstoffe erhöhen.
Ob nun aber der Mangel an diesen Botenstoffen ursächlich für die Entwicklung einer Depression ist oder nicht vielmehr nur den depressiven Zustand der Betroffenen abbildet, ist in der Wissenschaft bis heute noch nicht eindeutig geklärt.
Eine ganz besondere Stellung innerhalb der Umfeld- und Umweltfaktoren, die eine Depression verursachen können, nimmt Stress in jeglicher Form ein. Dies wurde zum Beispiel bei Menschen mit Altersdepressionen eindeutig nachgewiesen: Je belastender die Stresssituationen waren, umso depressiver waren die Betroffenen (Lynch 2002). Stresssituationen können zum Beispiel belastende

Ereignisse wie der Tod eines Angehörigen, eine schwere Erkrankung oder eine Überforderung am Arbeitsplatz sein. Umgekehrt ist es aber auch so, dass diese Belastungen nicht vorhanden sein müssen, damit bei einem Menschen eine depressive Störung ausbricht.

7.5.2 Depressive Störungen aus klinisch-psychiatrischer Sicht

Bei einer depressiven Störung, gleichgültig ob im Rahmen einer rezidivierenden depressiven Erkrankung, bei einer sogenannten Dysthymie oder bei einer Anpassungsstörung auftretend, sind nahezu alle relevanten klinischen Bereiche mit Ausnahme des Bewusstseins und der Orientierung verändert oder eingeschränkt. Der Bereich Kognition kann starke Konzentrationsstörungen aufweisen, das formale Denken der Betroffenen ist deutlich verlangsamt, mitunter zeigen depressive Menschen sogenannte Antwortlatenzen, das heißt, die Antwort auf eine gestellte Frage wird erst mit auffälligem zeitlichen Abstand gegeben. Das inhaltliche Denken der Betroffenen ist geprägt von Selbstvorwürfen und Insuffizienzerleben. Der Bereich des Affektes und der Stimmung weist eine eingeschränkte Schwingungsfähigkeit der Betroffenen auf, die Stimmung ist verzweifelt bis ratlos. Des Weiteren treten deutliche Störungen des Antriebs, des Schlafes und der Libido auf. Der Bereich Wahrnehmung ist nur bei klinisch schweren depressiven Störungen beeinträchtigt, Sinnestäuschungen sind ebenfalls selten.

Definitionskriterien nach ICD-10

Die ICD-10 fordert für die Diagnose einer depressiven Episode (Dilling et al. 2006):

Der depressiv Erkrankte weist für den Zeitraum von mindestens 14 Tagen unterschiedliche Symptome auf wie:

- depressive Verstimmung
- deutlich vermindertes Interesse oder Freude an allen oder fast allen Aktivitäten
- Antriebsstörung
- Durchschlafstörungen
- psychomotorische Verlangsamung
- Müdigkeit und Energieverlust
- Gefühle der Wertlosigkeit
- Versagens- und Zukunftsängste
- verminderte Fähigkeit zu denken oder sich zu konzentrieren

Die depressive Störung (ICD-10: F32) muss in klinisch bedeutsamer Weise Leiden oder Beeinträchtigungen in sozialen und beruflichen Funktionsbereichen bewirken und darf nicht auf die direkte körperliche Wirkung einer Substanz oder eines medizinischen Krankheitsfaktors zurückzuführen sein.

Als klinische Hauptsymptome einer depressiven Episode gelten dabei folgende:
- gedrückte, depressive Stimmung
- Interessenverlust bzw. Freudlosigkeit, Libidoverlust und sozialer Rückzug
- Antriebsmangel und erhöhte Ermüdbarkeit

Als klinische Zusatzsymptome werden folgende charakterisiert:
- verminderte Konzentrationsfähigkeit und Aufmerksamkeit
- vermindertes Selbstwertgefühl bzw. Selbstvertrauen
- Gefühle von Schuld und Wertlosigkeit
- negative und pessimistische Zukunftsgedanken und Grübeln
- Suizidgedanken bzw. suizidale Handlungen
- Schlafstörungen meist mit Früherwachen
- verminderter Appetit

Abhängig von der Anzahl und vom Ausprägungsgrad der Haupt- und Zusatzsymptome wird eine depressive Episode als leicht, mittelgradig oder schwer bezeichnet. Im Rahmen einer leichten depressiven Episode kann der Patient meist seine alltäglichen Aktivitäten fortsetzen. Es liegt dann vor allem eine depressive Stimmung mit Interessen- oder Freudeverlust bei normalerweise als angenehm empfunden Aktivitäten vor, wobei zwei Hauptsymptome und nicht mehr als zwei Zusatzsymptome bei dem Betroffenen vorhanden sein müssen.
Im Rahmen einer mittelgradigen depressiven Episode hat der betroffene Patient meist große Schwierigkeiten, alltägliche Aktivitäten fortzusetzen. Der Ausprägungsgrad der Symptome ist insgesamt als schwerer einzuschätzen, wobei für die Diagnosestellung zwei Hauptsymptome und drei bis fünf Zusatzsymptome ausgeprägt vorhanden sein sollten.
Im Rahmen einer schweren depressiven Episode sind für den Betroffenen alltägliche Aufgaben auch unter großen Anstrengungen nicht mehr dauerhaft fortzusetzen. Basisfunktionen wie ausreichende Körperpflege und alltäglich notwendige Aktivitäten sind stark beeinträchtigt. Außerdem treten häufig Suizidgedanken beziehungsweise -handlungen bei Schuldgefühlen und Verlust des Selbstwertgefühls auf. Es liegen meist auch somatische Symptome vor. Bei schweren depressiven Episoden können vereinzelt auch Symptome wie wahnhaftes Erleben (meist als Schuld- oder Verarmungswahn), Ich-Störungen und Sinnestäuschungen (Halluzinationen) auftreten. Für die Diagnosestellung einer schweren depressiven Episode nach ICD-10 müssen alle drei Hauptsymptome und mindestens vier Zusatzsymptome ausgeprägt vorliegen.

Klinische Erscheinungsformen und ihre Leitsymptome

Im Gegensatz zur Schizophrenie gibt es bei den depressiven Störungen bezüglich der vorliegenden Leitsymptome keine klinischen Unterformen, die sich voneinander abgrenzen. Vielmehr liegen bei allen depressiven Störungen die beschriebenen Defizite und/oder Störungen vor, Unterschiede bestehen aber hinsichtlich der Intensität und des Verlaufs.

In der klinischen Verlaufsform von depressiven Störungen ist die depressive Einzelepisode (ICD-10: F32) im Rahmen einer rezidivierenden depressiven Störung (ICD-10: F33) und im Rahmen einer bipolaren affektiven Störung (ICD-10: F31) zu unterscheiden.
Eine depressive Einzelepisode wird dann diagnostiziert, wenn in der Vergangenheit keine weiteren depressiven Episoden – auch nicht leichter Ausprägung – abgrenzbar sind.
Eine depressive Episode im Rahmen rezidivierender depressiver Störungen liegt nach ICD-10 dann vor, wenn in der psychiatrischen Vorgeschichte des Betroffenen wiederholte, voneinander abgrenzbare einzelne depressive Episoden vorliegen, die jeweils die genannten ICD-10-Kriterien einer leichten, mittelgradigen oder schweren depressiven Episode erfüllen.
Eine depressive Episode im Rahmen einer bipolaren affektiven Störung besteht, wenn neben aktuell oder in der Vergangenheit vorliegenden depressiven Episoden auch deutlich abgrenzbare manische oder hypomanische Phasen auftreten oder aufgetreten sind, die mindestens 7 Tage lang dauern müssen. Ihre Symptome sind euphorische Stimmungslage, massive Antriebssteigerung, Schlaflosigkeit und Ideen der Großartigkeit.
Eine depressive Episode im Rahmen einer depressiven Störung kann in jedem Alter zwischen Kindheit und Senium auftreten, die Dauer der einzelnen Episoden kann zwischen wenigen Wochen und mehreren Monaten betragen.

Ausschlusskriterien/Differenzialdiagnosen

Beim Auftreten einer depressiven Störung muss eine organische Ursache ausgeschlossen werden. Eine Vielzahl internistischer und/oder neurologischer Erkrankungen kann mit einer depressiven Episode einhergehen, wie zum Beispiel eine Schilddrüsenüberfunktion oder -unterfunktion, ein Morbus Parkinson, Epilepsie, aber auch Karzinome, Leberinsuffizienz und Vitamin-B12-Mangel.
Auf psychiatrischem Fachgebiet sind differenzialdiagnostisch eine Dysthymie und eine Anpassungsstörung von einer depressiven Episode abzugrenzen.
Die Dysthymie gehört zu den anhaltenden affektiven Störungen. Hierbei handelt es sich um anhaltende und meist fluktuierende Stimmungsstörungen, bei denen die Mehrzahl der einzelnen Episoden nicht schwer genug ist, um als leichte depressive Episoden gelten zu können. Da die Stimmungsstörungen jahrelang, manchmal den größeren Teil des Erwachsenenlebens andauern, ziehen sie beträchtliches subjektives Leiden und Beeinträchtigungen nach sich.
Bei einer Anpassungsstörung handelt es sich um Zustände von subjektiver Bedrängnis und emotionaler Beeinträchtigung, die im Allgemeinen soziale Funktionen und Leistungen behindern und während des Anpassungsprozesses nach einer entscheidenden Lebensveränderung oder nach belastenden Lebensereignissen auftreten. Die Belastung kann das soziale Netz des Betroffenen beschädigt haben (wie bei einem Trauerfall oder Trennungserlebnissen) oder das weitere Umfeld sozialer Unterstützung oder sozialer Werte (wie bei Emigra-

tion oder nach Flucht). Sie kann auch in einem größeren Entwicklungsschritt oder einer Krise bestehen (wie Schulbesuch, Elternschaft, Misserfolg, Erreichen eines ersehnten Zieles und Ruhestand). Die individuelle Prädisposition oder Vulnerabilität spielt beim Auftreten und der Form der Anpassungsstörung zwar eine bedeutsame Rolle; es ist aber dennoch davon auszugehen, dass das Krankheitsbild ohne die Belastung nicht entstanden wäre.
Die Symptome beginnen innerhalb eines Monats nach Auftreten einer identifizierbaren psychosozialen Belastung von einem nicht außergewöhnlichen oder katastrophalen Ausmaß. Sie dauern in der Regel nicht länger als 6 Monate, maximal jedoch bis 2 Jahre nach Ende der Belastung oder ihrer Folgen. Die Symptome sind dabei unterschiedlich und umfassen depressive Stimmung, Angst, Besorgnis, das Gefühl, unmöglich zurechtzukommen, vorauszuplanen oder in der gegenwärtigen Situation fortfahren zu können, ferner eine Einschränkung bei der Bewältigung der alltäglichen Routine. Der Betreffende kann sich so fühlen, als stünde er kurz vor Gewaltausbrüchen, wozu es aber selten kommt (Dilling et al. 2006).

Behandlung und Prognose

Die Behandlung einer depressiven Störung ist der am besten untersuchte Komplex der gesamten psychiatrischen Forschung. Unzählige Therapieleitlinien wurden veröffentlicht, die eine Abfolge unterschiedlicher Behandlungsoptionen der depressiven Störung beinhalten.

Es kann konstatiert werden, dass die adäquate Behandlung einer leicht- bis mittelgradigen depressiven Störung eine medikamentöse beziehungsweise eine kombinierte medikamentös-psychotherapeutische Behandlung ist. Zur Behandlung einer schweren depressiven Störung stehen neben der medikamentösen Behandlungsoption noch weitere Verfahren wie z.B. die Elektrokrampftherapie oder andere Neurostimulationsverfahren zur Verfügung.

Die medikamentöse Behandlung der Depression gliedert sich in drei Phasen (Holsboer-Trachsler 2007):

- Akutbehandlung
- Erhaltungstherapie
- Rezidivprophylaxe

Während es bei der **Akutbehandlung** um die sofortige effektive Behandlung der depressiven Symptome geht, ist das Ziel der sogenannten Erhaltungstherapie, die in der Regel 4–9 Monate andauert, die Verhinderung eines Rückfalles. Das Ziel der **Rezidivprophylaxe** ist, nach immer wieder auftretenden depressiven Episoden weitere dauerhaft zu unterdrücken. Diese Phase dauert 3–5 Jahre, unter Umständen auch lebenslang. Während der Unterschied zwischen Akutbehandlung und Erhaltungstherapie eher in der Dosierung des Antidepressivums

liegt, werden in der Rezidivprophylaxe auch andere Medikamente als Antidepressiva eingesetzt.
Es stehen mittlerweile eine Reihe unterschiedlicher Antidepressiva zur Verfügung, die alle mehr oder weniger eines zum Ziel haben: die Konzentration der Botenstoffe Serotonin und Noradrenalin, die in einer depressiven Störung verringert ist, zu erhöhen.
Diese Substanzen heißen unter anderem trizyklische Antidepressiva, Serotonin-Wiederaufnahmehemmer, Noradrenalin-Wiederaufnahmehemmer, Monoaminoxidasehemmer und kombinierte selektive Noradrenalin- und Dopamin-Rückaufnahmehemmer. Sie werden je nach vorherrschender Symptomatik der jeweiligen depressiven Störung angewandt. Steht zum Beispiel Angst im Vordergrund, werden eher Serotonin-Wiederaufnahmehemmer angewandt, bei schweren Verlaufsformen eher die kombinierten Serotonin- und Noradrenalin-Wiederaufnahmehemmer.
Es stehen zudem einige **psychotherapeutische Verfahren** zur Behandlung der depressiven Störung zur Verfügung, die alle mehr oder weniger überzeugend ihre Effektivität in der Behandlung depressiver Störungen unter Beweis gestellt haben. Darunter befinden sich die kognitive Verhaltenstherapie, die tiefenpsychologisch fundierte Psychotherapie, die Gesprächstherapie, aber auch andere Therapieformen wie Gestalt-, Körper- und Musiktherapie.
Die Effektivität der psychotherapeutischen Behandlung der depressiven Störung wurde in unzähligen Untersuchungen bestätigt; in der Regel werden bei einer depressiven Störung zunächst Verfahren der kognitiven Verhaltenstherapie angewandt. Eine Tendenz zeigte sich bei diesen Untersuchungen dahingehend, dass psychotherapeutische Behandlungen sowohl einen akut stabilisierenden als auch einen rückfallprophylaktischen Effekt besitzen. Je schwerer aber die Intensität der depressiven Störung war, umso geringer wurden diese Effekte.
Es konnte auch gezeigt werden, dass positive psychotherapeutische Effekte bei einem depressiven Syndrom unabhängig von der Ursache beziehungsweise der klassifikatorischen Einteilung in einfache depressive Episode, Dysthymie oder Anpassungsstörung vorhanden waren (Hollon et al. 2005).
Die Prognose einer depressiven Störung hängt ebenso wie die Prognose der Schizophrenie von unterschiedlichen klinischen Faktoren ab. So sind zum Beispiel das Ersterkrankungsalter der Betroffenen und die Anzahl erfolgter depressiver Episoden wesentlich für den weiteren Verlauf der Erkrankung.
Je jünger die Betroffenen bei Erstmanifestation sind und je mehr Episoden bereits stattgefunden haben, umso ungünstiger ist die Prognose. Auch das Auftreten suizidaler und wahnhafter Gedanken verschlechtert die Prognose deutlich. Die bereits beschriebenen epidemiologischen Verlaufsuntersuchungen der depressiven Störung zeigen zudem deutlich, dass auch bei dieser Erkrankung eine Tendenz zur Chronifizierung besteht, wenngleich nicht in gleichem Ausmaß wie bei der Schizophrenie.

Indikation für Pferdegestützte Therapie

Betrachtet man die Theorien der kognitiven Verhaltenstherapie bezüglich der Auslösung einer depressiven Störung zeigen sich sehr interessante Ansätze für die Pferdegestützte Therapie bei depressiven Störungen. Die kognitive Verhaltenstherapie basiert darauf, dass sich im Verlauf der Störung verzerrte und starre Denkmuster, die geprägt sind von Selbstentwertung, negativer Zukunftsperspektive und negativen Erfahrungswerten, durchsetzen und unkontrolliert ablaufen. Um einem chronifizierten Verstärkerverlust und den verzerrten Denkmustern therapeutisch entgegenzuwirken, werden positive Aktivitäten und Ereignisse, sogenannte positive Verstärker, generiert. Der Einfluss positiver Gedanken auf die Alltagshandlungen der Betroffenen wird so in die psychotherapeutische Behandlung integriert.
Deshalb ist die leicht- bis mittelgradige depressive Störung aus psychiatrischer Sicht sicher ganz besonders für eine Pferdegestützte Therapie prädestiniert. Die meisten der verhaltenstherapeutischen Therapiebausteine werden in geradezu exemplarischer Form in der Pferdegestützten Therapie vermittelt. Die mannigfaltigen Möglichkeiten der Selbstaufwertung, des genussvollen Kontaktes mit dem Tier, das unabhängig von den Selbstentwertungen der Betroffenen den Kontakt unvoreingenommen immer wieder sucht, ist hier ganz besonders wertvoll.

7.5.3 Aufbau und Planung der Therapieeinheiten bei depressiven Störungen

Methodische und inhaltliche Aspekte

Es ist zu beachten, dass der depressive Patient im Rahmen des typischen depressiven Interaktionsverhaltens (Hoffmann u. Hofmann 2001) anfangs häufig nicht motiviert ist, nicht gut „mitmacht“. Durch Initiativlosigkeit, Interesselosigkeit, hilfesuchendes und klagendes Verhalten sowie negative Erwartungen löst er beim Therapeuten sehr bald den Wunsch aus, möglichst schnell möglichst viel Besserung zu erwirken. Dieses Interaktionsverhalten kann vom Therapeuten im Verlauf als unangenehm, gar als ärgerlich und aversiv erlebt werden (Hautzinger u. Hoffmann 1980).
Das freundliche, wertfreie Interesse des Tieres sowie die verstehende Akzeptanz des Therapeuten und die Entlastung durch interessiertes Nachfragen – also das Raumgeben zur subjektiven Beschwerdedarstellung – fördert die erste Beziehungsaufnahme. Die Vermittlung eines geordneten Rahmens mit der Festlegung wiederkehrender Therapietermine und fester Absprachen und die initiale Übernahme von Verantwortung durch den professionellen Helfer wirken bereits unsicherheitsreduzierend und stabilisierend. Je besser das eingangs erfolgte **Attunement**, also die verbale und auch die nonverbale Einstimmung, desto besser ist das spätere Therapieergebnis – hier ist also die nonverbale Kommunikationsstrategie des Pferdes relevant (Schauenburg 2000).

Umfang und Aufbau der Therapieeinheiten

Die Therapieeinheiten (TE) sollten, vor allem bei chronifizierten Störungen, mit initial 30 TE eher langfristig angelegt werden. Zu Beginn ist eher ein Einzeltraining angemessen. Im Hauptteil der Therapieeinheit sollte besonderen Wert auf den Aufbau körperlicher Aktivität und deren positive Bewertung durch den Patienten gelegt werden. Werden Therapieeinheiten so gestaltet, dass Patienten nachvollziehbare Erfolgserlebnisse haben, kann der Effekt der körperlichen Aktivität um das Erleben von Selbstwirksamkeit ergänzt werden.

Durchführung und Ziele der Therapieeinheiten

- Als Übungen für Selbstwirksamkeit eignen sich zum Beispiel in Bodenarbeit und beim Reiten punktgenaues Anhalten, Anreiten von Bahnpunkten, durch Gassen, auf gut geschulten Pferden auch Schulterherein und Spanischer Schritt (s. auch Glossar reiter- und pferdespezifischer Begriffe).
- Leichttraben im Schritt, auf guten geschulten Pferden auch Trabfrequenzen (auch mit Nichtreitern) in der beschriebenen mittleren Führposition; sie dienen der körperlichen Aktivierung. Einfache gymnastizierende Übungen (Arme kreisen lassen, drehen auf dem Pferd) verstärken körperliche und sensorische Effekte.
- Das Freitraining und Führtraining bietet vielfältige Interaktionsformen, innerhalb derer depressionstypische Kommunikationsmuster interpretiert und modifiziert werden können.
- Die Übungen sollten zunächst erfolgsorientiert ausgerichtet sein, wobei sich der Blick auf die Ressourcen des Patienten richtet; diese können erfragt und in die Therapieeinheiten eingebracht werden.
- Nach erfolgreichem Beziehungsaufbau erfolgt ein Wechsel von erfolgssicheren und herausfordernden und vorsichtig konfrontierenden Frequenzen. Herausforderung und Konfrontation rücken innerhalb des Settings in den Vordergrund.
- Anzeichen von Erschöpfungszuständen, der Umgang damit und der für den Patienten zumutbare Grad der körperlichen Herausforderung sollten vorab thematisiert werden.

Wirkweisen Pferdegestützter Therapie

Spezifische Wirkeffekte des Pferdes können in der Arbeit mit depressiven Patienten nutzbar gemacht werden. Als sinnlich erfahrbares, bezogenes Wesen verhilft das Tier zum Wiedererleben positiver Erfahrungen und Aktivitäten, um die Umkehr eines häufig im Rahmen einer depressiven Störung eingetretenen massiven Verstärkerverlusts einzuleiten. Der Aufforderungscharakter des Tieres hilft dem Patienten, aus der Passivität in die notwendige Aktivität zu gelangen, und fördert den Antrieb für aktives Handeln in einem konkret sinnvollen Handlungsrahmen. Körperorientierte und physische Herausforderungen ermuntern den Patienten, weiterzumachen, sich zu bemühen und im Verlauf der Therapie unabhängiger zu werden. Anregungen, Überraschungen und immer wieder neue Stimulation im Umgang mit dem Tier können dazu dienen, ein maximales Niveau an Aktivierung und Engagiertheit sowohl über die Dauer der einzelnen Intervention als auch während der gesamten Therapie aufrechtzuerhalten. Die stark ausgeprägte grundlegende Kooperationsbereitschaft des Pferdes ermöglicht die Neuerfahrungen von Kontrolle und Wirksamkeit in der Beziehungsgestaltung und kann damit zur Löschung erlernter Hilflosigkeit beitragen. Die Rückmeldung des Pferdes zeigt dysfunktionale Verhaltensweisen auf, kann übergeneralisierte, negative Denkschemata und Erwartungen identifizieren helfen und der reflektierenden Betrachtung zugänglich machen. Der Aufbau von Körperspannung wird durch die Notwendigkeit eindeutiger Körpersprache in der Kommunikation mit dem Tier gefördert.

7.6 Angststörungen

7.6.1 Epidemiologische Daten und Ursachen

Zu den Angststörungen gehören die Panikstörung, die Phobien und die Zwangsstörung. Die erste bundesweite Untersuchung zur Prävalenzabschätzung verschiedener psychischer Erkrankungen, darunter auch der Angststörungen, wurde 1999 unter folgender Fragestellung bezüglich der Angststörungen durchgeführt (Wittchen et al. 1999):

- Wie ist die 4-Wochen-Prävalenz von Angststörungen in Deutschland?
- Wie häufig sind Angststörungen in verschiedenen Altersgruppen bei Frauen und Männern?
- Gibt es Unterschiede zwischen den alten und neuen Bundesländern?

Es zeigten sich folgende Häufigkeiten: Die Prävalenzrate lag bei Männern altersübergreifend (18–35 Jahre, 36–45 Jahre, 46–65 Jahre) bei 5 000 von 100 000 Untersuchten im Alter von 18–65 Jahren. Bei Frauen ergaben sich deutlich höhere Werte mit fast 13 000 Betroffenen. Unterschiede zwischen den alten und den neuen Bundesländern waren nicht vorhanden.
Auch der Altersbereich 12–17 Jahre wurde hinsichtlich des Vorliegens psychiatrischer Erkrankungen, darunter auch Angststörungen, untersucht. Dabei wurde auf die Lebenszeitfrequenz fokussiert. Die sogenannte Lebenszeitfrequenz der Angststörungen bildet die Betroffenen ab, die an irgendeinem Zeitpunkt in ihrem Leben an einer Angststörung leiden und/oder gelitten haben. Die Lebenszeitfrequenz für Angststörungen bei Jugendlichen im Alter von 12–17 Jahren war die höchste von allen psychiatrischen Diagnosen, nämlich 18,6%, darunter die Panikstörung mit 0,5%, die Zwangsstörung mit 1,3%, spezifische Phobien mit 3,5%, die Agoraphobie („Platzangst") mit 4,1% und die soziale Phobie mit 13,5% (Essau et al. 2000). Es zeigten sich deutliche Unterschiede bei der Geschlechterverteilung, wesentlich

mehr Mädchen als Jungen gaben entsprechende Symptome an (Smoller et al. 2008).
In einer landesweiten, alters- und geschlechtsunabhängigen Untersuchung in den USA wurden folgende Prävalenzzahlen und Ersterkrankungsalter für Angststörungen beschrieben (Kessler et al. 2006):

- **Agoraphobie**: Prävalenz 1 400 auf 100 000 Untersuchte und Ersterkrankungsalter 20 Jahre
- **Panikstörung**: Prävalenz 4 700 auf 100 000 Untersuchte und Ersterkrankungsalter im Durchschnitt 24 Jahre
- **soziale Phobie**: Prävalenz 12 000 auf 100 000 Untersuchte und Ersterkrankungsalter 13 Jahre
- **spezifische Phobien**: Prävalenz 12 500 auf 100 000 Untersuchte und Ersterkrankungsalter 7 Jahre

Die Ursachen der Angststörungen sind ebenso wie die Ursachen der meisten anderen psychischen Störungen auf genetische und Umgebungs- beziehungsweise Umweltfaktoren zurückzuführen.
Es ist bekannt, dass die Panikstörung und phobische Ängste familiär gehäuft auftreten und die Anlage hierfür in relevantem Ausmaß vererbt wird. Es wurden bereits bestimmte veränderte Genabschnitte auf einzelnen Chromosomen als Vulnerabilitätsfaktoren beschrieben, deren tatsächliche klinische Relevanz aber kontrovers diskutiert wird. Es herrscht in der Wissenschaft aber zumindest Übereinstimmung darüber, dass auch ein „ängstliches Temperament“ und andere angstbezogene Persönlichkeitszüge zumindest in Teilen eine genetische Grundlage besitzen.
Von den Umwelt- beziehungsweise Umgebungsfaktoren wurden folgende Konstellationen als risikoreich für die Entwicklung von Panikstörung und Phobien identifiziert (Hirshfeld-Becker et al. 2008):

- elterliche Erziehung
- Einfluss von Bezugsgruppen
- stressreiche Lebensereignisse

Für den Bereich Elternerziehung konnte gezeigt werden, dass vor allem eine überprotektive und die Kindesautonomie ablehnende Erziehungsstruktur das spätere Auftreten von Angststörungen bei einem Kind begünstigen. Wissenschaftliche Studien konnten ebenfalls eindeutige Zusammenhänge zwischen einer fehlenden Bezugsgruppe und/oder dem Ausschluss aus einer Bezugsgruppe und sozialer Ängstlichkeit beschreiben. Stressreiche Lebensereignisse wie Trennung von den Eltern und das Erleiden von Gewalt begünstigen ebenfalls die Entwicklung von Panikstörung und Phobien.
Für die Zwangsstörung wurden ebenfalls genetische Konstellationen beziehungsweise psychosoziale Veränderungen gefunden, die bei den Betroffenen und deren Familien gehäuft vorkommen. Insbesondere Strukturen, die mit den Neurotransmittern Dopamin und Serotonin in Verbindung stehen, und Strukturen, die die Entwicklung des Gehirns mit beeinflussen, werden hier als sogenannte genetische Zielstrukturen angesehen (Hemmings u. Stein 2006).

Es ist nur sehr wenig darüber bekannt, welche Umwelteinflüsse beziehungsweise Umweltbedingungen für die Entwicklung einer Zwangsstörung relevant sind. Als Risikofaktoren zählen (Grisham et al. 2008):

- posttraumatische Belastungsstörung in der Vergangenheit
- körperlicher und/oder sexueller Missbrauch in der Kindheit
- negative Lebensereignisse unmittelbar vor Ausbruch der Zwangsstörung

Einige Berichte beschreiben sogar einen positiven Zusammenhang zwischen Häufigkeit und Intensität erlebter Traumen und Intensität der Zwangssymptome, das heißt, je schwerer und häufiger die Traumen waren, umso quälender sind die Zwangsgedanken und Zwangshandlungen bei den Betroffenen (Cromer et al. 2007).

7.6.2 Angststörungen aus klinisch-psychiatrischer Sicht

Psychopathologisch stehen hinsichtlich der relevanten psychiatrisch-klinischen Kernbereiche folgende im klinischen Vordergrund:

- Kognition im Sinne von Konzentrations- und Aufmerksamkeitsstörungen bei allen Angststörungen
- formales Denken mit zwanghaftem Grübeln oder verlangsamtem Denken besonders bei der Zwangsstörung
- inhaltliches Denken mit generell unangemessenen Ängsten bei allen Angststörungen
- Befürchtungen und Zwänge mit massiven Zwangsgedanken vor allem bei der Zwangsstörung
- Ich-Störungen mit den Symptomen Depersonalisation (Ängste, sich aufzulösen) und Derealisation (das Empfinden, dass sich die Welt um einen auflöst) vor allem bei der Panikstörung

Da Angststörungen häufig auch im Zusammenhang mit depressiven Syndromen auftreten, können zudem noch depressionstypische Auffälligkeiten wie Schlaf- und Libidostörungen, Antriebsmangel und niedergedrückte Stimmung vorliegen.

Definitionskriterien nach ICD-10

Die Kriterien der **Panikstörung** (ICD-10: F41.0) nach ICD-10 sind:

> „(...) wiederkehrende schwere Angstattacken (Panik), die sich nicht auf spezifische Situationen oder besondere Umstände beschränken und deshalb auch nicht vorhersehbar sind. Zu den wesentlichen Symptomen zählen plötzlich auftretendes Herzklopfen, Brustschmerz, Erstickungsgefühle, Schwindel und Entfremdungsgefühle (Depersonalisation oder Derealisation). Oftmals besteht die Furcht zu sterben, Furcht vor Kontrollverlust oder die Angst, wahnsinnig zu werden." (Dilling et al. 2006)

Bei **phobischen Störungen** (ICD-10: F40) (z.B. Agoraphobie, soziale Phobien) – abgeleitet aus dem altgriechischen „phobos", was zwar wörtlich übersetzt so viel wie Angst bedeutet, im psychologischen Gebrauch aber mit unangemessener und anhaltender Angst gleichgesetzt wird – wird Angst ausschließlich oder überwiegend durch eindeutig definierte, eigentlich ungefährliche Situationen hervorgerufen.

> „Die Befürchtungen des Betroffenen können sich auf Einzelsymptome wie Herzklopfen oder Schwächegefühl beziehen, sie treten häufig gemeinsam mit sekundären Ängsten vor dem Sterben, Kontrollverlust oder dem Gefühl, wahnsinnig zu werden, auf. Allein die Vorstellung, dass die phobische Situation eintreten könnte, erzeugt meist schon Erwartungsangst." (Dilling et al. 2006)

Unter **Agoraphobie** zum Beispiel versteht man unangemessene Befürchtungen, das Haus zu verlassen, Geschäfte zu betreten, in Menschenmengen und auf öffentlichen Plätzen zu sein, allein mit Bahn, Bus oder Flugzeug zu reisen. Die Vermeidung der phobischen Situation steht oft im Vordergrund, viele Betroffene erleben nur wenig Angst, wenn sie die phobischen Situationen meiden können. **Soziale Phobien** (ICD-10: F40.1) sind gekennzeichnet von der Furcht vor prüfender Betrachtung durch andere Menschen, was zur Vermeidung sozialer Situationen führt. Umfassendere soziale Phobien sind in der Regel mit niedrigem Selbstwertgefühl und Furcht vor Kritik verbunden (Dilling et al. 2006).
Wesentliche Kennzeichen der **Zwangsstörung** (ICD-10: F42) sind:

> „(...) wiederkehrende Zwangsgedanken und Zwangshandlungen. **Zwangsgedanken** sind Ideen, Vorstellungen oder Impulse, die den Betroffenen immer wieder stereotyp beschäftigen. Sie sind fast immer quälend, der Betroffene versucht häufig erfolglos, Widerstand zu leisten. Die Gedanken werden als zur eigenen Person gehörig erlebt, selbst wenn sie als unwillkürlich und häufig abstoßend empfunden werden. **Zwangshandlungen** oder -rituale sind Stereotypien, die ständig wiederholt werden. Sie werden weder als angenehm empfunden, noch dienen sie dazu, an sich nützliche Aufgaben zu erfüllen. Der Patient erlebt sie oft als Vorbeugung gegen ein objektiv unwahrscheinliches Ereignis, das ihm Schaden bringen oder bei dem er selbst Unheil anrichten könnte." (Dilling et al. 2006)

Die quälenden Zwangsgedanken oder Zwangsgrübeln können auch endlose Überlegungen unwägbarer Alternativen beinhalten, häufig verbunden mit dem Unvermögen, simple, aber doch nötige Entscheidungen des täglichen Lebens zu treffen. Die Verbindung zwischen Zwangsgrübeln und Depression ist eng.
Zwangshandlungen beinhalten zwanghafte Reinlichkeit (besonders Händewaschen), ständige Kontrollen, die einer möglicherweise gefährlichen Situation vorbeugen sollen, oder übertriebene Ordnung und Sauberkeit. Dahinter steht die Furcht vor einem Unheil, das den Betroffenen bedroht oder von ihm aus-

geht; „das Ritual ist ein wirkungsloser oder symbolischer Versuch, diese Gefahr abzuwenden" (Dilling et al. 2006).
Generell empfinden die Betroffenen dieses zwanghafte Verhalten als sinnleer und unwirksam und versuchen immer wieder, ihm entgegenzutreten. Dabei ist Angst in der Regel ständig vorhanden. Sie verstärkt sich entschieden, wenn die Zwangshandlungen unterdrückt werden.

Klinische Erscheinungsformen und ihre Leitsymptome

■ **Panikstörung:** Bei Patienten mit dieser Störung bestehen in der Regel plötzlich auftretende Panikattacken von etwa zehn Minuten Dauer, die folgende körperliche oder gedankliche Symptomatik haben können:
- intensives Angstgefühl mit Palpitationen (= starkes Herzklopfen)
- Herzrasen
- Schwitzen
- Kurzatmigkeit
- Würgegefühle
- Brustschmerzen
- Abdominalschmerzen
- Erbrechen
- Schwindelgefühl
- Lichtempfindlichkeit
- Depersonalisation
- Derealisation
- Kontrollverlust
- Angst, verrückt zu werden
- Missempfindungen und Hitzewallungen

Die Panikattacken können mehrmals in der Woche auftreten, sind für gewöhnlich nicht vorhersehbar und schränken die Betroffenen enorm ein (Roy-Byrne et al. 1999).

■ **Spezifische Phobien:** Sie sind charakterisiert durch eine andauernde, stark erhöhte Furcht vor einem spezifischen Objekt, einer Situation oder einem Stresserleben. Klinisch wird von vier phobischen Subtypen ausgegangen (Kessler et al. 2005):
- situationale Phobien (Ängste vor engen Räumen, Flugangst)
- Naturphobien (Ängste vor Höhe, Stürmen, Wasser etc.)
- Tierphobien (z.B. Schlangen, Spinnen, Hunde)
- Verletzungsphobien (Angst vor Blutentnahme, Angst vor Zahnarzt, Angst vor Krankenhaus)

■ **Soziale Phobie:** Die klinische Besonderheit dieser Form der Phobie sind verzerrte Selbstbilder der Betroffenen in der Öffentlichkeit. Die Betroffenen geben an, sich selbst in der sozialen Situation zu sehen, sozusagen als Beobachter, und ihre Erscheinung in dieser Situation als extrem negativ zu empfinden. Diese Selbstbilder sind in der Regel Erinnerungen an unangenehme Situationen in der Vergangenheit, von denen sich die Betroffenen nicht lösen können (Winton et al.1995).

■ **Zwangsstörungen:** Störungen dieser Art zeigen ein vergleichsweise buntes klinisches Bild, was die Inhalte der Zwänge und der Zwangshandlungen betrifft. Man geht klinisch von fünf Subtypen aus (Denys et al. 2004):

- Kontaminationszwänge mit dem Drang, sich zu reinigen/zu waschen
- Gedankenzwänge mit dem Inhalt „Habe ich jemandem etwas angetan?" oder „Habe ich das richtig gemacht?", sogenannte Doubting Obsessions
- isolierte Zwänge sexuellen und religiösen Inhaltes ohne offenen Handlungsdrang
- Ordnungszwänge (u.a. auch Wiederhol- und Zählzwang)
- Sammelzwänge

Ausschlusskriterien/Differenzialdiagnosen

Die Diagnose Panikstörung soll nicht als Hauptdiagnose verwendet werden, wenn der Betroffene bei Beginn der Panikattacken an einer depressiven Störung leidet. Unter diesen Umständen sind die Panikattacken wahrscheinlich sekundäre Folge der Depression.
Eine Zwangsstörung ist nur dann zu diagnostizieren, wenn das Zwangsgrübeln nicht während einer depressiven Episode auftritt und anhält.

Behandlung und Prognose

Für Angststörungen gibt es zwei Säulen der Therapie, Medikamente und Psychotherapie (Sihvo et al. 2008).

> Hinsichtlich der Gewichtung der Behandlungsoptionen Medikamente und Psychotherapie gibt es in der Praxis aber eine deutliche Überbetonung der medikamentösen Behandlung bei Angststörungen, die sich in diesem Ausmaß wissenschaftlich nicht rechtfertigen lässt.

Dies ist zum einen Ausdruck der Tatsache, dass viele Betroffene gar nicht erst in Kontakt zu einem Experten für ihre Erkrankung (Psychiater, Psychologe) treten, da die meisten zunächst mit ihren Symptomen zum Haus- beziehungsweise Allgemeinarzt gehen. Diese intervenieren in der Regel medikamentös und leiten die Betroffenen nicht zu Experten weiter.
Ein weiterer Grund für die medikamentenbetonte Behandlung von Angststörungen ist die Tatsache, dass in manchen Ländern, auch Industrieländern, die Versorgung mit kognitiven Verhaltenstherapeuten verbesserungsbedürftig ist – auch wenn diese die erste Therapieoption bei Angststörungen darstellen.

Für die **medikamentöse Behandlung** der Panikstörung haben sich Antidepressiva als effektivste Medikamente erwiesen. Sie können die Intensität von Panikattacken reduzieren und daraus folgend die Lebensqualität der Betroffenen zumeist verbessern. Dies gilt für Serotonin-Wiederaufnahmehemmer und sogenannte trizyklische Antidepressiva in gleichem Ausmaß. Auch die kurzfristige Gabe von Benzodiazepinen kann zu Beginn einer Behandlung zur kurzfristigen Entlastung hilfreich sein, auf eine mittel- oder gar langfristige Behandlung mit Benzodiazepinen muss aufgrund der Möglichkeit einer Abhängigkeitsentwicklung verzichtet werden (Sihvo et al. 2008).
Hinsichtlich der Effektivität **psychotherapeutischer Verfahren** bei Angststörungen gilt mit Ausnahme der Zwangsstörung generell, dass alle Verfahren gute Effekte bei allen Angststörungen bewirken. Es gibt lediglich unterschiedliche Einschätzungen darüber, welche spezifischen Verfahren bei welchen Störungen angewandt werden sollten.
Das psychologische Standardverfahren bei der Panikstörung, aber auch bei allen anderen Angststörungen, sind expositionsbasierte Verfahren und die kognitive Verhaltenstherapie. Hierbei werden Strategien wie Entspannungsverfahren, Exposition in vivo, das heißt reale Konfrontation, Exposition in sensu, das heißt Konfrontation in der Vorstellung, Panikmanagement und die sogenannte kognitive Restrukturierung durchgeführt. Die typische Behandlung der Panikstörung sieht folgenden Ablauf vor (Wolitzky-Taylor et al. 2008):

- für den Fall, dass eine Psychotherapie aufgrund des Zustandes des Patienten nicht möglich ist, kurzfristige Gabe von Benzodiazepinen
- Beginn einer kognitiven Verhaltenstherapie mit expositionsbasierten Inhalten (12 Wochen mit wöchentlicher Frequenz) und/oder Gabe von Antidepressiva für den gleichen Zeitraum
- Evaluierung der Effektivität der gewählten Therapieform durch den Arzt/Therapeut und den Betroffenen 2 und 10 Wochen nach Therapiebeendigung
- im Bedarfsfall Fortführung der kognitiven Verhaltenstherapie auf monatlicher Basis und/oder Erhöhung der Dosis beziehungsweise Wechsel des Antidepressivums oder Kombination beider Verfahren

Wie für die Panikstörung gilt auch für die spezifischen und die sozialen Phobien, dass Medikamente und psychotherapeutische Verfahren effektiv sind; hier jedoch spielen Medikamente bei der Behandlung keine gleichberechtigte, sondern eine untergeordnete Rolle.
Sollte der schwierige Verlauf einer phobischen Störung dennoch einen medikamentösen Behandlungsversuch notwendig machen, sind sinnvolle Medikamente für die Behandlung einer Phobie wiederum Antidepressiva wie Serotonin-Wiederaufnahmehemmer und die sogenannten MAO-A-Hemmer (Monoaminoxidase-A), wobei die Serotonin-Wiederaufnahmehemmer im Vergleich eine höhere Effektivität aufweisen (Stein u. Stahl 2000).
Bei spezifischen und sozialen Phobien haben expositionsbasierte Verfahren in unzähligen wissenschaftlichen Untersuchungen ihre hohe Effektivität unter Beweis gestellt. Voraussetzung ist, dass sie über einen längeren Zeitraum durch-

geführt werden. Der Erfolg der expositionsbasierten Verfahren ist dabei völlig unabhängig von der Unterform der spezifischen Phobie. Auch die kognitive Verhaltenstherapie hat sich bewährt. Ihr Fokus liegt darin, die bei diesen Erkrankungen verzerrten Interpretation der Betroffenen hinsichtlich ihrer Wirkung in der Öffentlichkeit aufzudecken und aufzulösen; außerdem sollen die Situationen, die den falschen Erinnerungen aus der Vergangenheit zugrunde liegen, identifiziert werden.

Da die Betroffenen sehr unsicher bei der Interpretation von sozialen Informationen sind, müssen diese zusätzlich in einem längeren Therapieprozess identifiziert und modifiziert werden. Die Psychotherapie bei phobischen Störungen ist für die Betroffenen aufwendig und belastend, zudem hat sich bei den meisten Betroffenen ein Vermeidungsverhalten verinnerlicht. Deshalb ist es nicht überraschend, dass nur circa 45% der Betroffenen überhaupt medizinischen und/ oder psychologischen Rat in Anspruch nehmen. Sie halten diese Erkrankung für nicht behandelbar und scheuen den Kontakt mit dem identifizierten Angstobjekt innerhalb der Therapie. Diese falsche Sicht- und Handlungsweise ist fatal und steht im Widerspruch zum nachgewiesenen Sachverhalt, dass spezifische und soziale Phobien zu den am effektivsten behandelten psychischen Erkrankungen gehören.

Auch für die Zwangsstörung gibt es medikamentöse und psychotherapeutische Behandlungsstrategien (Starcevic u. Brakoulias 2008):

Standardtherapie der Zwangsstörung ist die Kombinationsbehandlung mit den zu den Antidepressiva gehörenden Serotonin-Wiederaufnahmehemmern in hoher Dosierung und psychotherapeutischer Expositionsbehandlung. Generell kann man für den medikamentösen Teil der Therapie der Zwangsstörung feststellen, dass ihr Einsatz umso sinnvoller ist, je schwerer sich die Zwangssymptomatik darstellt.

Daneben gibt es aber zunehmend Hinweise darauf, dass in Abhängigkeit von den Zwangsinhalten auch alleinige medikamentöse und psychologische Behandlungen ähnlich gute Effekte haben.

Bei reinen Obsessionen, zum Beispiel sexueller oder religiöser Art, gibt es gute Erfolge bei der kognitiven Verhaltenstherapie in Kombination mit Expositionstraining und bei der Anwendung von atypischen Antipsychotika in niedriger Dosierung.

Bei Ordnungszwängen beziehungsweise Ritualisierungen hat die kognitive Verhaltenstherapie in Kombination mit Expositionstraining am erfolgreichsten abgeschnitten.

Bei Kontaminationszwängen haben wiederum sowohl die kognitive Verhaltenstherapie in Kombination mit Exposition als auch die Gabe von atypischen Antipsychotika positive Effekte gezeigt, Gleiches gilt für Kontrollzwänge.

Wenn der zuvor beschriebene Ablauf einer kombinierten medikamentösen und psychotherapeutischen Behandlung bei der Panikstörung eingehalten wird, ist von einer guten Prognose einer Heilung auszugehen. Gleiches gilt für die psy-

chotherapeutisch dominierte Behandlung der phobischen Störungen, es besteht die gute Prognose einer vollständiger Heilung.
Für Zwangsstörungen ist nachgewiesen, dass es bei dieser Erkrankung eine sehr starke Tendenz zur Chronifizierung gibt (Yonkers et al. 2001).

Indikation für Pferdegestützte Therapie

Menschen mit Angst- und Zwangsstörungen stehen mit Erkrankungsbeginn in der Regel zum ersten Mal in ihrem Leben einer überaus bedrohlichen Situation gegenüber – sie verlieren die Kontrolle sowohl über ihre Gedanken als auch über ihre körperlichen Reaktionen. Es ist leicht nachzuvollziehen, dass dies ein ganz einschneidendes Erlebnis im Leben dieser Menschen ist.
Die Kontrolle über gedankliche und körperliche Funktionen zurückzugewinnen, muss erstes Therapieziel einer jeden Therapie von Angststörungen sein. Für eine erfolgreiche Therapie kommt erschwerend hinzu, dass die Betroffenen durch eine erlernte Vermeidung befürchteter Situationen kurzfristig eine Besserung ihrer Symptome erfahren haben. Das bedeutet, dass eine Pferdegestützte Therapie bei Menschen mit Panikstörung und Phobien zu Beginn eher langsam und sehr kontrolliert erfolgen sollte, um die erlernten Vermeidungsmuster der Betroffenen nicht weiter zu verfestigen.
Das therapeutische Ziel, die (Wieder-) Erfahrung wirksamer Kontrollausübung, ist dadurch gut zu vermitteln, dass ein Therapiepferd auf Handlungen des Betroffenen vorhersehbar reagiert. Hier sind die Effekte Pferdegestützter Therapie sicher vergleichbar mit Effekten der rein kognitiven Therapien und der expositionsbasierten Verfahren. Zudem bildet die starke psychovegetative Komponente von Angstreaktionen, die mit typischen vegetativen und somato-muskulären Begleitreaktionen einhergehen, die Grundlage für körperorientierte Interventionen.
Effekte auf Symptomenkomplexe bei Angststörungen wurden prospektiv bislang nur in sehr kleinen Patientengruppen erhoben und von nur wenigen unabhängigen Forschungsgruppen repliziert (Scheidhacker et al. 2002). Untersuchungen bei 230 Patienten mit verschiedenen psychiatrischen Störungen ergaben jedoch ein signifikant reduziertes Angstniveau nach tiergestützten Interventionen (Barker u. Dawson 1998).
Während Menschen mit Panikstörung und Phobien durch Vermeidung bestimmter angstbesetzter Situationen einem Kontrollverlust entgehen wollen, versuchen Menschen mit einer Zwangsstörung durch ihre Handlungs- und/oder Kontrollzwänge ein Gefühl von Kontrolle herzustellen. Zudem leiden Menschen mit einer Zwangsstörung aber auch daran, dass sie im Rahmen eines pathologischen Zweifelns ihren eigenen Sinneseindrücken und Empfindungen nicht mehr vertrauen („Ist das Fenster offen oder geschlossen?“, „Tropft der Hahn oder nicht?“, „Ist die Handbremse des Wagens angezogen oder nicht?“, „Bin ich sauber oder nicht?“).
Beide Erlebensweisen sind Kernthemen der Behandlung der Zwangsstörung. Auch hier bietet die Pferdegestützte Therapie sinnvolle therapeutische Bausteine

an, zum Beispiel den körperlichen Kontakt mit einem Pferd, die Pflege eines Pferdes oder einfache Folgsamkeitsübungen.

7.6.3 Aufbau und Planung der Therapieeinheiten bei Angststörungen

Methodische und inhaltliche Aspekte

Zu Beginn der Therapie ist die Exploration des Sicherheits- und Gefahrensystems des Patienten zu erfragen und eine Hierarchisierung seiner spezifischen Ängste zu erheben. Es sollten konkrete Absprachen getroffen und dokumentiert sowie Sicherheitsmaßnahmen angeboten werden (z.B. beim Reiten: ständiger Kontakt der Therapeutin zum Unterschenkel oder Rücken des Patienten). Unbedingt muss der freiwillige Charakter der Übungen hervorgehoben werden. Das Sicherheitsbedürfnis des Klienten ist in jedem Fall anzuerkennen und zu beachten. Hilfreich ist auch die Vermittlung des „Teufelskreises der Angst" (Clark 1997).

Die Haltung des Therapeuten ist strukturiert und direktiv, dabei empathisch. Probleme und Lösungen werden klar gegliedert und somit vom Patienten als leichter zu bewältigen erlebt. Genaue Richtlinien für das Verhalten in bestimmten Situationen entlasten den Patienten (Margraf u. Schneider 1990). Eigene Erfahrungen des Therapeuten („Auch ich habe in bestimmten Situationen immer wieder Angst, die mich zur Vorsicht mahnt.") können hilfreich sein und die Offenheit des Patienten fördern, seine ganz unterschiedlichen Ängste zu thematisieren (Scheidhacker et al. 2002). Schweregradbestimmungsbögen sind oft hilfreich, um dem Klienten im Verlauf der Therapie die Fortschritte der Behandlung zu demonstrieren (Margraf u. Schneider 1990).

Umfang und Aufbau der Therapieeinheiten

Die Therapieeinheiten (TE) bei Angststörungen können für einen kürzeren Zeitraum mit 10–15 TE avisiert werden. Es empfiehlt sich ein kleinteiliges, transparentes Vorgehen. Die Anzahl und Länge der TE werden dem Patienten transparent gemacht und festgelegt. Der Patient entscheidet immer selbst, wie weit er gehen will. Jeder darf nach dem Grundsatz der *inneren Erlaubnis* zu jedem Zeitpunkt den Kontakt unterbrechen und den Ort verlassen (Mehlem 2005).

Zur Verbesserung der Morbidität und Lebensqualität bei den häufig chronifizierten Zwangsstörungen ist die Therapie und die Anzahl der TE mit 40 eher langfristig anzulegen (Taubert 2009). Gerade bei diesen Patienten ist zudem darauf zu achten, dass der Zeitrahmen der einzelnen TE nicht überschritten wird. Die Patienten neigen durch eine Umständlichkeit im Denken und Handeln und durch den typischen pathologischen Zweifel und ritualisierte Handlungsabläufe dazu, die festgelegten Zeiten erheblich zu überschreiten. Schwer

Erkrankte können krankheitsbedingt häufig zu spät oder sogar überhaupt nicht zum Termin erscheinen.

Durchführung und Ziele der Therapieeinheiten

- Die Gestaltung der Einheiten wird in ihrer wiederkehrenden Struktur besprochen:
  - Kontaktaufnahme und Wahrnehmungsübungen über Putzen und Satteln des Pferdes
  - Arbeit am Pferd zur Interaktion – Kontrolle des Pferdes
  - ritualisierter Ausklang, Pferd versorgen
- Zu Beginn sollte in der TE das „Funktionieren" (Befehlssicherheit des Pferdes) unter Beweis gestellt werden. Konkret wird zum Beispiel geklärt, wie das Pferd angehalten wird und ob/wie das Pferd gelenkt und kontrolliert werden kann. Die Kontrolle über das Tier sollte zunächst vom Therapeuten demonstriert werden und dann in Übungen der Bodenarbeit/des Führtrainings an den Patienten delegiert werden.
- Die initial erfolgssicheren Übungen am und auf dem Pferd sollten bis zu weiteren Absprachen dem Kontroll- und Sicherheitsbedürfnis des Patienten entgegenkommen. Sie dienen der Förderung äußerer und innerer Stabilität und stellen messbare Erfolgsindikatoren bereit (Schulterherein, Pylonenarbeit, Trailarbeit).
- Über Entspannungsübungen (progressive Muskelrelaxation/PMR, Körperreisen) kann das Einüben von konkreten Bewältigungsstrategien zur Verminderung von Angstsymptomen gefördert werden.
- Angststörungen können vorsichtig konfrontativ und aktiv aufgesucht werden. Verhaltensexperimente dienen der Überprüfung des Wahrheitsgehaltes bestimmter Befürchtungen (**Hypothesenfalsifizierung**). Vermeidungsverhalten (der Situation, des Ortes, der Handlung) ist der stärkste aufrechterhaltende Faktor der Angst (Salkovskis 1991).
- Bearbeitung aufsteigender Panikattacken durch Beobachtung und Beschreibung der Symptome. Hilfreiche Hinweise für den Patienten sind: Körperliche Angstsymptome sind verstärkte Stressreaktionen und nicht schädlich oder gefährlich. Bleibe trotz des Angstgefühls in der Realität, beobachte und beschreibe die Angstsymptome und was in der Umwelt geschieht. Gib der Angst Zeit, vorüberzugehen. Wichtig ist der Umgang mit der Angst, nicht ihre Vermeidung.

Wirkweisen Pferdegestützter Therapie

Die zentralen Annahmen von Angstpatienten (mangelnde Kontrolle des Innen und Außen) können durch die Erfahrung der Kontrolle über das Tier modifiziert werden. Das zentrale psychotherapeutische Element der Exposition dient der Generierung neuer Information, um Interpretationen zu entkräften, denen zufolge Katastrophen bevorstehen. Durch Konfrontationsübungen und Verhaltensexperimente mit dem physisch beeindruckenden Tier können krankheitsspezifische irrationale Annahmen (Salkovskis 1996) korrigiert werden. Unangenehm erlebte und missinterpretierte Begleiterscheinungen von Angst (z.B. erhöhte Herzschlagfrequenz) können in der Aktivität mit dem Pferd als natürlicher körperlicher Prozess interpretiert und die angstbezogenen Gedanken neutralisiert werden.

7.7 Persönlichkeitsstörungen

7.7.1 Epidemiologische Daten und Ursachen

Es gibt einige epidemiologische Untersuchungen zu Prävalenzen von Persönlichkeitsstörungen in der Allgemeinbevölkerung. Zwischen 1992 und 2007 wurden in unterschiedlichen westlichen Industrieländern wie Deutschland, den USA, Großbritannien und Schweden unterschiedlich große Bevölkerungsgruppen untersucht. Es wurden Prävalenzen von 4 400 bis 15 500/100 000 in der Allgemeinbevölkerung beschrieben, die untersuchte Alterspanne lag zwischen 18 und 70 Jahren (Ekselius et al. 2001).

Auch spezifischere Untersuchungen wurden durchgeführt, in denen Persönlichkeitsstörungen in sogenannten klinischen *Clustern* zusammengefügt wurden:

- Cluster A: „exzentrisch" (paranoid, schizoid und schizotypisch)
- Cluster B: „impulsiv" (antisozial, Borderline, histrionisch und narzisstisch)
- Cluster C: „ängstlich vermeidend" (zwanghaft, dependent und vermeidend)

Die größte dieser Untersuchungen ergab in den USA Prävalenzen von 5 700/100 000 für Cluster-A-Persönlichkeitsstörungen, 1 500/100 000 für Cluster-B- und 6 000/100 000 für Cluster-C-Persönlichkeitsstörungen, bezogen auf die letzten 5 Jahre (Lenzenweger 2007).

Die aktuellsten Untersuchungen von Persönlichkeitsstörungen in Deutschland zu ihrer Prävalenz als auch ihrer Familiarität wurden über einen jahrelangen Untersuchungszeitraum in Mecklenburg-Vorpommern an 411 Personen (Eltern und deren Kinder im Alter von 11 bis 18 Jahren zu Beginn der Untersuchung) durchgeführt und 2008 veröffentlicht. Die Prävalenzen betrugen allgemein für Persönlichkeitsstörungen 11 200/100 000 in der Elternstichprobe und 14 700/100 000 bei den am Ende der Untersuchungen mittlerweile erwachsenen, etwa 20 Jahre alten Kindern.

Bezüglich der Zuordnung in die oben beschriebenen klinischen Cluster wurden in der Elternstichprobe Prävalenzen von 3 200/100 000 für Cluster-A-, 1 200/100 000 für Cluster-B- und 8 500/100 000 für Cluster-C-Persönlichkeitsstörungen beschrieben. In der „Kinder-Stichprobe" zeigten sich Prävalenzen von 4 500/100 000 bei den Cluster-A-, 7 200/100 000 bei den Cluster-B- und 8 700/100 000 bei den Cluster-C-Persönlichkeitsstörungen. Diese Prävalenzangaben zeigen eindeutig, dass erwachsene Kinder aus Familien mit Persönlichkeitsstörungen selbst häufiger eine Persönlichkeitsstörung aufweisen. Das Risiko ist bei den Cluster-B-Persönlichkeitsstörungen besonders hoch.

Inwieweit diese deutlich höheren Prävalenzen der Kinder-Stichprobe bei den Cluster-B-Persönlichkeitsstörungen Ergebnis einer genetischen Veranlagung und/oder ein Abbild von durch Erziehung und Modellfunktion geprägten Verhaltensmustern sind, kann anhand dieser Art von Untersuchungen nicht hinreichend beurteilt werden. Belastbare Untersuchungen bezüglich der Inzidenz von Persönlichkeitsstörungen liegen bisher noch nicht vor.

Generell ist die Diskussion hinsichtlich der **Ursachen von Persönlichkeitsstörungen** im Vergleich zu anderen psychiatrischen Krankheitsbildern noch am Anfang. Zwar spielt auch bei diesen psychiatrischen Erkrankungen die Interaktion von Genen und Umwelt und/oder Lebensumfeld der Betroffenen eine Rolle, die Bedeutung der Umweltfaktoren scheint aber bei diesen Erkrankungen deutlich größer zu sein (Livesley u. Jang 2008).

Eine genetische Veranlagung besteht wahrscheinlich weniger für eine bestimmte Persönlichkeitsstörung; vielmehr werden ein bestimmtes Temperament beziehungsweise Persönlichkeitseigenschaften oder auch Neurotizismen vererbt (Rijsdijk et al. 2009).

Auch Impulsivität, eine Eigenschaft, die jeder Mensch mehr oder weniger ausgeprägt aufweist, scheint in Teilen eine genetische Grundlage zu haben. Wegen dieser recht überraschenden Befunde zur Vererbung von Persönlichkeitsstörungen und Persönlichkeit stellt die psychobiologische Emotionsforschung einen der derzeit am kontroversesten diskutierten Forschungsbereiche der gesamten Wissenschaft dar (Canli 2008).

Psychosoziale Risikofaktoren für die Entwicklung einer Persönlichkeitsstörung können unter anderem sein:

- Vernachlässigung in der Kindheit und Missbrauch von Kindern, zum Beispiel bei der paranoiden Persönlichkeitsstörung
- herzlose, nüchterne Erziehung, zum Beispiel bei der schizoiden Persönlichkeitsstörung
- desillusionierende Erfahrungen von Kindern in Bezug auf die Eltern, zum Beispiel bei der narzisstischen Persönlichkeitsstörung
- unreife Verteidigungsmechanismen und das Beibehalten ambivalenter (= gegensätzlicher) Emotionen mit fehlender Integration dieser Ambivalenz, zum Beispiel bei der Borderline-Persönlichkeitsstörung

Es herrscht unter Experten Übereinstimmung darüber, dass ein emotional intaktes Umfeld ganz entscheidend dafür ist, ob ein Mensch eine Persönlichkeitsstörung entwickelt oder nicht. Das betrifft sowohl die Kind-Eltern-Interaktion als auch die Interaktion in altersentsprechenden Bezugsgruppen.

Die verschiedenen **Erklärungsansätze der Psychologie** bezüglich der Ursachen von Persönlichkeitsstörungen bewerten entsprechend ihres theoretischen Hintergrundes einzelne Aspekte stärker als andere.

Die **Verhaltenstherapie** sieht ein dysfunktionales soziales Umfeld und eventuelle traumatische Erlebnisse als ursächlich für die Entwicklung einer Persönlichkeitsstörung an.
Lerntheoretische Ansätze betonen, dass Persönlichkeitsstörungen im Kern ein gelerntes Verhalten darstellen. Prinzipien des operanten Konditionierens (Beeinflussen durch positive oder negative Verstärkung) sowie des Modell-Lernens, also des Lernens am Beispiel, würden dazu führen, dass Verhaltensmuster verstärkt werden.
Die **Tiefenpsychologie** wiederum sieht Störungen in der kindlichen Entwicklung als ursächlich oder begünstigend für die Ausbildung von Persönlichkeitsstörungen an.

7.7.2 Persönlichkeitsstörungen aus klinisch-psychiatrischer Sicht

Die bei Persönlichkeitsstörungen klinisch im Vordergrund stehenden starren, pathologischen Verhaltensmuster zeigen in den bekannten klinischen Kernbereichen, die pathologisch beschrieben werden können, in der Regel wenig Auffälligkeiten und Defizite. Diese treten erst auf, wenn sich aus den pathologischen Verhaltensmustern heraus reaktiv depressive Zustandsbilder entwickeln. In diesem Fall klagen die Betroffenen dann über typische depressive Symptome wie Konzentrationsstörungen im Bereich Kognition, Grübeln im Bereich formales Denken, Insuffizienzerleben im Bereich inhaltliches Denken, eine depressive Stimmungslage und Auffälligkeiten im Affekt. Auch Störungen des Schlafes und des Appetits sind dann nicht selten.

Definitionskriterien nach ICD-10

Persönlichkeitsstörungen (ICD-10: F60) sind nach ICD-10 (Dilling et al. 2006) folgendermaßen definiert:

> Persönlichkeitsstörungen sind (...) tief verwurzelte, anhaltende Verhaltensmuster, die sich in starren Reaktionen auf unterschiedliche persönliche und soziale Lebenslagen zeigen. Sie verkörpern gegenüber der Mehrheit der betreffenden Bevölkerung deutliche Abweichungen im Wahrnehmen, Denken, Fühlen und in den Beziehungen zu anderen. Solche Verhaltensmuster sind meistens stabil und beziehen sich auf vielfältige Bereiche des Verhaltens und der psychologischen Funktionen. Häufig gehen sie mit einem unterschiedlichen Ausmaß persönlichen Leidens und gestörter sozialer Funktionsfähigkeit einher."

Der Beginn von Persönlichkeitsstörungen ist in der Regel im frühen Erwachsenenalter.
In einem anderen psychiatrischen Klassifikationssystem, dem amerikanischen *Diagnostic and Statistical Manual of Mental Disorders*, dem DSM-IV (APA 1994), werden Persönlichkeitsstörungen unter anderem aus diesen Gründen auf

einer eigenen Achse (der sogenannten Achse II) klassifiziert und damit von anderen psychischen Störungen wie Schizophrenie und depressive Störung (sogenannte Achse I) abgegrenzt.
Des Weiteren werden im DSM-IV die einzelnen Persönlichkeitsstörungen ebenfalls in die drei beschriebenen klinischen Cluster A–C gruppiert. Diese klinische Einteilung der Persönlichkeitsstörungen hat sich sehr bewährt und wird deshalb in den folgenden Beschreibungen von Klinik, Behandlung und Prognose von Persönlichkeitsstörungen beibehalten.

Klinische Erscheinungsformen und ihre Leitsymptome

■ **Cluster-A-Persönlichkeitsstörungen:** Dazu gehören die paranoide-, die schizoide und die schizotypische Persönlichkeitsstörung.
Die **paranoide Persönlichkeitsstörung** (ICD-10: F60.0) ist gekennzeichnet durch übertriebene Empfindlichkeit gegenüber Zurückweisung, durch Nachtragen von Kränkungen, Misstrauen sowie eine Neigung, Erlebtes zu verdrehen. Es besteht eine Neigung zu wiederkehrenden unberechtigten Verdächtigungen hinsichtlich der sexuellen Treue des Sexualpartners sowie streitsüchtiges und beharrliches Bestehen auf eigenen Rechten. Die Betroffenen neigen zu überhöhtem Selbstwertgefühl und häufiger, übertriebener Selbstbezogenheit.
Typische Denkschemata von Menschen mit **schizoider Persönlichkeitsstörung** (ICD-10: F60.1) sind: „Es geht mir besser, wenn ich alleine bin", „Was andere über mich denken, ist mir gleichgültig", „Beziehungen verwirren nur". Klinische Leitsymptome dieser Störung sind eine generelle Verschlossenheit, Einzelgängertum, Gleichgültigkeit und mangelnde soziale Kompetenz. Des Weiteren imponiert eine eingeschränkte emotionale Ausdrucks- und Erlebnisfähigkeit.
Ein Mensch mit einer **schizotypischen Persönlichkeitsstörung** (ICD-10: F21) zeigt erhebliche Defizite im zwischenmenschlichen Kontakt und weist ein eigentümlich bizarres Verhalten mit inadäquatem Affekt auf. Es bestehen ausgeprägte soziale Ängste und soziale Isolation. Denkmuster sind: „Wenn Fremde mich ansprechen, ist das unangenehm" und „Ich gehöre nicht dazu".

■ **Cluster-B-Persönlichkeitsstörungen:** Sie fassen die antisoziale Persönlichkeitsstörung, die emotional-instabile Persönlichkeitsstörung vom Borderline-Typus, die histrionische Persönlichkeitsstörung und die narzisstische Persönlichkeitsstörung zusammen.
Eine **antisoziale oder dissoziale Persönlichkeitsstörung** (ICD-10: F60.2) liegt dann vor, wenn die Betroffenen soziale Verpflichtungen missachten, eine deutliche Diskrepanz zwischen herrschenden sozialen Normen und dem eigenen Verhalten besteht, eine geringe Frustrationstoleranz vorliegt sowie eine niedrige Schwelle für aggressives Verhalten offenkundig ist.
Eine **Persönlichkeitsstörung vom Borderline-Typus** (ICD-10: F60.3) wird bei mehrheitlichem Vorliegen folgender Kriterien diagnostiziert:

- verzweifeltes Bemühen, ein reales oder imaginäres Alleinsein zu verhindern

- Muster von instabilen und intensiven zwischenmenschlichen Beziehungen, das durch einen Wechsel zwischen den Extremen der Überidealisierung und der Abwertung gekennzeichnet ist
- ausgeprägte und andauernde Instabilität des Selbstbildes oder des Gefühls von sich selbst
- Impulsivität in mindestens zwei potentiell selbstschädigenden Aktivitäten (z.B. Geldausgeben, Sexualität, Substanzmissbrauch, rücksichtsloses Fahren, Essanfälle)
- wiederholte Suiziddrohungen, -andeutungen oder -versuche oder andere selbstverstümmelnde Verhaltensweisen
- Instabilität im affektiven Bereich, die durch eine ausgeprägte Orientierung an der akuten Stimmung gekennzeichnet ist (z.B. intensive episodische Niedergeschlagenheit, Reizbarkeit oder Angst, wobei diese Zustände gewöhnlich einige Stunden oder, in seltenen Fällen, länger als einen Tag andauern)
- chronisches Gefühl der Leere
- übermäßige, starke Wut oder Unfähigkeit, die Wut zu kontrollieren (z.B. häufige Wutausbrüche, andauernde Wut oder Prügeleien)
- andauernde, stressabhängige wahnhafte Phantasien oder schwere dissoziative Symptome

Eine **histrionische Persönlichkeitsstörung** (ICD-10: F60.4) imponiert durch eine oberflächliche und labile Affektivität der Betroffenen, einer Dramatisierung bezüglich der eigenen Person, durch einen theatralischen, übertriebenen Ausdruck von Gefühlen, durch Suggestibilität und ein andauerndes Verlangen nach Aufregung und Anerkennung durch Aufmerksamkeit.
Eine **narzisstische Persönlichkeitsstörung** (ICD-10: F60.8) ist durch ein tiefgreifendes Muster von Großartigkeit, das Bedürfnis nach Bewunderung und einen Mangel an Einfühlungsvermögen gekennzeichnet. Die Betroffenen nehmen sich selbst in übertriebenem Maße wichtig, überschätzen sich und ihre Fähigkeiten, sehen sich als einzigartig an, erwarten von anderen bevorzugte Behandlung, gleichzeitig fehlt ihnen aber die Fähigkeit zum mitfühlenden Verstehen. Es bestehen Phantasien von grenzenlosem Erfolg, Macht, Schönheit oder idealer Liebe. Die Betroffenen weisen ein brüchiges Selbstwertgefühl auf, sind oft neidisch und erwarten Neid von anderen, sie sind sehr sensibel gegenüber Kritik oder Niederlagen. In zwischenmenschlichen Beziehungen imponiert ein ausbeuterisches Verhalten, Leistungen anderer werden generell abgewertet, eine verächtliche, herablassende Haltung gegenüber der Umwelt wird eingenommen.

■ **Cluster-C-Persönlichkeitsstörungen:** Sie bündeln die zwanghafte Persönlichkeitsstörung, die dependente Persönlichkeitsstörung und die vermeidende Persönlichkeitsstörung.
Bei einer **zwanghaften Persönlichkeitsstörung** (ICD-10: F60.5) müssen mindestens vier der folgenden Kriterien zutreffen:

- Der Betroffene beschäftigt sich übermäßig mit Details, Regeln, Listen, Ordnung, Organisation und Plänen, so dass der wesentliche Gesichtspunkt der Aktivität verloren geht.
- Er zeigt einen Perfektionismus, der die Aufgabenerfüllung behindert.
- Er verschreibt sich übermäßig der Arbeit und Produktivität unter Ausschluss von Freizeitaktivitäten und Freundschaften.
- Er ist ausgesprochen gewissenhaft, skrupulös und rigide in Fragen von Moral, Ethik und Werten.
- Er ist nicht in der Lage, verschlissene oder wertlose Dinge wegzuwerfen, selbst wenn sie nicht einmal Gefühlswert besitzen.
- Er delegiert nur widerwillig Aufgaben an andere oder arbeitet nur ungern mit anderen zusammen, wenn diese nicht genau seine Arbeitsweise übernehmen.
- Er ist geizig sich selbst und anderen gegenüber; Geld muss im Hinblick auf befürchtete künftige Katastrophen gehortet werden.
- Er zeigt Rigidität und Halsstarrigkeit.

Personen mit einer **dependenten Persönlichkeitsstörung** (ICD-10: F60.7) verlassen sich bei kleineren oder größeren Lebensentscheidungen passiv auf andere Menschen. Die Störung ist gekennzeichnet durch große Trennungsangst, Gefühle von Hilflosigkeit und Inkompetenz, durch eine Neigung, sich den Wünschen Älterer und anderer unterzuordnen, sowie durch ein Versagen gegenüber den Anforderungen des täglichen Lebens. Im intellektuell-emotionalen Bereich kann Kraftlosigkeit auftreten; bei Schwierigkeiten besteht die Tendenz, die Verantwortung anderen zuzuschieben.

Eine **vermeidende Persönlichkeitsstörung** (ICD-10: F60.6) ist durch Gefühle von Anspannung und Besorgtheit, Unsicherheit und Minderwertigkeit gekennzeichnet. Es besteht eine andauernde Sehnsucht nach Zuneigung und Akzeptiertwerden, eine Überempfindlichkeit gegenüber Zurückweisung und Kritik mit eingeschränkter Beziehungsfähigkeit. Die Betroffenen neigen zur Überbetonung potentieller Gefahren oder Risiken alltäglicher Situationen bis hin zur Vermeidung bestimmter Aktivitäten.

Ausschlusskriterien/Differenzialdiagnosen

Liegen für Persönlichkeitsstörungen typische Verhaltensmuster vor, sollten zunächst die Diagnosen einer organischen Persönlichkeitsstörung und einer andauernden Persönlichkeitsänderung nach Extrembelastung ausgeschlossen werden.

Die organische Persönlichkeitsstörung ist durch eine auffällige Veränderung des gewohnten Verhaltensmusters charakterisiert und betrifft die Äußerung von Affekten, Bedürfnissen und Impulsen. Eine Beeinträchtigung der kognitiven Fähigkeiten und des Denkvermögens sowie ein verändertes Sexualverhalten können ebenfalls Teil des klinischen Bildes sein. Dieser Störung liegt im Gegensatz zu den Persönlichkeitsstörungen des Clusters A, B und C eine organische

Ursache zugrunde, zum Beispiel Abbauprozesse des Frontalhirns oder ein Gehirntumor.
Eine andauernde Persönlichkeitsänderung nach Extrembelastung ist eine wenigstens über 2 Jahre bestehende Persönlichkeitsänderung infolge einer Belastung katastrophalen Ausmaßes.
Differenzialdiagnostisch sind bei der Diagnose von Persönlichkeitsstörungen die einzelnen Störungen innerhalb der jeweiligen Cluster A, B und C zu erwägen.

Behandlung und Prognose

Prinzipiell gibt es auch für Persönlichkeitsstörungen drei Säulen der Therapie, nämlich:

- psychotherapeutische Verfahren
- Medikamente
- Soziotherapie

Die bei weitem am häufigsten durchgeführte Therapieoption bei Persönlichkeitsstörungen sind psychotherapeutische Verfahren. Die anderen Säulen der Therapie, Medikamente und Soziotherapie, werden eher nachrangig als zusätzliche, kurzfristig emotional und sozial ausgleichende Stabilisatoren eingesetzt.
Als **Psychotherapieverfahren** stehen neben der kognitiven Verhaltenstherapie und der tiefenpsychologisch fundierten Psychotherapie auch die Gesprächstherapie zur Verfügung. Unabhängig davon, welches Therapieverfahren zur Behandlung von Persönlichkeitsstörungen durchgeführt wird, gibt es ein für die Praxis sinnvolles Entscheidungsmodell, das alle Psychotherapieschulen mehr oder minder fokussiert anbieten.
Zum einen kann die Behandlung in einer **nieder- bis mittelfrequenten Therapie** zur Stabilisierung, Nachentwicklung oder Flexibilität der Persönlichkeit bestehen; ihre Therapiebausteine sind:

- Aufbau einer zuverlässigen therapeutischen Beziehung
- gemeinsames Erarbeiten von Behandlungszielen
- Zurückgreifen auf Ressourcen
- Stärkung und Ermutigung
- Entwicklung von Problemlösestrategien
- Aufdecken typischer Beziehungsmuster
- Erarbeitung von Zusammenhängen zwischen biografischen Erfahrungen und heutigen Beziehungsmustern

Zum anderen kann die Behandlung auch als kurzfristige **Krisenintervention** bei lebenssituativen Zuspitzungen und Konflikten erfolgen mit folgenden Therapiebausteinen:

- Herausarbeitung des vorrangigen Problemfeldes
- Entwicklung von Problemlösestrategien
- Verwendung von Übungstechniken

- Einbeziehung der Konfliktpartner
- baldige soziale Reintegration

Die Psychotherapie von Persönlichkeitsstörungen ist in der Regel eine längerfristige, mindestens mehrmonatige Behandlungsoption und fordert von den behandelnden Therapeuten ein Höchstmaß an empathischem, mitfühlendem Verstehen und Ausdauer.

Denn die Lebensrealität lehrt, dass Menschen dazu tendieren, eher ihre private und soziale Umwelt „um ihre Störung herum" aufzubauen, als in einem mühsamen Lernprozess eigene Verhaltensmuster zu hinterfragen und gegebenenfalls zu verändern. Insofern ist eine Heilung im Sinne eines vollständigen Ablegens erlernter Verhaltensmuster, zumal mit zunehmendem Alter, schwierig zu erreichen. Letztlich findet ein Mensch mit einer Persönlichkeitsstörung nur deshalb den Weg zur Psychotherapie, weil sein privates und soziales Umfeld in einem nicht mehr erträglichen Ausmaß derangiert ist. Wird dieses Ausmaß zu Beginn der Psychotherapie durch erste Interventionen spürbar verringert, nehmen die Betroffenen dies nicht selten zum Anlass, sich weiteren emotionalen Belastungen durch die Psychotherapie zu entziehen.

Die Anwendung von **Medikamenten** bei Persönlichkeitsstörungen ist kurz- und mittelfristig dann sinnvoll, wenn sehr starke soziale Beeinträchtigungen mit entsprechender reaktiver Stimmungsverschlechterung bestehen, wenn im Verlauf der Störung suizidale Krisen auftreten und wenn die Betroffenen für eine Psychotherapie generell oder in den ersten Therapiestunden emotional noch zu instabil sind. Zu behandelnde klinische Symptome sind hierbei kognitive Störungen, Unruhe- und Erregungszustände, soziale Ängste, starke Stimmungsschwankungen, impulsives Verhalten sowie Fremd- und Eigenaggressivität. Geeignete Medikamente sind entweder Antidepressiva oder atypische Antipsychotika in eher niedriger Dosierung.

Die **Soziotherapie**, früher eher eine Domäne in der Behandlung der Schizophrenie, hat in den letzten Jahren zunehmend auch in der Behandlung von Persönlichkeitsstörungen eine wichtige Bedeutung erlangt, da die Situation am Arbeitsplatz oder die Ausbildungssituation der Betroffenen mitunter verheerend ist. Ihr soziales Leid ist nicht selten ebenso groß wie ihr emotionales. Deshalb ist eine Konsolidierung im sozialen Bereich als therapeutisch sinnvoller Verstärker des Selbstwertes der Betroffenen anzusehen.

Hinsichtlich der **Prognose** der Cluster-A-, Cluster-B- und Cluster-C-Persönlichkeitsstörungen gibt es nur sehr wenige Untersuchungen. Diese zeigen, dass eine deutliche Reduktion der klinischen Symptome oder eine Abschwächung der Intensität der Symptome bei allen Persönlichkeitsstörungen erreicht werden kann. Bei der Persönlichkeitsstörung vom Borderline-Typus zum Beispiel wurde 7 Jahre nach Diagnosestellung und mindestens 2 Jahre nach Therapieende ein vollständiges Fehlen klinischer Symptomatik bei 50% der Betroffenen beschrieben (Links et al. 1998).

Indikation für Pferdegestützte Therapie

Aus psychiatrischer Sicht muss die Anwendung Pferdegestützter Therapie bei Persönlichkeitsstörungen differenziert betrachtet werden. Von ganz entscheidender Bedeutung ist die Frage, ob die Betroffenen eine ausreichende emotionale Stabilisierung aufweisen, um eine Tier-Mensch-Beziehung aufzunehmen beziehungsweise zu gestalten. Definitionsgemäß sind bei allen Persönlichkeitsstörungen Beziehungsgestaltungen generell mehr oder weniger defizitär. Daher kann nicht davon ausgegangen werden, dass eine Mensch-Tier-Beziehung per se davon ausgenommen ist. Es ist in diesem Kontext also ganz entscheidend, dass dem Therapeuten die einzelnen, den jeweiligen Persönlichkeitsstörungen zugrunde liegenden Verhaltens- und Beziehungsmuster bekannt sind. Zu Beginn sollte – analog zur Psychotherapie – behutsam erkundet werden, bis zu welcher Intensität von Emotionalität die Betroffenen im Kontakt mit dem Tier fähig sind. Ganz besonders gilt dies für Menschen mit einer antisozialen Persönlichkeitsstörung, in deren klinischer Vorgeschichte oftmals auch tierquälerische Aktivitäten zu finden sind. Es existieren bisher nur eingeschränkte Erkenntnisse für die Behandlung antisozialer Persönlichkeitsstörungen bei Erwachsenen sowie für Verhaltensstörungen bei Kindern und Jugendlichen (Schultz et al. 2007).
Für die Behandlung substanzabhängiger, straffällig gewordener Frauen, bei denen häufig auch eine Persönlichkeitsstörung besteht, wurden in einer kleinen Behandlungsgruppe gute Behandlungserfolge bezüglich der Veränderungs- und Abstinenzmotivation berichtet (Pollack 2009).

7.7.3 Aufbau und Planung der Therapieeinheiten bei Persönlichkeitsstörungen

Methodische und inhaltliche Aspekte

Alle evaluierten Therapiestrategien für Persönlichkeitsstörungen sind auf die Verbesserung der Beziehungskompetenz im gesamten psychosozialen Gefüge ausgerichtet. In der individuumzentrierten Therapie (die allein angewandt wenig effektiv ist) bestehen Wirksamkeitsnachweise vor allem für verhaltenstherapeutische Strategien mit Klärungs- und Bewältigungshilfen wie zum Beispiel Problemlösetraining, Stressbewältigung und Emotionsregulation (Schmidtchen 2001). An die Beziehungsfähigkeit des Pferdes und an seine Fähigkeit zur sensiblen, aufmerksamen Spiegelung und gleichzeitigen selbstbewussten Abgrenzung werden in der Arbeit mit dieser Patientengruppe besonders hohe Ansprüche gestellt.
Auch die Möglichkeit schädigenden, impulsiven oder konkret aggressiven Verhaltens gegen das Pferd bei vorliegenden Impulskontrolldefiziten oder mangelnder Frustrationstoleranz verdient unbedingte vorherige Evaluation, Beachtung und im konkreten Fall sofortiges, korrigierendes Eingreifen. Entgegen mancher Befürchtung, dass Patienten sich aufgrund ihrer starken Dissoziationsneigung

beim Reiten gefährden könnten, setzen manche Therapeuten gerade die feine Wahrnehmung der Tiere ein, um subtilere dissoziative Zustände zu identifizieren und durch starke Umweltreize zu beenden (Shambo 2009).

Umfang und Aufbau der Therapieeinheiten

Die längerfristige Planung von mindestens 30 Therapieeinheiten (TE) ist sinnvoll. Gruppentherapeutische Ansätze fördern die soziale Kompetenz, und nicht wertendes Feedback durch Gruppenmitglieder kann als korrigierendes Element genutzt werden. Es stehen die frühzeitige freie Beobachtung, Kontaktaufnahme und dialogische Interaktion zwischen Patient und Pferd im Vordergrund, im weiteren Verlauf der Therapie auch ohne Intervention des Therapeuten.

Durchführung und Ziele der Therapieeinheiten

- Übende Interventionen mit mittlerem bis höherem Schwierigkeitsgrad (Parcours- und Trailarbeit) fördern Alltagsbewältigungsstrategien und die Bewältigung gemeinsamer Aufgaben.
- Die Schwerpunkte in allen TE bilden interaktionelle Übungen mit dem Pferd, die es ermöglichen, vom Patienten gewählte Kommunikationsstrategien als eindeutig, kongruent und nachhaltig zu interpretieren.
- Der Fokus liegt auf der Freiarbeit, initial mit einem ruhigen, aufgeschlossenen Pferd, das sich auch auf zweideutige Signalgebung reagibel erweist. Es findet eine erste Richtungsbestimmung und das Anhalten des freilaufenden Tieres auf einem eingegrenzten, nicht zu großen Platz statt.
- Es finden Entspannungsübungen und wiederkehrende versorgende Einheiten am Pferd statt.
- Übungen in kleinen Gruppen fördern den natürlichen Dialog und die Kommunikation bei gegenseitiger Hilfestellung, aber auch die Fähigkeit zur Abgrenzung.
- Es ist selbstverständlich, dass die frühe selbstständige Arbeit des Patienten mit dem Pferd unter Berücksichtigung der notwendigen Sicherheitsmaßnahmen erfolgt.
- Bodenarbeit (Führ- und Longiertraining mit Pylonen, Kontrolle über alle drei Gangarten des Tieres) unterstüzen die Selbstwirksamkeit des eigenen Ausdrucks und laden zu seiner Modifizierung ein. Hier empfiehlt sich ein aktiveres Pferd, das eindeutige Signalgebung einfordert.
- Eindeutige Rückmeldungen des Pferdes auf der Verhaltensebene fördern die Wahrnehmung und Bewertung eigener Emotionen und innerer Zustände im Sinne verbesserter Achtsamkeit.

Wirkweisen Pferdegestützter Therapie

Die klare und nicht wertende Kontaktaufnahme des Pferdes als hierarchisches Herdentier mit natürlichen Abgrenzungsstrategien kann als Modell für adäquate Schutz- und Regulationsmechanismen dienen und so zur Aufrechterhaltung von Grenzen trotz echter Beziehungsaufnahme und Bindung beitragen.
Die nonverbale, direkte Kommunikationsebene des Pferdes lässt keine Inkongruenz zwischen Handlung und Motivation zu. Die rückspiegelnde Funktion des Tieres kann Selbstwahrnehmung/selbstreflexive Bewusstheit sowie die Selbstakzeptanz und das Empfinden einer konkreten Ich-Identität fördern. Das Pferd ist zudem nicht sensibel für dysfunktionale Verhaltensmuster. Somit wird Autonomie vermieden, die durch Delegation der persönlichen Verantwortung für das eigene Erleben und Handeln entsteht. Beziehungsphänomene wie Kontaktabbrüche, Präventivangriffe oder pathologische Regression im Sinne einer Spaltungsdynamik werden im Kontakt zum Tier nicht wirksam (Votsmeier-Röhr 2001).
Das Interaktionsverhalten des Pferdes kann in Analogie zu den Grundsätzen der sogenannten *dialogischen Haltung* (Buber 1984) interpretiert werden: Präsenz durch Einbringung in die Interaktion, Wahrnehmung des anderen bei Wahrung der eigenen Zentriertheit, Bestätigung durch Anerkennung und Akzeptanz des Gegenübers, so wie es im Moment ist, bei gleichzeitiger Konfrontation mit echtem Feedback.
Die Identifizierung, Akzeptanz und Verbalisierung eigener, auch widersprüchlicher Gefühle und Befindlichkeiten kann gegenüber dem „Vertrauensobjekt“ Pferd leichter gelingen. Das Pferd übt zudem Modellfunktionen aus: Es gibt direkte und konkrete Mitteilung über die eigene Befindlichkeit, es „sorgt für sich selbst“.

7.8 Posttraumatische Belastungsstörung

7.8.1 Epidemiologische Daten und Ursachen

Da die Diagnose Posttraumatische Belastungsstörung (PTBS) zunächst nichts über den Inhalt des erlebten Traumas aussagt, haben große epidemiologische Studien Prävalenzraten der Posttraumatischen Belastungsstörung bei spezifischen Traumen, aber auch die Zuordnung der Traumen zu beiden Geschlechtern untersucht. Generell scheint es eine diskrete Häufung posttraumatischer Belastungsstörungen bei Frauen zu geben, allerdings sind Frauen bestimmten Gefahrensituationen (Belästigungen, Vergewaltigungen) auch wesentlich häufiger ausgesetzt.
Studien aus den USA haben gezeigt, dass 5–6% aller Männer und 10–14% aller Frauen einmal in ihrem Leben eine Posttraumatische Belastungsstörung entwickelt haben, was diese Erkrankung zur vierthäufigsten aller psychiatrischen Erkrankungen macht (Breslau et al. 1997). Man weiß heute auch, dass interper-

sonelle Traumen höhere Raten an Posttraumatischen Belastungsstörungen mit sich bringen als Autounfälle und Naturkatastrophen. Ein Trauma, das einen ganz besonders hohen Stellenwert einnimmt, ist der plötzliche, unerwartete Tod eines nahestehenden Menschen.
In Abhängigkeit der Prävalenz einzelner Traumen zeigen sich folgende Prävalenzen für aus den Traumen resultierende Posttraumatische Belastungsstörungen (Kessler et al. 1995):

- **Vergewaltigung**: Prävalenz des Traumas beträgt bei Männern 700 von 100 000, bei Frauen 9 200 von 100 000. Eine daraus resultierende Posttraumatische Belastungsstörung zeigt sich bei 65% der Männer und 46% der Frauen. Das bedeutet, Männer weisen nach einer Vergewaltigung häufiger eine Posttraumatische Belastungsstörung auf.
- **körperliche Gewalt**: Prävalenz des Traumas beträgt bei Männern 11 000 von 100 000, bei Frauen 7 000 von 100 000. Daraus entwickelt sich eine Posttraumatische Belastungsstörung bei 1,8% der Männer und 21% der Frauen. Das bedeutet, Frauen zeigen deutlich häufiger psychische Störungen infolge einer körperlichen Gewalterfahrung.
- **Naturkatastrophen**: Naturkatastrophen ereignen sich im Leben von 19 000 von 100 000 Männern und 15 000 von 100 000 Frauen, eine aus diesem Trauma folgende Posttraumatische Belastungsstörung zeigt sich bei 3,7% der Männer und 5,4% der Frauen.
- **Zeuge eines Todesfalles/einer schweren Verletzung**: Ein solches Ereignis widerfährt 40 000 von 100 000 Männern und 19 000 von 100 000 Frauen. Daraus entwickelt sich eine Posttraumatische Belastungsstörung bei 9% der Männer und 3% der Frauen.
- **Trauma generell**: 60 000 von 100 000 Männern und 51 000 von 100 000 Frauen widerfährt in ihrem Leben irgendein Trauma, 6% der Männer und 13% der Frauen entwickeln daraufhin eine Posttraumatische Belastungsstörung.

Auch die Lebenszeitprävalenz für eine Posttraumatische Belastungsstörung ist mit 1–10% deutlich höher als zum Beispiel bei einer Schizophrenie.
Wie bei den Prävalenzraten unterscheiden sich auch die Inzidenzraten für Posttraumatische Belastungsstörungen traumaspezifisch (Wittchen et al. 2009):

- Vergewaltigung, sexueller Missbrauch, Folter: Inzidenzraten bis zu 65%
- Kriegsopfer: Inzidenzrate von 20%
- Brustkrebspatientinnen: Inzidenzrate von 19%
- Betroffene von Autounfall, Naturkatastrophen etc.: Inzidenzraten von 2–12%

Wie bei den anderen psychischen Störungen gibt es auch für die Posttraumatische Belastungsstörung Hinweise, dass sowohl **biologische** als auch **psychologische Bedingungen** für die Entwicklung oder den Ausbruch dieser Erkrankung notwendig sind. Im Unterschied zu anderen psychischen Erkrankungen aber sind bei der Posttraumatischen Belastungsstörung die genetischen Grundlagen einzelner klinischer Symptome bereits gut belegt. Die biologische For-

schung ist bei der Posttraumatischen Belastungsstörung im Vergleich zu den schizophrenen Erkrankungen oder depressiven Störungen also über den Beleg familiärer Belastung hinaus und bereits einen Schritt weiter (Yehuda 2002).
Biologische Veränderungen bei der Posttraumatischen Belastungsstörung sind erhöhte Konzentrationen des Neurotransmitters Noradrenalin im Gehirn, eine erhöhte Empfindlichkeit stressbezogener Strukturen im Gehirn und eine erhöhte Konzentration von Schilddrüsenhormonen. Bei posttraumatischer Belastungsstörung sind die Regelkreise dieser Neurotransmitter oder Strukturen pathologisch verändert (Mason et al. 1994). Zudem konnten Veränderungen in bestimmten Arealen des Gehirns via bildgebender Untersuchungen festgestellt werden, die im weitesten Sinne mit Angst und Fluchtverhalten sowie Gedächtnisprozessen zu tun haben (Gilbertson et al. 2002; Yehuda 2004; Kitayama et al 2005).
Psychologisch begründet wird bei posttraumatischer Belastungsstörung die Aufrechterhaltung der vorliegenden psychopathologischen Symptome wie zum Beispiel die depressive Stimmungslage, das Vermeidungsverhalten und die Antriebsverminderung. Das Leben in ständiger Furcht überfordert die Betroffenen in der Regel maßlos, bisherige Kompensationsmechanismen funktionieren nicht mehr, die Betroffenen meiden Gedanken und Gefühle, die mit dem Trauma in Zusammenhang stehen. Diese Vermeidung führt aber nur zu einer scheinbaren und kurzfristigen Stabilisierung. Mittel- und langfristig steht das Vermeidungsverhalten einer Löschung von Furcht im Wege und stabilisiert zum Beispiel bei einem Gewaltopfer irrationale Überzeugungen über das reale Auftreten von Gewaltverbrechen. Die Betroffenen schämen sich zumeist für ihre starken emotionalen Reaktionen auf das Trauma.

7.8.2 Posttraumatische Belastungsstörung aus klinisch-psychiatrischer Sicht

Aus psychiatrischer Sicht ist die psychopathologische Symptomatik bei posttraumatischer Belastungsstörung vor allem in den Bereichen Kognition im Sinne von Konzentrationsstörungen, im Bereich formales Denken im Sinne von Gedankenkreisen und Grübeln, im Bereich inhaltliches Denken im Sinne von Schuldvorwürfen, Insuffizienzerleben und Nachhallerinnerungen, im Bereich Stimmung im Sinne von Niedergestimmtheit und in den Bereichen Schlaf und Libido im Sinne von Schlafstörungen und Libidoverlust zu finden. Sinnestäuschungen und Wahnvorstellungen treten bei der Posttraumatischen Belastungsstörung in der Regel nicht auf

Definitionskriterien nach ICD-10

Die Posttraumatische Belastungsstörung ist im ICD-10 im Kapitel *Neurotische, Belastungs- und somatoforme Störungen* eingegliedert und dort unter *Reaktionen auf schwere Belastungen und Anpassungsstörungen*. Bei allen anderen psychischen Erkrankungen, bei denen schwere psychosoziale Belastungen, sogenannte Life-

Events, Krankheitssymptome auslösen können, sind diese aber für sich genommen weder notwendig noch ausreichend, um den Ausbruch der psychischen Störung zu erklären. Im Gegensatz dazu sind die im ICD-10 unter F43 subsumierten psychischen Störungen immer als direkte Folge einer akuten schweren Belastung oder eines kontinuierlichen Traumas anzusehen. Das belastende Ereignis oder die andauernden unangenehmen Umstände sind primäre und ausschlaggebende Kausalfaktoren, die Störung wäre ohne ihre Einwirkung nicht entstanden.
Eine Posttraumatische Belastungsstörung (ICD-10: F43.1) ist nach ICD-10 (Dilling et al. 2006) folgendermaßen definiert:

Eine Posttraumatische Belastungsstörung ist „(...) eine verzögerte oder protrahierte Reaktion auf ein belastendes Ereignis oder eine Situation kürzerer oder längerer Dauer, mit außergewöhnlicher Bedrohung oder katastrophenartigem Ausmaß, die bei fast jedem eine tiefe Verzweiflung hervorrufen würde. (...) Typische Merkmale sind das wiederholte Erleben des Traumas in sich aufdrängenden Erinnerungen (Nachhallerinnerungen, Flashbacks), Träumen oder Alpträumen, die vor dem Hintergrund eines andauernden Gefühls von Betäubtsein und emotionaler Stumpfheit auftreten."

Die Betroffenen sind oft gleichgültig und teilnahmslos anderen Menschen und ihrer Umgebung gegenüber, sie sind freudlos und vermeiden Aktivitäten und Situationen, die sie an das Trauma erinnern könnten. Häufig befinden sie sich in einem Zustand von vegetativer Übererregtheit, sind extrem schreckhaft und leiden an Schlafstörungen.
Die genannten Symptome sind oft mit Angst und Depression verknüpft und nicht selten tragen sich die Betroffenen mit Suizidgedanken. Der Beginn der Störung folgt dem Trauma mit einer Latenz von wenigen Wochen bis mehreren Monaten.

Klinische Erscheinungsformen und ihre Leitsymptome

Im Gegensatz zu schizophrenen oder depressiven Störungen gibt es bei der Posttraumatischen Belastungsstörung keine definierten klinischen Unterformen. Im Vordergrund der Symptomatik stehen unterschiedliche Akzentuierungen oder eine Betonung einzelner psychopathologischer Auffälligkeiten.
Im Zentrum der Posttraumatischen Belastungsstörung stehen **Störungen der Affektregulation,** die sich vor allem auf die Funktionsfähigkeit im Alltag der Betroffenen massiv auswirken. Die Betroffenen neigen schon bei relativ geringen Belastungen zu Überreaktionen mit starker Gefühlsbeteiligung, die sie nur langsam abbauen können.
Ein weiteres wichtiges psychopathologisches Symptom bei Menschen, die unter einer Posttraumatischen Belastungsstörung leiden, ist ihre **unzureichende Selbstfürsorge** in alltäglichen Belangen wie Ernährung und Körperpflege. Intrapsychologisch wird dies als Ausdruck des Selbstwertverlustes der Betroffenen gedeutet (Feinauer u. Stuart 1996).

Menschen mit posttraumatischer Belastungsstörung zeigen häufig auch ein ausgeprägtes **Misstrauen** aufgrund der erlittenen Traumen.
Ein weiterer wichtiger, oft nicht ausreichend beachteter Aspekt in der Behandlung einer Posttraumatischen Belastungsstörung ist das **Fehlen einer Zukunftsperspektive** bei den Betroffenen. Das kann sich in einer resignierten Lebenshaltung sowie Interesselosigkeit oder Hoffnungslosigkeit nach dem erlittenen Trauma äußern. Persönliche Grundüberzeugungen und Wertvorstellungen wurden durch das Trauma entwertet und/oder zerstört (Janoff-Bulman 1992).
Menschen mit einer Posttraumatischen Belastungsstörung wirken oft auch in ihrer Vorstellungskraft und ihrer kreativen Phantasie eingeschränkt, zum Beispiel bei der Suche nach Lösungswegen für Alltagsprobleme. Die Lust an aktiver Lebensgestaltung und die Fähigkeit, angenehme Aktivitäten beizubehalten, ist oft stark beeinträchtigt.
Der klinische Verlauf einer Posttraumatischen Belastungsstörung ist nicht vorhersehbar, er ist individuell wechselhaft, in der Mehrzahl der Fälle kann jedoch eine vollständige Heilung erreicht werden. In wenigen Fällen aber nimmt die Störung über viele Jahre einen chronischen Verlauf und geht dann in eine andauernde Persönlichkeitsänderung über.
Vorsicht ist dabei geboten, jeglichen psychologischen Stress nach einem Trauma als Posttraumatische Belastungsstörung zu definieren; hier ist eine strikte Anwendung der formulierten ICD-10-Kriterien notwendig. Depressive Syndrome und Subtanzmissbrauch nach einem Trauma sind wesentlich häufigere psychische Folgen als eine Posttraumatische Belastungsstörung.

Ausschlusskriterien/Differenzialdiagnosen

Von der Posttraumatischen Belastungsstörung ist die **akute Belastungsreaktion** differenzialdiagnostisch abzugrenzen. Eine akute Belastungsreaktion geht einer Posttraumatischen Belastungsstörung meist voraus. Sie ist eine vorübergehende Störung, die sich bei einem psychisch nicht manifest gestörten Menschen als Reaktion auf eine außergewöhnliche physische oder psychische Belastung entwickelt und die im Allgemeinen innerhalb von Stunden oder Tagen abklingt. Die individuelle Vulnerabilität und die zur Verfügung stehenden Bewältigungsmechanismen spielen bei Auftreten und Schweregrad der akuten Belastungsreaktion eine große Rolle. Die Symptomatik zeigt typischerweise ein gemischtes und wechselndes Bild, beginnend mit einer Art von „Betäubung", mit einer gewissen Bewusstseinseinengung und eingeschränkten Aufmerksamkeit, einer Unfähigkeit, Reize zu verarbeiten, und Desorientiertheit. Diesem Zustand kann ein weiterer Rückzug aus der Umweltsituation folgen oder aber ein Unruhezustand und Überaktivität. Vegetative Zeichen panischer Angst wie schneller Puls, Schwitzen und Erröten treten zumeist auf. Die Symptome erscheinen im Allgemeinen innerhalb von Minuten nach dem belastenden Ereignis und gehen innerhalb von 2 oder 3 Tagen, oft innerhalb von Stunden zurück. Teilweise oder vollständige Amnesie bezüglich dieser Episode kann vorkommen. Wenn die Symptome länger andauern, muss eine Änderung der Diagnose in Erwägung gezogen werden (Dilling et al. 2006).

Behandlung und Prognose

Hinsichtlich der Behandlung einer Posttraumatischen Belastungsstörung stehen sowohl Medikamente als auch psychologische Therapieverfahren zur Verfügung, in der Regel werden auch beide Behandlungsformen kombiniert angewandt.
Bei den Medikamenten haben sich die zu den Antidepressiva zählenden sogenannten Serotonin-Wiederaufnahmehemmer als effektiv bei der Behandlung der Kernsymptome der Posttraumatischen Belastungsstörung erwiesen, ebenso bei der Behandlung gleichzeitig auftretender depressiver Syndrome und auch in der Langzeitbehandlung (Stein et al. 2006). Auch andere Antidepressiva und atypische Antipsychotika haben in einzelnen Untersuchungen ihre Effektivität unter Beweis gestellt, aber letztendlich sind nur Serotonin- Wiederaufnahmehemmer für die Behandlung einer Posttraumatischen Belastungsstörung zugelassen. Benzodiazepine sind wegen des Risikos einer Abhängigkeitsentwicklung und wegen fehlender Wirkung bei dieser Erkrankung kontraindiziert.

Im Bereich der psychotherapeutischen Verfahren gibt es einige Strategien, die hinsichtlich ihrer Wirksamkeit wissenschaftlich untersucht worden sind. Diese Verfahren sind unter anderem:
- traumafokussierte, kognitiv-behaviorale Therapie
- Stressmanagement
- Gesprächstherapie
- psychodynamische Therapie
- Hypnose
- kognitive Gruppentherapie

Untersuchungen zeigten, dass die individuelle, traumafokussierte, kognitiv-behaviorale Therapie in Einzel- und Gruppenbehandlung sowie das sogenannte Stressmanagement den anderen Therapieformen überlegen waren (Bisson u. Andrew 2007). Allerdings verfolgten die Untersuchungen nur den Zeitraum von 2 bis 5 Monaten nach Ende der Behandlung, was natürlich wenig über die mittel- bis langfristigen Effekte dieser psychotherapeutischen Verfahren aussagt.
Betrachtet man die psychotherapeutische Behandlung der Posttraumatischen Belastungsstörung weniger theoriegeleitet als vielmehr symptomorientiert, lassen sich folgende wichtige Aspekte aufzeigen:
Nach einem Trauma ist zunächst dem Betroffenen unbedingt und zeitnah zu vermitteln, dass zum einen jegliche Stresssymptome nach einem Trauma nichts Außergewöhnliches sind und, zum anderen, in einem gewissen Rahmen auch akzeptiert werden können. Gleiches gilt für die Behandlungsnotwendigkeit der Posttraumatischen Belastungsstörung an sich; viele Betroffene empfinden Scham darüber, wegen ihrer Symptome in Behandlung gehen zu müssen. Sie entwickeln unrealistische Ängste, möglicherweise als emotional instabil und als „zu weich" zu gelten, was nicht selten Polizisten oder Soldaten davon abhält, professionelle Hilfe in Anspruch zu nehmen.

Die Phaseneinteilung der Psychotherapie der Posttraumatischen Belastungsstörung in eine Stabilisierungsphase, eine Phase der Traumabearbeitung und eine Phase der Integration ist unabhängig von spezifischen Psychotherapieschulen allgemein anerkannt (Horowitz 1973).
Ziel der Stabilisierungsphase in der Psychotherapie ist es, den Betroffenen wieder Kontrolle über ihre körperlichen und emotionalen Reaktionen zu vermitteln und ein Grundgefühl von persönlicher Sicherheit herzustellen. Daneben ist es in der Psychotherapie zur Stabilisierung der Betroffenen unabdingbar, noch vorhandene positive Fähigkeiten zu identifizieren und diese mittels Ressourcenaktivierung zu vergrößern.
Stabilisierung ist in psychologischem Sinne in erster Linie als Hilfe zum Aufbau von Selbstregulation und Selbstberuhigung zu verstehen, vor allem was die Affekte der Betroffenen angeht. Sie müssen erst wieder mühsam lernen, emotionale Erregung zu ertragen, ohne sich zum Beispiel selbst zu verletzen oder aggressiv zu werden.
Erst nachdem die Betroffenen die Fähigkeit zur Emotionskontrolle wieder zurückgewonnen haben, ist eine Bearbeitung von traumatischen Erinnerungen, beispielsweise im Rahmen einer Expositionsbehandlung in sensu (also in der Vorstellung), sinnvoll.
Auch **Imaginationsverfahren** haben bei der Traumabearbeitung einen festen therapeutischen Platz (Reddemann 2001). Mithilfe dieser Verfahren können Distanzierungen von belastenden Traumainhalten der Betroffenen mit Erfolg eingeübt und in ihnen verfestigt werden. Diese Imaginationstechniken können auch gut in Gruppen angewandt werden.
In den letzten Jahren ist allerdings die Erkenntnis gereift, dass eine Traumabearbeitung nicht in allen Fällen notwendig ist oder bei fehlender psychischer Stabilität der Betroffenen sogar als kontraindiziert anzusehen ist. Verfahren wie das Debriefing, eine siebenstufige, nahezu 4 Stunden andauernde Intensivtherapie unmittelbar nach einem Trauma, ist bei einer Posttraumatischen Belastungsstörung nicht wirksam (Everly u. Mitchell 2000; Roberts 2009).
Die Prognose einer Posttraumatischen Belastungsstörung hängt davon ab, in welchem Stadium der Erkrankung die Behandlung einsetzt. Während bei einer akuten Posttraumatischen Belastungsstörung eine schnelle und effiziente Heilung die Regel ist, können bei einer chronischen Posttraumatischen Belastungsstörung Betroffene in unterschiedlichem Ausmaß über Jahrzehnte an ihren Symptomen leiden.

Indikation für Pferdegestützte Therapie

Unterteilt man die Posttraumatische Belastungsstörung in unterschiedliche psychopathologische Syndrome wie Angstsyndrom, depressives Syndrom und Aggressionssyndrom und diese dann noch in einzelne gestörte Handlungsmuster, gelangt man zu einigen psychologischen Bereichen, die unterschiedliche Therapiestrategien verlangen. Für die Pferdegestützte Therapie sind folgende pathologische Handlungsmuster der Betroffenen ein lohnendes Ziel:

- Störungen der Regulation von Affekten und Impulsen mit Stimmungsschwankungen, der Unfähigkeit, sich selbst zu beruhigen, verminderter Steuerungsfähigkeit von aggressiven Impulsen und exzessivem Risikoverhalten
- Störungen der Wahrnehmung oder des Bewusstseins mit Amnesien und dissoziativen Episoden beziehungsweise Depersonalisation
- Störungen der Selbstwahrnehmung mit unzureichender Selbstfürsorge, dem Gefühl „dauerhaft zerstört“ zu sein, mit Schuldgefühlen, Scham und dem Gefühl, isoliert und abgeschnitten von der Umwelt zu sein
- Störungen in der Beziehung zu anderen Menschen mit einer Unfähigkeit zu vertrauen
- Veränderungen von Lebenseinstellungen mit fehlender Zukunftsperspektive, Verlust von persönlichen Grundüberzeugungen und Werten

Menschen mit einer Posttraumatischen Belastungsstörung haben die Erfahrung eines totalen Kontrollverlustes ertragen müssen, ihre Welt ist buchstäblich aus den Fugen geraten.
Besondere Indikationsstellungen für eher körperorientierte, bewegungstherapeutische Ansätze bestehen auch in den zahlreichen psychoreaktiven und vegetativen Traumafolgen und somatogen abgespeicherten Traumaerinnerungen bei traumatisierten Patienten. Dazu gehören körperliche Schmerzen ohne medizinisches Korrelat, Körperwahrnehmungsstörungen, verzerrte Wahrnehmung der Relation der Körperteile, ständige Anspannung und Nervosität, die Unfähigkeit zu entspannen.
In vielen psychotherapeutischen Konzepten wurden pferdegestützte Interventionen auch in die Behandlung sexuell traumatisierter Patientinnen, daneben bei amerikanischen Soldaten und Kriegsveteranen (*EAGALA*, www.ptsdsupport.net) und israelischen Soldaten (*INTRA*, www.intra.org.il) integriert. In einer kleinen prospektiven Pilotuntersuchung mit sexuell traumatisierten Patientinnen kam es zu einer deutlichen Reduktion der Skalenwerte von Ängstlichkeit sowie von dissoziativen und depressiven Symptomen (Shambo et al. 2009).

7.8.3 Aufbau und Planung der Therapieeinheiten bei Posttraumatischer Belastungsstörung

Methodische und inhaltliche Aspekte

Die Pferdegestützte Therapie ist bei der Posttraumatischen Belastungsstörung immer Teil eines gesamttherapeutischen Therapieansatzes und erfolgt somit innerhalb einer spezifischen (teil-)stationär konzeptionalisierten Behandlung oder ambulant nach erfolgter Stabilisierung. Es ist zudem zu beachten, dass die initiale Exploration äußerst vorsichtig erfolgen sollte. Die Kenntnis und initiale Vermeidung traumarelevanter Trigger durch den Therapeuten ist eine Grundvoraussetzung der Therapie, da ansonsten die Gefahr unkontrollierter Flashbacks und einer Retraumatisierung besteht.

Kleinschrittiges und nachvollziehbares Vorgehen, die sorgfältige Vorbereitung der Therapieeinheiten einschließlich der Bereitstellung eines geschützten Raumes (sowohl Reitbahn als auch Aufenthaltsräume) sind notwendig, um eine Atmosphäre emotionaler Sicherheit zu kreieren (Kern u. Tengler 1999).

Umfang und Aufbau der Therapieeinheiten

Spezifische Traumatherapie erfolgt häufig im Rahmen eines längeren stationären Therapieprogramms. Meist sind hierbei 8–12 Wochen üblich, im Rahmen derer auch pferdegestützte Therapiekonzepte mit Sitzungen bis zu 90 Minuten (z.B. 10-wöchiges stationäres Therapieprogramm für sexuell traumatisierte Frauen in *Modum Bad*, Norwegen) angewendet werden können. Auch die ambulante Pferdegestützte Therapie nach einer erfolgten spezifischen Traumatherapie sollte längerfristig mit circa 30 Therapieeinheiten (TE) angelegt werden, um das Erlernte zu festigen. Die Erstellung eines Krisenplans ist notwendig. Gruppenbehandlungen können das Gefühl von Zusammengehörigkeit, Sicherheit und Solidarität fördern. Dabei ist zu beachten, dass bei der Arbeit mit sexuell traumatisierten Patienten eine Geschlechtertrennung sinnvoll sein kann. Es sollten feste Gruppenregeln aufgestellt werden.

Durchführung und Ziele der Therapieeinheiten

- Ritualisierte Versorgungseinheiten mit dem Pferd vor und nach der TE vermitteln Sicherheit durch eine feste Struktur.
- Um Sicherheit und Kontrolle in der Interaktion mit dem Pferd zu erlangen, sind zum Beispiel Übungen der Bodenarbeit/Führtraining oder Round Pen sinnvoll, in denen das Pferd durch den Patienten zunehmend kontrolliert werden kann (Tempiwechsel, Anhalten, Rückwärtsrichten, Folgen).
- Bei starker Dissoziationsneigung stehen sensorische Wahrnehmungsübungen (Bodyscan) oder kognitive Ablenkung zur Realitätsverankerung im Vordergrund, zum Beispiel: „Ich greife ganz fest in die Pferdemähne“, „Ich singe laut“, „Ich nehme die Weichheit des Fells wahr“ sowie Zählen und Beobachtungsaufgaben.
- Die Verwendung von TTouch® oder TT.E.A.M® nach Tellington-Jones (www.TTouch.com) verbessert die Körperwahrnehmung, Selbstkontrolle und -vertrauen und die Koordination.
- Erst nach dem Aufbau einer stabilen Beziehung kann je nach Art des traumatischen Ereignisses versucht werden, den Körperkontakt mit dem Tier tatsächlich bis hin zum Reiten auf dem Pferd auszudehnen (was aber ausdrücklich nicht Ziel der Therapie ist!). Hierbei kann der Körper als Ort des traumatischen Geschehens anhand sensomotorischer Integrationsübungen zunehmend wieder positiv wahrgenommen werden.
- Wenn Sitzen oder Reiten auf dem Pferd angewandt wird, erfolgt vor allem bei Patienten mit sexuellen Missbrauchserfahrungen dieses zunächst nur mit Sattel und auch nur dann, wenn es explizit gewünscht wird.

- Bei den einzelnen Übungen wird ständig Kontakt zum Patienten gehalten, wobei dieser die Intensität des Kontaktes bestimmt. Er identifiziert, was angenehm und was unangenehm ist; ein individuelles Vorgehen unter Beachtung einer empathischen Haltung ist hierbei unumgänglich.
- Weitere Elemente beinhalten Gruppenreflexionen und Management von körperlichen Reaktionen.

Wirkweisen Pferdegestützter Therapie

Die Begegnung mit dem Pferd einschließlich der Interaktion, Fürsorge und Verantwortung für das Tier belebt starke, „weggeschlossene" emotionale Reaktionen wieder. Unter ihrem Einfluss können unter anderem Angst, Wut und Trauer auftreten, aber auch Gefühle von Verbundenheit und Akzeptanz im Miteinandersein (Lancia 2008). Die Starre der Bewältigungsstrategie „emotionale Taubheit" wird aufgeweicht.
Positive, intensiv wahrgenommene Erlebnisse mit dem Pferd verbessern die Körperwahrnehmung, fördern die Achtsamkeit und das Erleben des „Hier und Jetzt" in Anwendung von achtsamkeitsbasierten Therapiestrategien (Thelle 2009). Zum eigenen Ich nicht zugehörig empfundene, schmerzhafte Körperempfindungen können zunächst in das Körperschema integriert und verbalisiert werden (v. Keuk 2006).
Die Möglichkeit eigener Handlungsfähigkeit und Kontrolle ersetzt Erfahrungen von Ohnmacht und Ausgeliefertsein. So kann durch die Intensität der nicht bedrohlichen Begegnung mit dem Pferd die leidvoll erlebte emotionale Abstumpfung gelindert werden.

7.9 Essstörungen

7.9.1 Epidemiologische Daten und Ursachen

Alle epidemiologischen Untersuchungen, die sich mit Essstörungen wie der Anorexia nervosa und der Bulimia nervosa befasst haben, beschreiben relativ niedrige Prävalenzen dieser Erkrankungen, gemessen an der gesellschaftlichen Aufmerksamkeit, die sie auslösen. Im Rahmen dieser Untersuchungen wurde auch festgestellt, dass Essstörungen sehr häufig mit anderen psychiatrischen Erkrankungen assoziiert sind, in der Regel zu einschneidenden Rollenveränderungen und Funktionseinbußen im sozialen Leben der Betroffenen führen und zumeist unbehandelte Erkrankungen sind (Hudson et al. 2007).
Bei einer Befragung von 9 000 zufällig ausgewählten US-Bürgern, die zwischen 2001 und 2003 durchgeführt wurde, zeigten sich bei Frauen Lebenszeitprävalenzen von 900/100 000 für die Anorexie und Lebenszeitprävalenzen von 1 500/100 000 für die Bulimie. Die Prävalenzen bei Männern waren 300/100 000 für die Anorexie und 500/100 000 für die Bulimie. Dieses höhere Lebenszeitri-

siko für eine Bulimie war über alle Altersspannen vorhanden. Hinsichtlich des Alters bei der Erstmanifestation zeigten sich keine Unterschiede zwischen Anorexie und Bulimie, im Durchschnitt waren die Betroffenen 18 Jahre alt. Die Dauer der Erkrankung unterschied sich hingegen deutlich: Die Anorexie dauerte durchschnittlich 2 Jahre an, die Bulimie 8 Jahre. 79% aller Befragten mit Bulimie gaben generelle, 44% schwere Funktionseinbußen in Arbeits- und Privatleben aufgrund ihrer Erkrankung an.

Auffällig war die hohe Anzahl an gleichzeitig mit der Essstörung auftretenden anderen psychiatrischen Erkrankungen: Bei Anorexie bestand bei 48% der Betroffenen zusätzlich eine Angststörung, bei 42% zusätzlich eine depressive Störung, bei 31% zusätzlich eine Impulskontrollstörung und bei 34% zusätzlich ein Substanzmissbrauch. Für die Bulimie ergaben die Untersuchungen bei 81% der Betroffenen zusätzlich eine Angststörung, bei 71% zusätzlich eine depressive Störung, bei 64% zusätzlich eine Impulskontrollstörung und bei 37% zusätzlich einen Substanzmissbrauch. Immerhin 34% der Befragten mit Anorexie und 65% bei Bulimie gaben an, mindestens drei zusätzliche psychiatrische Störungen aufzuweisen.

Untersuchungen an jungen Frauen in Europa hinsichtlich der Prävalenz von Anorexie ergaben Punktprävalenzen von 300/100 000 Befragten, es zeigten sich keine wesentlichen Unterschiede zwischen Europa und den USA (Hoek u. van Hoeken 2003; Favaro et al. 2004). Bei erwachsenen Frauen wurden für die Anorexie Lebenszeitprävalenzen von 0,5%, bei erwachsenen Männern von 0,1% beschrieben (Walters u. Kendler 1995; Garfinkel et al. 1996).

Die Lebenszeitprävalenz von Bulimia nervosa bei erwachsenen Frauen ist epidemiologischen Untersuchungen zufolge drei- bis fünfmal so hoch wie bei Anorexie, bei erwachsenen Männern zehnmal so hoch (Garfinkel et al. 1995).

Die Inzidenzrate, also die Anzahl an Neuerkrankungen pro 100 000 Menschen pro Jahr, beträgt für die Anorexie bei Frauen 19 und bei Männern 2, für die Bulimie bei Frauen 29 und bei Männern 1 (Nielsen 2001).

Die **Ursachen der Anorexie und der Bulimie** sind bis heute nicht geklärt. Wie auch bei anderen psychiatrischen Erkrankungen geht man davon aus, dass ein komplexes Wechselspiel zwischen genetischen Anlagen und Umwelteinflüssen beziehungsweise Umgebungseinflüssen besteht (Fairburn u. Harrison 2003).

Es besteht kein Zweifel daran, dass eine genetische Prädisposition für Essstörungen besteht, denn Essstörungen treten familiär gehäuft auf. Diese Prädisposition bezieht sich aber nicht auf eine spezielle Essstörung, sondern auf Essstörungen insgesamt. Man nennt dies *shared familial liability*, was bedeutet, dass eine anorektische Mutter ein bulimisches Kind haben kann (Strober et al. 2000). Zwillingsuntersuchungen haben gezeigt, dass das Risiko eines eineiigen Zwillingsgeschwisters, ebenfalls diese Störung zu entwickeln, 55% beträgt, wenn beim anderen Zwilling eine Anorexie vorliegt. Für zweieiige Zwillinge, die im Gegensatz zu eineiigen Zwillingen nur 50% gemeinsames genetisches Material aufweisen, sinkt dieses Risiko auf 5%. Bei Bulimie ist das entsprechende Risiko

35% beziehungsweise 30%. Dies bedeutet, dass der genetische Anteil für die Entwicklung einer Anorexie wohl höher ist als für die Entwicklung von Bulimie (Treasure u. Holland 1989; Bulik et al. 1998). Es gibt aber auch genetische Untersuchungen, die höhere Risikoraten für die Bulimie postulieren, diese werden unter Fachleuten aber kontrovers diskutiert (Kortegaard et al. 2001). Genetische Studien haben bisher unterschiedliche Zielstrukturen untersucht; erste Ergebnisse zeigten für die Anorexie genetische Veränderungen im Serotoninstoffwechsel der Betroffenen (Gorwood 2002).
Umgebungseinflüsse und Umweltbedingungen, die die Entwicklung einer Essstörung begünstigen können, sind ebenfalls beschrieben, unterscheiden sich aber hinsichtlich ihrer Spezifität erheblich (Grilo 2002). **Risikofaktoren** sind zum einen Lebensereignisse, die vor dem Ausbruch der Essstörung stattgefunden haben, zum Beispiel körperlicher und/oder sexueller Missbrauch sowie pathologische Erziehungsstile. Zum anderen sind es spezifisch bei Essstörungen vorhandene Wesenszüge der Betroffenen, wie niedriger Selbstwert und Perfektionismus, die zeitlich eindeutig vor Ausbruch der Essstörung vorhanden waren.

7.9.2 Essstörungen aus klinisch-psychiatrischer Sicht

Die klinischen Symptome von Essstörungen sind innerhalb der klinischen Kernbereiche formales Denken, inhaltliches Denken, Kognition, Antrieb und Stimmung im Vergleich zu den meisten anderen psychiatrischen Krankheitsbildern nur schwer abzubilden. Dies liegt daran, dass die diagnostischen Kriterien für die Diagnose von Essstörungen in der ICD-10 nur unscharf beschrieben sind. Die Unsicherheit in der klinischen Beschreibung der Essstörungen führte dazu, dass diese nur unzureichend in das allgemein gültige theoretische Konzept psychischer Krankheit eingebunden wurden. Deshalb gelten Essstörungen in der ICD-10 nicht als eigene Krankheitsentität, wie zum Beispiel die schizophrenen Störungen und die affektiven Störungen, und wurden unter der Krankheitsentität „Verhaltensauffälligkeiten mit körperlichen Störungen und Faktoren“ eingegliedert, die unterschiedliche Krankheitsbilder zusammenfasst.
Liegen allerdings zusätzlich zu Essstörungen noch andere psychische Erkrankungen vor, wie zum Beispiel eine depressive Störung oder Angststörungen, bestehen in den einzelnen klinischen Kernbereichen die für diese Störungen beschriebenen krankheitsspezifischen Auffälligkeiten und Defizite.

Definitionskriterien nach ICD-10

Die Anorexia nervosa (ICD-10: F50.0) ist nach ICD-10 charakterisiert durch (Dilling et al. 2006):

„(...) einen absichtlich selbst herbeigeführten oder aufrechterhaltenen Gewichtsverlust. (...) Es liegt meist Unterernährung unterschiedlichen Schweregrades vor, die sekundär zu endokrinen und metabolischen Veränderungen und zu körperlichen Funktionsstörungen führt. Zu den Symptomen gehören eingeschränkte Nahrungsauswahl, übertriebene körperliche Aktivitäten, selbstinduziertes Erbrechen und Abführen und der Gebrauch von Appetitzüglern und Diuretika."

Die Störung tritt bei heranwachsenden Mädchen und jungen Frauen am häufigsten auf, jedoch können auch heranwachsende Jungen und junge Männer, Kinder vor der Pubertät und Frauen bis zur Menopause betroffen sein. „Die Krankheit ist mit einer spezifischen Psychopathologie verbunden, wobei die Angst vor einem dicken Körper und einer schlaffen Körperform als eine tiefverwurzelte überwertige Idee besteht und die Betroffenen eine sehr niedrige Gewichtsschwelle für sich selbst festlegen" (Dilling et al. 2006).
Die Bulimia nervosa (ICD-10: F50.2) ist nach ICD-10 (Dilling et al. 2006):

„Ein Syndrom, das durch wiederholte Anfälle von Heißhunger und eine übertriebene Beschäftigung mit der Kontrolle des Körpergewichts charakterisiert ist. Dies führt zu einem Verhaltensmuster von Essanfällen und Erbrechen oder Gebrauch von Abführmitteln."

Die Bulimia nervosa ähnelt in vielen psychischen Merkmalen der Anorexia nervosa, dazu gehören die übertriebene Sorge um Körperform und Gewicht.
Es kann zu Elektrolytstörungen und körperlichen Komplikationen kommen, da die die Betroffenen sich wiederholt erbrechen. Die Anamnese lässt häufig eine frühere Episode einer Anorexia nervosa erkennen, die ein Intervall von einigen Monaten bis zu mehreren Jahren aufwies (Dilling et al. 2006).

Klinische Erscheinungsformen und ihre Leitsymptome

■ **Anorexie:** Der Gewichtsverlust ist bei Anorexie begleitet von einer deutlichen Reduktion der Nahrungseinnahme. Der Nährwert und der Kaloriengehalt von Nahrung bekommt im Verlauf der Erkrankung bei den Betroffenen eine herausragende Bedeutung. Warum dies so ist, wird bis heute kontrovers diskutiert: Neben den vorherrschenden gesellschaftlichen Kriterien für Attraktivität, Schönheit und Leistungsbereitschaft werden auch individuelle motivationale Gründe wie ein idealisierter asketischer Lebensstil, extremer Überehrgeiz und Selbstbestrafungstendenzen dafür verantwortlich gemacht (Beumont 2002).
Auch die Verringerung der Flüssigkeitseinnahme wird Teil der Strategie, Gewicht zu verlieren. Menschen, die an einer Anorexie leiden, nehmen täglich deutlich weniger Kalorien zu sich als die nicht essgestörte Allgemeinbevölkerung, sie essen deutlich langsamer und machen während des Essens deutlich längere Pausen (Sunday et al. 1996; Hadigan et al. 2000). Im weiteren klinischen

Verlauf der Anorexie nimmt die Beschäftigung mit Aussehen, Figur und Gewicht pathologische Ausmaße an, ihre Überprüfung wird mehrmals täglich ritualisiert durchgeführt. Gelten zu Beginn der Erkrankung noch Regeln für die Einnahme von Nahrung und Flüssigkeit, werden die Betroffenen hinsichtlich dieser Regeln immer unflexibler, können sie nicht mehr einhalten und stellen die Nahrung immer mehr ein; sie werden kachektisch. Diesen Zustand versuchen die Betroffenen durch entsprechende Kleidung so lange wie möglich vor der Familie und Freunden zu verstecken. Zu diesem Zeitpunkt werden erste psychische Anzeichen des chronischen Hungerzustandes der Betroffenen offensichtlich: Erhöhte Irritierbarkeit, massive Ermüdungserscheinungen, Konzentrationsstörungen und sozialer Rückzug treten auf.
Auch depressive Begleitsymptome oder Angstkorrelate wie Stimmungsschwankungen, zwanghafte Verhaltensmuster und Libidoverlust sind nicht selten psychiatrische Begleitsymptome zu diesem Zeitpunkt der Erkrankung. Die Intensität dieser Begleitsymptomatik erhöht sich mit steigendem Gewichtverlust und wird geringer mit dem Erreichen eines stabilen Gewichts (Klein u. Walsh 2004).

■ **Bulimie:** Auch diese Störung entwickelt sich zunächst aus einem Wunsch nach Gewichtsverlust. Das Ersterkrankungsalter ist die späte Adoleszenz beziehungsweise das frühe Erwachsenenalter. Zu einem willkürlichen Zeitpunkt entdecken die Betroffenen weitere Möglichkeiten, neben einer Diät oder reduzierten Nahrungseinnahme Gewicht zu verlieren oder zumindest stabil zu halten, nämlich selbstinduziertes Erbrechen und Einnahme von Medikamenten wie Diuretika oder Laxantien. Zu Beginn dieser Handlungen überwiegt die Freude darüber, Nahrung zu sich nehmen zu können, ohne Gewicht zuzunehmen. Im weiteren Verlauf der Bulimie aber verlieren die Betroffenen zunehmend die Kontrolle über ihr Essverhalten, und entsprechend nehmen auch die Kompensationshandlungen, vor allem das selbstinduzierte Erbrechen, zu. Die daraus resultierende massive Kalorienrestriktion führt wiederum zu neuerlichen Hungergefühlen und entsprechenden Essattacken – ein sogenannter Circulus vitiosus, ein fehlerhafter Kreislauf also, hat sich entwickelt (Abraham u. Beumont 1982; Heatherton u. Baumeister 1991).
Die Essattacken im Rahmen einer Bulimie finden am Abend und in der Nacht statt, wenn die Betroffenen sicher sein können, möglichst wenig Aufsehen in der Familie oder beim Partner zu erregen. Die Betroffenen entwickeln im Verlauf ihrer Erkrankung eine erstaunliche Kompetenz darin, die pathologischen Handlungsmuster *Erbrechen* und *Essattacken* geheim zu halten (Walsh et al. 1989) Im Rahmen der Essattacken können in kurzer Zeit Nahrungsmengen mit bis zu 10000 Kalorien eingenommen werden (Rosen et al. 1986). Auch bei der Bulimie sind depressive beziehungsweise angstassoziierte Symptome nicht selten, im Gegensatz zu anorektisch Erkrankten weisen bulimisch Erkrankte aber häufiger Substanzmissbrauch und Selbstverletzungstendenzen auf (Dansky et al. 2000).

Ausschlusskriterien/Differenzialdiagnosen

Die Diagnose Bulimia nervosa ist differenzialdiagnostisch abzugrenzen von vorübergehend übermäßigem Essen als Reaktion auf belastende Ereignisse wie etwa Trauerfälle, Unfälle und Geburt.
Des Weiteren ist das Erbrechen bei Bulimie vom Erbrechen bei anderen psychischen Störungen wie der Hypochondrie oder der dissoziativen Störung abzugrenzen.
Zudem gibt es auch einige körperliche Konstellationen, die Erbrechen auslösen können, wie zum Beispiel Schwangerschaft oder gastrointestinale und onkologische Erkrankungen.

Behandlung und Prognose

Die therapeutischen Ziele der Behandlung von Essstörungen sind eine Stabilisierung des körperlichen Zustandes der Betroffenen, die Identifizierung und Löschung psychosozialer Stressoren, die dem pathologischen Essverhalten vorausgehen, und die Etablierung von gesundem Essverhalten (Russel et al. 1987).

Essstörungen werden von psychiatrischer und psychologischer Seite in erster Linie psychotherapeutisch behandelt; die Kombination aus Familientherapie und Individualtherapie weist die günstigsten Effekte auf.

Für die **Anorexie** hat sich gezeigt, dass eine Familientherapie vor allem bei frühem Krankheitsbeginn und fluktuierendem klinischen Verlauf hilfreich ist. Voraussetzung hierfür ist aber eine Gewichtsstabilisierung unter Behandlung (Bruch et al. 1982; Dare u. Eisler 2002).
Als besonders effektiv hat sich bei der **Bulimie** die kognitive Verhaltenstherapie erwiesen, ferner eine strukturierte, zeitlich begrenzte Psychotherapie, die die Beziehungen zwischen Gedanken, Emotionen, Affekten und Verhalten thematisiert, und die interpersonelle Psychotherapie, die auf die zwischenmenschlichen Grundlagen des Stressgefühls eingeht, das bei allen Menschen mit Bulimie dem selbstinduzierten Erbrechen vorausgeht (Agras 1991; Fairburn et al. 1993). Es gibt aber auch Hinweise darauf, dass Selbsthilfegruppen Erfolge in der Behandlung der Bulimie bewirken (Palmer et al. 2002).
Alle psychotherapeutischen Verfahren, die bei Essstörungen durchgeführt werden, stellen folgende Rahmenbedingungen für die Betroffenen auf, die bei Nichteinhalten zu einer „Therapiepause" führen:

- Die Weigerung der Betroffenen, ihr Essverhalten zu ändern, wird konfrontativ thematisiert.
- Es besteht das strikte Gebot einer Gewichtsstabilisierung während der Psychotherapie mit dem Ziel, die körperlichen Komplikationen der Essstörungen zu kompensieren. Sollte eine solche Stabilisierung in der ambulanten Psychotherapie nicht möglich sein, muss eine stationäre Behandlung vorangehen.

- Die Überbewertung von Aussehen und Gewicht bei den Betroffenen, ihre Essgewohnheiten und ihre psychosoziale Funktionsfähigkeit werden thematisiert.

Bei der medikamentösen Behandlung von Essstörungen mit Psychopharmaka ist es von vornherein einschränkend, dass hierunter mittlere bis deutliche Gewichtszunahmen nicht selten sind, was die Einnahmewilligkeit der Betroffenen gerade bei diesen Störungen massiv beeinträchtigt. Die medikamentöse Behandlung der Anorexie spielt aus diesen Gründen therapeutisch eine sehr untergeordnete Rolle und wird zumeist erst dann angewandt, wenn weitere psychische Symptome auftreten (Mitchell 2001). Liegt zusätzlich eine depressive Störung vor, haben sogenannte Antidepressiva positive Effekte, bei Anspannungszuständen wirken atypische Antipsychotika in niedriger Dosierung entlastend (Treasure u. Schmidt 2002).
Bei der Bulimie werden Antidepressiva häufiger angewandt und von den Betroffenen auch eingenommen, da Antidepressiva kurzfristig die Anzahl von Heißhungerattacken reduzieren können und damit die Frequenz von selbstinduziertem Erbrechen verringern (Treasure u. Schmidt 2002). Die kombinierte Anwendung von Psychotherapie und Psychopharmaka hat bei der Bulimie einen verbessernden Effekt auf den Krankheitsverlauf und die Prognose (Keel u. Brown 2010).
Internistische medikamentöse Behandlungen sind bei Anorexie und Bulimie hingegen dann nicht selten, wenn bereits körperliche Folgeschäden aufgrund des Essverhaltens der Betroffenen aufgetreten sind. Dies kann der Fall sein bei endokrinen Problemen wie Hormonabfall beziehungsweise Hormonunregelmäßigkeiten, bei kardiologischen Problemen wie Störungen der Erregungsleitung, bei gastrointestinalen Problemen wie verzögerter Magenentleerung, bei metabolischen Problemen wie der Hypercholesterinämie oder der Dehydrierung und bei hämatologischen Problemen wie einer Anämie.
Prognostisch zählen Essstörungen zu den ungünstig verlaufenden psychischen Erkrankungen, dies gilt insbesondere für die Anorexie. 20% der Betroffenen entwickeln einen chronischen Zustand, und 5–10% der Betroffenen versterben an den medizinischen Komplikationen der Erkrankung 10 Jahre nach Erstmanifestation. Deutlich weniger als 50% der Betroffenen gesunden völlig frei von Symptomen, bei 30% besteht ein zeitlebens auffälliges Essverhalten (Nielsen 2001; Steinhausen 2002).
Die Bulimie weist einen günstigeren klinischen Verlauf auf, auch die Ansprechraten bei Psychotherapie sind deutlich höher. Die durchschnittliche Krankheitsdauer der Bulimie erstreckt sich über 5 Jahre, nach einem 10-jährigen Krankheitsverlauf sind knapp mehr als 50% der Betroffenen frei von Symptomen, und weniger als 20% zeigen weiter die Kriterien einer Bulimie. Bei den restlichen 30% der Betroffenen treten vereinzelte, kurzfristige Rückfälle auf (Bell 2002).

Indikation für Pferdegestützte Therapie

Aus psychiatrischer Sicht gibt es bei Essstörungen folgende psychische beziehungsweise biologische Störungsbereiche, von denen die ersten fünf in der Pferdegestützten Therapie gut zu adressieren sind:

- dysfunktionale, irrationale Gedanken, Überzeugungen und Werthaltungen
- Störungen der körperorientierten- und emotionalen Wahrnehmung
- Störungen im Ausdruck von Gefühlen
- belastende Lebensereignisse bei unzureichender Bewältigungskompetenz
- Passivität und Mangel an Verantwortungsübernahme
- gestörtes Essverhalten
- Untergewicht
- genetisch bedingte Vulnerabilität
- Ängste vor Rückfällen

7.9.3 Aufbau und Planung der Therapieeinheiten bei Essstörungen

Methodische und inhaltliche Aspekte

Immer wieder sollte der autonomiefokussierten Patientin im Therapieprozess die Möglichkeit der Selbstbestimmung und -kontrolle gegeben werden, im Verlauf der Therapie geht es jedoch auch zunehmend darum, Kontrolle abgeben zu können.

Die Beziehungsgestaltung kann sich je nach Störungsbild unterschiedlich ausprägen: Die anorektische Patientin neigt dazu, die Erkrankung zu bagatellisieren oder gar zu verleugnen, bietet vordergründig wenige psychische Probleme und Konfliktbereiche und gelangt meist fremdmotiviert in die Therapie. Die bulimische Patientin hingegen leidet stark unter dem erlebten Kontrollverlust und unter der Beeinträchtigung der Alltagsfähigkeit durch Ess-Brech-Attacken sowie unter dem jahrelangen schamhaften Verschweigen der Symptomatik. Sie kann auf die akzeptierende Grundhaltung der Therapeutin oder in der Gruppe mit Erleichterung darüber, „mit dem Symptom nicht allein zu sein", reagieren.

Insbesondere bei der Anorexie muss der körperliche Allgemeinzustand vor Beginn der Therapie ärztlich abgeklärt werden. Bei einem kritischen Gewicht sollte von einer reittherapeutischen Intervention abgesehen werden. Zum Umgang mit nicht vereinbarungsgemäßen Gewichtsabnahmen müssen im Vorfeld verbindliche Absprachen getroffen und dokumentiert werden.

Umfang und Aufbau der Therapieeinheiten

Die Therapie von Essstörungen ist meist längerfristig und häufig stationär in spezifischen Kliniken mit einer Aufenthaltsdauer von 8 bis 12 Wochen konzeptionalisiert. Daher ist auch die begleitende oder anschließende ambulante Pferdegestützte Therapie mit 30 Therapieeinheiten (TE) längerfristig anzulegen. Ein strukturiertes Vorgehen und detaillierte Planung der TE stellt die therapeutische Beziehung auf ein überschaubares Fundament, das der Patientin zunächst ein Gefühl der Autonomie und Kontrolle vermittelt und die Angst, das Symptom sofort „abgeben" zu müssen, reduzieren kann.

Durchführung und Ziele der Therapieeinheiten

- Übungen zum Setzen, Erkennen und Achten von psychischen und physischen Grenzen in der Freiarbeit und beim Führtraining mit dem Pferd (Reitplatz, Round Pen) sollten zunächst erfolgsorientiert ausgerichtet sein.
- In der geleiteten Interaktion von Patient und Pferd während der Freiarbeit können Affekte und Emotionen auftreten, die früher als unkontrolliert und gefährlich erlebt und daher vermieden wurden (Reich 1997). Hier gibt der Therapeut Hilfestellung bei der ungewohnten Wahrnehmung von Emotionen, der „Schau nach innen", die möglichst im Einzelbehandlung durchgeführt werden sollte.
- Beim Reiten ohne Sattel an der Longe (in verschiedenen Positionen) können der eigene Körper und das Pferd zunächst neutral oder eher positiv besetzt gespürt werden. Durch vergleichendes Erleben von Proportionen (Gewicht und Größe des Pferdes) an und auf dem Pferd können Veränderungen des Körperschemas angestoßen werden.
- Verschiedene Übungen (Trailarbeit, Geführtwerden) zielen darauf ab, Perfektionsdenken zu modifizieren und die Patienten zu ermuntern, Kontrolle abzugeben.
- Methodisch geschulte Therapeuten können Elemente der **Konzentrativen Bewegungstherapie** in Adaptation für essgestörte Patienten (Carl u. Herzog 1994) in das Setting mit dem Pferd einbeziehen.
- Wahrnehmungs- und Entspannungsübungen beziehungsweise die Einbeziehung von **Progressiver Muskelrelaxation** (PMR) bereichern die therapeutischen Einheiten durch Bereitstellung einer Handlungsalternative für Ess-Brech-Anfälle zum Beispiel bei Anspannung durch konkrete psychosoziale Auslöser.
- Körperwahrnehmungsübungen (sog. Körperreisen) können die Fragmentierung des Körpererlebens verbessern.

Wirkweisen Pferdegestützter Therapie

Die Bewegung mit und auf dem Pferd fördert das Körperbewusstsein und das Erleben, mit dem Körper eine Einheit zu bilden, in ihm „daheim" zu sein (Seifert 1997). Die bulimietypische, auf den Körper verschobene Wahrnehmung des psychischen Selbst als „defekt- und makelhaft" (Schupak-Neumann u. Nemeroff 1993) kann langsam durch einen liebe- und respektvollen Umgang mit dem Körper und mit sich selbst ersetzt werden. Wirksam ist dabei das körperliche Erleben des Funktionierens im Dialog mit dem Pferd und die positive Wirkung von „Gewicht haben" beim Reiten.

Die Beziehungserfahrung mit dem Pferd und seiner verlässlichen Zuwendung kann Bedürfnisse nach Anlehnung, emotionaler Intimität und affektiver Resonanz befriedigen. Auf diese Weise kann sie auch im Verlauf der Therapie die häufig bestehenden frühen Erfahrungen eines massiv gestörten, von einem Wechsel von Missachtung und Zuwendung geprägten affektiven Dialogs mit primären Bezugspersonen ersetzen (Scalf-McIver u. Thompson 1989). Zudem können, unter anderem in der Interaktion mit dem Pferd, die übergeordneten Selbst- und Vermeidungsschemata (z.B. zur Vermeidung unangenehmer Emotionen) der Patienten durch Bedingungsanalysen identifiziert werden. Die konkrete und metaphorische Grenzsetzung gegenüber dem Pferd, die von diesem nicht sanktioniert wird, kann das Gefühl von Hilflosigkeit und Ausgeliefertsein durch frühere Missachtungen der Intimschranken reduzieren (Connors u. Morse 1993).
Über die reflektierende Betrachtung in der Kommunikation mit dem wertungsfreien, nicht verurteilenden Partner Pferd können Emotionen identifiziert und der – häufig scham- und angstbesetzten – Verbalisierung (Reich 1997) ohne Angst vor Verachtung oder Abwertung zugänglich gemacht werden. Schließlich stellen die Pflege und Versorgung der Pferde Anforderungen an ein verantwortungsbewusstes, zielgerichtetes Handeln. Sie bieten Analogien zum eigenverantwortlichen Umgang mit sich selbst, indem immer wieder Entscheidungen getroffen und neue Verhaltensweisen erprobt werden müssen (Benninghoven u. Liebeck 1997).

7.10 Demenzielle Störungen

7.10.1 Epidemiologische Daten und Ursachen

Untersuchen zu Prävalenz und Inzidenz von Demenzen wurden in den letzten Jahren in zunehmendem Maße durchgeführt. Die bevorstehende Alterung der Gesellschaft, die in 10–20 Jahren zu einer deutlichen Zunahme des Anteils alter Menschen an der Bevölkerung führen wird, macht diese Untersuchungen medizinisch, politisch und ökonomisch sehr wertvoll.
Mit Ausnahme von Afrika sind die Prävalenzschätzungen und Inzidenzraten der Demenz weltweit ähnlich. Experten schätzen die Prävalenzen der Demenz bei Menschen im Alter von 60 Jahren weltweit auf 3 900 von 100 000 Einwohnern: In Afrika sind 1 900/100 000, in Osteuropa 3 900/100 000, in China 4 000/100 000, in Lateinamerika 4 600/100 000, in Westeuropa 5 400/100 000 und in Nordamerika 6 400/100 000 Einwohnern an einer Demenz erkrankt (Ferri et al. 2005). Die altersspezifischen Prävalenzraten der Demenz verdoppeln sich alle 5 Jahre (Fratiglioni et al. 2005).
50–70% dieser Demenzen sind Alzheimer-Demenzen und 15–25% entfallen auf die anderen Demenzformen, darunter auch die vaskuläre Demenz (Zhang et al. 2005)

Die jährliche Inzidenzrate von Demenzen beläuft sich auf 750/100 000, wiederum mit geringeren Inzidenzen in Afrika. Altersabhängig variieren diese Raten deutlich: In der Alterspanne 60–64 Jahre erkranken 100/100 000 Menschen neu an einer Demenz, mit 90 Lebensjahren sind es 7000/100 000.
Dies sind im Vergleich zu allen anderen psychischen Erkrankungen sehr hohe Prävalenz- und Inzidenzraten, die verdeutlichen, dass in den nächsten Jahrzehnten die Zahl der Demenzkranken aufgrund der alternden Gesellschaft deutlich zunehmen wird. Weltweit waren im Jahr 2001 24 Millionen Menschen an einer Demenz erkrankt (Wimo et al. 2003).
Obwohl Industrieländer deutlich höhere Prävalenzen der Demenz aufweisen, leben die meisten Demenzkranken in Entwicklungs- oder Schwellenländern, da diese Länder in der Regel hohe Einwohnerzahlen aufweisen. In China leben insgesamt 6 Millionen Demenzkranke, in der Europäischen Union 5 Millionen, in den USA 2,9 Millionen und in Indien 1,5 Millionen (The US Centers for Disease Control and Prevention 2003).
Die **Ursache von Demenzen**, und hier insbesondere der Alzheimer-Demenz, sind bis heute ungeklärt. Ein hohes Lebensalter und eine genetische Veranlagung sind die bisher einzigen gut belegten Risikofaktoren, Letztere ist aber nur für 3–10% aller Alzheimer-Demenzen verantwortlich. Diskutiert werden als Ursache für die Alzheimer-Demenz auch Störungen im Haushalt bestimmter Botenstoffe im Gehirn, die Nervensignale weiterleiten (vor allem im Acetylcholin-Stoffwechsel).
Man weiß, dass es bei Menschen mit einer **Alzheimer-Demenz** zu einer Abnahme von Kontaktstellen für die Erregungsübertragung im Gehirn (kortikale Synapsen) und zu einer Dysfunktion dieser Synapsen kommt. Durch die verminderte Vernetzung im Gehirn sind besonders die Verbindungen der für die Gedächtnisbildung wichtigen Gehirnregionen unterbrochen. Bei der normalen Hirnalterung reduziert sich die Anzahl der Synapsen zwar auch, aber bei an Alzheimer-Demenz erkrankten Menschen liegt die Anzahl der Synapsen noch wesentlich unter der von altersentsprechend gesunden Menschen. Warum sich die Anzahl der Synapsen verringert und warum sie nicht richtig funktionieren können, ist nicht geklärt (Kern u. Behl 2009). Man hat auch herausgefunden, dass die Nervenzellen von Alzheimer-Patienten nicht mehr die Fähigkeit besitzen, vorhandene Synapsen bei verstärkter Benutzung zu stabilisieren und neue Synapsen auszubilden. Diese Fähigkeit bleibt normalerweise im Alter erhalten. Aber auch hier ist noch nicht geklärt, warum dies so ist.
Eine wesentliche Rolle bei der Degeneration des Gehirns spielen die sogenannten amyloiden Plaques. Plaques sind Ablagerungen eines bestimmten Proteins (ein Eiweiß, das sogenannte Beta-Amyloidprotein), die außerhalb von Zellen des Hirnmantels liegen. Zuerst entwickeln sich sogenannte diffuse Plaques, die auch bei gesunden älteren Menschen vorkommen. Später werden diese Plaques zu sogenannten neuritischen Plaques umgewandelt, in denen man degenerative Veränderungen von Nervenzellen finden kann. Die Häufigkeit dieser neuritischen Plaques steht in Beziehung zum Auftreten und Schweregrad einer Alzheimer-Demenz (Wolf 2009).

Hinsichtlich der **Risikofaktoren anderer Demenzformen** haben sich zwei Hypothesen durchgesetzt. Die eine Hypothese besagt, dass vaskuläre Faktoren, also Erkrankungen, die die Gefäße der Betroffenen beeinflussen, in die Pathogenese von Demenzen involviert sind (Qiu et al. 2005). Beispiele für Erkrankungen mit einem vaskulären Risiko sind Bluthochdruck, Übergewicht, Diabetes mellitus, Herzerkrankung, Gefäßerkrankungen, Alkoholmissbrauch und Nikotinkonsum

Die andere, psychosoziale Hypothese besagt, dass ein aktiver und sozial integrierter Lebensstil im mittleren Alter durch Aktivierung von zu diesem Zeitpunkt noch vorhandenen Reserven und durch Reduzieren psychologischen Stresses und vaskulärer Schädigung vor einer demenziellen Erkrankung schützen kann (Fratiglioni et al. 2004).

7.10.2 Demenzielle Störungen aus klinisch-psychiatrischer Sicht

Aus klinisch psychiatrischer Sicht können je nach klinischem Schweregrad der Demenz alle klinischen Kernbereiche mehr oder weniger stark betroffen sein.

Auffälligkeiten in den Bereichen Bewusstsein und Orientierung sind zum Beispiel eingeschränkte Wachheit und auf die Situation und die Person bezogene Orientierungsstörungen; deutliche Defizite im Bereich Kognition treten als Kurz- und Langzeitgedächtnisstörungen auf, im Bereich inhaltliches Denken kann wahnhaftes Erleben auftreten, im Bereich Sinnestäuschungen sind Halluzinationen möglich. Des Weiteren können Affektstörungen, Stimmungsstörungen, massiv gesteigerter Antrieb und starke Schlafstörungen sowie Aggressionen auftreten.

Klinisch hilfreich bei der Einschätzung des klinischen Schweregrades von Demenzen ist der Mini-Mental-Test (engl. *Mini-Mental State Examination*, MMSE). Er wurde 1975 als ein kurzer standardisierter, einfach zu handhabender Test für die quantitative Untersuchung kognitiver Beeinträchtigungen bei Erwachsenen entwickelt. Dieser Test ist weltweit anerkannt und wird bei Verlaufsuntersuchungen demenzieller Erkrankungen eingesetzt.

Der Mini-Mental-Test prüft spezifisch die Orientierung, das Kurz- und das Langzeitgedächtnis, die Aufmerksamkeit und das Kalkulationsvermögen, das Sprachvermögen und praktische Alltagsfertigkeiten der Befragten. Im Test sind maximal 30 Punkte zu erreichen; bei 19–24 Punkten spricht man von einer leichten, bei 10–18 Punkten von einer mittelgradigen und bei unter 10 Punkten von einer schweren Demenz. Testergebnisse unter 28 Punkten sind auffällig (Folstein et al. 1975).

Definitionskriterien nach ICD-10

Die Demenz (ICD-10: F00–F03) ist nach ICD-10 folgendermaßen definiert (Dilling et al. 2006):

„Demenz ist ein Syndrom als Folge einer meist chronischen oder fortschreitenden Krankheit des Gehirns mit Störung vieler höherer kortikaler Funktionen, einschließlich Gedächtnis, Denken, Orientierung, Auffassung, Rechnen, Lernfähigkeit, Sprache und Urteilsvermögen. (...) Die kognitiven Beeinträchtigungen werden gewöhnlich von Veränderungen der emotionalen Kontrolle, des Sozialverhaltens oder der Motivation begleitet, gelegentlich treten diese auch eher auf."

Das klinische Bild ist geprägt von einer Abnahme der intellektuellen Leistungsfähigkeit und Beeinträchtigungen in den persönlichen Aktivitäten des täglichen Lebens. Dieses demenzielle Syndrom findet man bei Alzheimer-Krankheit, bei zerebrovaskulären Störungen und bei weiteren Zustandsbildern vor, die primär oder sekundär das Gehirn betreffen (Dilling et al 2006).

Klinische Erscheinungsformen und ihre Leitsymptome

Demenzen (ICD-10: F00–03) werden fast ausnahmslos als chronische oder fortschreitende Störungsmuster angesehen. Klinisch verläuft eine Demenz in ihrem mitunter jahrelangen Verlauf in drei Stadien ab, deren Dauer individuell unterschiedlich ist.

- **Stadium 1**: Auftreten von Affektlabilität, erste Störungen des Kurzzeitgedächtnisses und räumliche Orientierungsschwierigkeiten sind zu verzeichnen.
- **Stadium 2**: Zunehmende Gedächtnisstörungen, wobei hier auch das Langzeitgedächtnis betroffen ist. Weiter treten Störungen im Denkablauf der Betroffenen auf, es kommt zu einer deutlichen Einschränkung der Kritik- und Urteilsfähigkeit.
- **Stadium 3**: Auftreten von Desorientiertheit, Hygiene und Selbstversorgung werden vernachlässigt. Es kommt zu einer Sprachverarmung und einer deutlichen Einschränkung der Mobilität.

■ **Demenz bei Alzheimer-Krankheit (ICD-10: F00)**: Diese Demenzform beginnt meist schleichend und entwickelt sich langsam, aber stetig über einen Zeitraum von mehreren Jahren. Es gibt eine Demenz bei Alzheimer-Krankheit mit frühem (Typ 2) und eine mit spätem Ersterkrankungsalter (Typ 1). Letztere beginnt meist zwischen 70 und 80 Jahren und imponiert vor allem mit Gedächtnisstörungen. Im Verlauf einer Demenz bei Alzheimer-Krankheit können in einem Zeitraum von durchschnittlich 7–10 Jahren folgende Symptome nacheinander auftreten: Zunächst kommt es zu Einbußen der Merkfähigkeit, danach treten Störungen im problemlösenden Denken, beim Rechnen und der geteilten Aufmerksamkeit auf, Wortfindungs- und Sprachverständnisstörungen werden deutlich. Im letzten Stadium treten dann Probleme in der Orientierung und eine Apraxie (die Fähigkeit, Dinge entsprechend ihrer Bedeutung zu verwenden, geht verloren) auf. Halluzinationen und Wahnphänomene können bereits in frühen Krankheitsstadien auftreten.

■ **Vaskuläre Demenz (ICD-10: F01)**: Der Beginn dieser Demenzerkrankung liegt ebenfalls gewöhnlich im höheren Lebensalter. In der Vorgeschichte kommt es häufig zu kurzen Bewusstseinsstörungen, flüchtigen Paresen und Visusverlust. Das charakteristische Demenzsyndrom kann schon zu Beginn der Erkrankung vorliegen und imponiert klinisch mit heterogenen Störungen von Gedächtnis, Aufmerksamkeit und Merkfähigkeit. Die Symptome treten im Gegensatz zur Alzheimer-Demenz plötzlich auf, im Verlauf der Krankheit kommt es zu einer schrittweisen Verschlechterung, und es treten neurologische Herdsymptome entsprechend dem unterversorgten Gehirnareal auf. Bei der vaskulären Demenz und ihrer klinischen Unterform, der sogenannten Multiinfarkt-Demenz (ICD-10: F01.1), sind klinische Besserungen möglich, die komplexere Abwägungen erlauben.

Ausschlusskriterien/Differenzialdiagnosen

Zu einer seriösen diagnostischen Absicherung der Diagnose einer Demenz sind eine Reihe weiterer Untersuchungen neben einem umfassenden psychopathologischen Befund sinnvoll, wenn auch nicht beweisend. Hierzu zählt eine neurologische Untersuchung, eine Liquorpunktion, ein EEG sowie Computer- oder Kernspintomografie.

Testpsychologisch muss ein Mini-Mental-Test durchgeführt werden. Differenzialdiagnostisch sind mittels obiger Untersuchungen die unterschiedlichen Formen einer Demenz voneinander abzugrenzen. Ergeben neuropsychologische Suchtests Hinweise für eine reduzierte Testleistung, muss eine vertiefte Testuntersuchung erfolgen. Besteht vor allem ein Defizit der Gedächtnisleistung, ist ein MCI (engl. *Mild Cognitive Impairment*) wahrscheinlich. MCI bezeichnet einen Zustand zwischen Normalität und Demenz, der nicht mit einem Vorstadium einer Demenz gleichzusetzen ist, aber ein stark erhöhtes Risiko für eine Entwicklung zu einer Demenz hin anzeigt – besonders, wenn anamnestisch eine seit etwa 0,5–2 Jahren neu aufgetretene, alltagsrelevante Gedächtnisstörung besteht, die nicht anders erklärt werden kann.

Behandlung und Prognose

Die Behandlung von Demenzkranken umfasst verschiedene Therapiekomponenten, eine kausale Therapie der Demenzen steht aber bis heute nicht zur Verfügung.

Zu den bevorzugten Therapiekomponenten zählen die Psychoedukation, die Behandlung kognitiver Störungen, die Therapie begleitender körperlicher Erkrankungen, die Behandlung von Verhaltensauffälligkeiten und Therapiemaßnahmen wie Physiotherapie und Ergotherapie. Die Therapieziele und Therapiekomponenten ändern sich in Abhängigkeit vom Schweregrad der Erkrankung.

Psychoedukation wird bei Demenzkranken und ihren Angehörigen durchgeführt und beinhaltet Information und Beratung über entlastende Behandlungsoptionen, wie zum Beispiel eine rechtliche Betreuung.
Die Behandlung **kognitiver Störungen** erfolgt zum einen mit einem regelmäßigen Gedächtnistraining und zum anderen mit Medikamenten. „Die medikamentöse Behandlung der Demenz wird aber nicht im Sinne einer gewünschten Heilung eingesetzt, sondern allenfalls zur Stabilisierung und um den Verlauf und die Progredienz der Erkrankung, und hier besonderes den kognitiven Abbau, positiv zu beeinflussen.
Die Wirksamkeit von sogenannten Acetylcholinesterase-Hemmern wurde für die leichte bis mittelgradig ausgeprägte Alzheimer-Demenz in vielen klinischen Studien belegt. Sie bewirken eine zeitlich begrenzte Verzögerung des Fortschreitens der Symptome und gelten heute als Mittel der ersten Wahl für diese Indikation.
Die **Verhaltensauffälligkeiten** im langjährigen Verlauf einer Demenz sind vielfältig und können sich in einer depressiven Störung, einem Wahn, aggressiven Verhaltensweisen, innerer Unruhe und Schlafstörungen zeigen (Lyketsos et al. 2002). Therapeutisch stehen Medikamente und psychosoziale Strategien zur Beherrschung und Linderung dieser Symptome zur Verfügung.
Medikamentös werden vor allem Antipsychotika in niedriger Dosierung eingesetzt. Es ist aber zu konstatieren, dass die enorm hohen Verordnungszahlen von Antipsychotika bei Demenzkranken trotz ihrer nachgewiesenen Effektivität in diesem Ausmaß wissenschaftlich nicht begründet werden können (Greve u. O'Connor 2005; Herrmann u. Lanctot 2007; Jeste 2008). Es muss für jeden Einzelfall eine strenge (!) individuelle Nutzen-Risiko-Abwägung vor allem unter Berücksichtigung kardiovaskulärer Besonderheiten des Demenzkranken und des substanzspezifischen Nebenwirkungspotentials der Antipsychotika erfolgen.
Zu den **psychosozialen Therapiekomponenten** der Behandlung demenzieller Störungen gehört zum Beispiel die Musiktherapie. Musiktherapie ist deshalb für Demenzkranke interessant, weil sie Betroffenen erlaubt, mit Hilfe von Musik Emotionen auszudrücken. Sie ist in der Lage, Erinnerungen durch die Verbindung mit Musik wieder hervorzubringen, und kann auch dazu beitragen, die Emotionsregulierung, die vielen Demenzkranken verloren gegangen ist, neu zu implementieren beziehungsweise das Ausmaß der Regulationsstörung zu reduzieren (Raglio u. Gianelli 2009).
Weitere psychosoziale Therapieoptionen beinhalten personenzentrierte Betreuung, körperliche Aktivität, Strategien zur Aktivierung von Erinnerung und Strategien zur Stimulierung der Empfindungen der Betroffenen. Die Effekte psychosozialer Therapieoptionen wurden von wissenschaftlicher Seite als nur mäßig erfolgreich beschrieben. Diese überraschend negative Bewertung kann aber aus zweierlei Gründen falsch sein: Zum einen sind die Betroffenen selten in der Lage, verwertbare positive oder negative Effekte einer Anwendung zu beschreiben, zum anderen ist es schwer zu unterscheiden, ob der menschliche Kontakt im Rahmen der Therapie an sich oder der menschliche Kontakt in Verbindung mit speziellen Behandlungsformen ausschlaggebend für mögliche positive Effekte ist (Garland et al. 2007).

Psychotherapeutische Verfahren zählen noch nicht zu den ersten Therapieoptionen der Behandlung von Demenzen. Dies mag auf den ersten Blick nicht erstaunen, da gerade der Zerfall der inneren Struktur von Demenzkranken vielen theoriegeleiteten Grundlagen der unterschiedlichen Psychotherapieschulen zuwider läuft. Des Weiteren ist es oft sehr schwierig und nur durch langjährige Expertise in der psychotherapeutischen Arbeit in diesem Bereich möglich, einen geeigneten Mittelweg zwischen direktiven Anweisungen und dem Erkennen tatsächlicher Überforderung der Betroffenen auszumachen. Nichtsdestotrotz stellt zum Beispiel die **Verhaltenstherapie** in der ihr zugrundeliegenden direktiven, sachorientierten Herangehensweise eine geeignete Therapieform vor allem leichter demenzieller Störungen dar, entsprechende Handlungsleitlinien wurden bereits entwickelt (Plattner u. Ehrhardt 2000).
Steht zu Beginn des Krankheitsprozesses der Demenzkranke im Zentrum der Psychotherapie, verschiebt sich der Schwerpunkt in späteren Stadien auf Interventionen mithilfe der Angehörigen (z.B. Förderung selbstständigen Verhaltens bei der Nahrungsaufnahme oder bei der Körperpflege).
Bei der Psychotherapie ist unter anderem auf Folgendes zu achten:

- Vereinfachung durch kleine Teilschritte und einfache Sprache
- strukturierende Gesprächsführung
- Wiederholung von Informationen
- Aufgreifen von Hausaufgaben
- alltagsbezogene Ziele
- konkrete Beispiele
- übersichtliches Therapiematerial (schriftliche Aufzeichnungen)

Die **Prognose** von Demenzen ist generell ungünstig, es handelt sich hierbei um chronische, über mehrere Jahre fortschreitende Erkrankungen, deren Defizite allenfalls eine Zeit lang aufgehalten werden können. Verbesserungen der Defizite im Rahmen des psychischen Zerfalls der Betroffenen treten mit Ausnahme der Demenzen mit vaskulärer Ursache in der Regel nicht auf.

Indikation für Pferdegestützte Therapie

Bei demenziellen Störungen ist das klinische Stadium der Erkrankung mit den jeweiligen Defiziten entscheidend für die Anwendung geeigneter Therapieverfahren. Bei Vorliegen schwerer demenzieller Verläufe sollten nur noch die basalen Bausteine einer tiergestützten Therapie, wie zum Beispiel körperlicher Kontakt zu einem kleineren Tier, durchgeführt werden. Dies wird in der Schweiz mithilfe von Hunden und vor allem Katzen auf Demenzstationen realisiert. Die Pferdegestützte Therapie hat bei demenziellen Entwicklungen möglicherweise eher prophylaktischen Stellenwert, zum Beispiel bei der Behandlung eines MCI (*Mild Cognitive Impairment*) mit dem konkreten Ziel eines Schutzes vor einem allzu schnellen Übergang zu einer demenziellen Störung.
Angehörige verschiedener Berufsgruppen, wie Krankenschwestern, Sozialarbeiter, Beschäftigungs- und Ergotherapeuten, die mit alten Menschen in Instituti-

onen arbeiten, haben in Fachzeitschriften vielfach über Erfolge und Konzepte von unspezifischen tiergestützten Interventionen berichtet (Grosse-Siestrup 2005). Schon vor Jahrzehnten belegten wissenschaftliche Veröffentlichungen die gute Wirkung von Tieren auf den (alten) Menschen, jedoch nicht in quantitativen, kontrollierten Studien (vgl. z.B. Kongable et al. 1989).
Qualitative Fallstudien haben in neuerer Zeit vor allem den positiven Effekt von Hunden auf Unruhe, soziale Kontaktaufnahme und Selbstvertrauen von dementen Patienten belegt (Tribet et al. 2008). Eine Literaturrecherche aus dem Jahr 2006, die vom zunehmenden Einsatz von Tieren in den Therapieprogrammen von Alterspflegeheimen motiviert war, ergab in der Analyse mehrerer kleiner Fallstudien, dass tiergestützte Therapie zur Reduktion von Unruhe und Aggression führt und soziale Interaktion erleichtert und anregt (Filan u. Llewellyn-Jones 2006).

7.10.3 Aufbau und Planung der Therapieeinheiten bei demenziellen Störungen

Methodische und inhaltliche Aspekte

Je geringer die kognitiven Einbußen sind, umso mehr können auch aktivere Therapiebausteine der Pferdegestützten Therapie angewandt werden. Die therapeutische Aktivierung und Stimulation dient der Mobilisierung noch vorhandener Gehirnreserven und der Verringerung von psychosozialem Stress. Aus psychiatrischer Sicht sollten diese Aktivierung und Stimulierung so früh wie möglich im Erkrankungsverlauf beginnen. Die Pferdegestützte Therapie sollte selbstverständlich nur dann angewendet werden, wenn die Mobilität und der körperliche Zustand des Patienten dies ohne Sicherheitsrisiken zulassen. Bei massiv eingeschränkter Mobilität ist es sicherlich sinnvoller, auf andere tiergestützte Verfahren, wie zum Beispiel Hunde-Besuchsdienste, Kontakte zu Katzen oder Kaninchen, zurückzugreifen.
Der Schwerpunkt der Pferdegestützten Therapie liegt darin, die Negativspirale aus Rückzug, Isolation, hieraus resultierender Frustration oder auch Aggression zu durchbrechen (Hegedusch u. Hegedusch 2007). Mit zunehmendem Verlust kognitiver Fähigkeiten tritt die Gestaltung analoger Kommunikationsmöglichkeiten in den Vordergrund. Die Bedürfnisse nach Beziehung, Verständnis und Körperkontakt können primär analog befriedigt werden und fördern die funktionalen Ressourcen der Patienten. Die häufig eingeschränkte körperliche Beweglichkeit ist – durch die Bereitstellung von Aufstiegshilfen etc. – zu berücksichtigen.

Umfang und Aufbau der Therapieeinheiten

Zu Beginn der Therapieeinheiten (TE) sollte recherchiert werden, ob eine lebensgeschichtliche Verbindung zu Pferden besteht und ob es mit ihnen in der Vergangenheit positive Erlebnisse gegeben hat. Gruppenbehandlungen mit min-

destens zwei bis drei Therapeuten bieten sich an. Die Anzahl der TE muss nicht festgelegt werden. Die Pferdegestützte Therapie kann als begleitende integrative Maßnahme auch über längere Zeiträume durchgeführt werden.
Die Länge der Frequenzen ist von der Motivation, der Konzentrationsfähigkeit und dem gesundheitlichen Allgemeinzustand abhängig. Überforderung ist unbedingt zu vermeiden; im Vordergrund steht zweckfreies Agieren mit dem Tier, der zugelassene Handlungsspielraum sollte unter Beachtung aller sicherheitsrelevanten Maßnahmen ein breites Betätigungsspektrum ermöglichen.

Durchführung und Ziele der Therapieeinheiten

- Pferdegestützte Interventionen finden am besten in der Gruppe statt. Die Intervention soll für den Einzelnen kurz sein und muss körperliche Einschränkungen und Belastungsgrenzen berücksichtigen. Vor allem die Sturzgefahr muss in dieser Patientengruppe berücksichtigt werden.
- Sinnvoll ist eine möglichst rasche Kontaktanbahnung, die eine ungestörte, aber sichere Interaktion mit dem Tier zulässt. Innerhalb dieser können taktile Reize, zum Beispiel das Beriechen und Streicheln des Pferdes, lebhafte Erinnerungen und Assoziationen wachrufen.
- Zur Förderung der Alltagsfähigkeit und Konzentration kommt am ehesten das Training fester Abläufe, wie Zäumung und Säuberung des Pferdes, in Frage.
- Es ist unter anderem auf einfache Teilschritte und einfache Sprache zu achten, ferner auf strukturierende Gesprächsführung, Wiederholung von Informationen, alltagsbezogene Ziele, konkrete Beispiele und übersichtliches Therapiematerial.
- Zur Sicherung der Patienten sollte das Reiten oder Longieren – sofern die Patienten körperlich keine Einschränkungen aufweisen, die ein erhebliches Sicherheitsrisiko bergen – anfangs mit zwei Therapeuten gestaltet werden, einer von ihnen als Pferdeführer. In diesem Fall ist an Aufstiegshilfen zu denken.
- Als kognitionsfördernde Übung käme ein einfacher Parcours mit dem geführten oder (mit einer Führperson) gerittenen Pferd infrage.
- Körperliche Aktivität auf dem Pferd beinhaltet leichte gymnastische Übungen zur Verbesserung des Körpergefühls und der Balance.

Wirkweisen Pferdegestützter Therapie

Vor allem wenn der demenziell erkrankte Mensch in seiner Lebensgeschichte besondere Erlebnisse mit Pferden hatte, können der Kontakt zum Pferd und die Orientierung in seinem Umfeld (Stall, Weiden) in die Durchführung der empfohlenen Realitäts-Orientierungs-Trainings einbezogen werden. Bei der Tierversorgung können Patienten, die auf dem Land aufgewachsen sind, auf früher erworbene pferdebezogene Kompetenzen zurückgreifen. Der Nutzen hoher kognitiver Alltagsaktivität in Kombination mit körperlicher Aktivität ist vor allem für die Prävention einer demenziellen Entwicklung nachgewiesen.

Auch im Rahmen der Erinnerungstherapie können lebensgeschichtliche Beziehungen zu einem Tier beziehungsweise hier zu einem Pferd Verknüpfungen zu Erinnerungen schaffen. So können Trigger für Erinnerungen geschaffen werden, die mit Lebensfreude und Unbeschwertheit assoziiert werden (Großfeld-Schmitz et al. 2008). Diese Anteile der Biografie, über deren positive Elemente sich der Patient auch mit anderen austauschen kann, werden für ihn damit gegenwärtig gehalten (Trilling et al. 2001). Die konkrete Beziehung zum Pferd knüpft also an alte Ressourcen an und wirkt selbstwertsteigernd und unterstützend, da sie von Zuneigung und Vertrauen geprägt sein kann.

Über die sensomotorische Aktivierung können positive Effekte insbesondere auf die Emotionalität der Patienten erreicht werden. Der Kommunikationsprozess zwischen Mensch und Tier findet über emotionale, nonverbale Ebenen statt, wobei Emotionen aktiviert und im Verlauf der Therapie auch verbalisiert und durch die Therapeuten validiert werden können. Dadurch fühlen sich die Patienten zunehmend angenommen und verstanden (Frölich u. Müller-Spahn 2009). Die Validierung, also die Begegnung mit dem Patienten auf dem ihm zur Verfügung stehenden Niveau, und die Akzeptanz und Anerkennung seiner Gefühle und Gedanken als wahr, fördern das Sicherheits- und Selbstwertgefühl (Feil u. deKlerk-Rubin 2005).

Die Begegnung mit dem Pferd kann neues Interesse und Freude wecken und wirkt bei Berücksichtigung der körperlichen und psychischen Belastungsgrenzen stressreduzierend. Durch die Gestaltung einer Wohlbefinden auslösenden Umgebung mit verschiedenen sinnesanregenden Reizen können zudem soziales Rückzugsverhalten und Apathie verbessert werden.

8 Ein Fallbeispiel

Marion Kläschen, Carolin Opgen-Rhein

Jeder Wissende irrt sich, und jedes edle Pferd stolpert.

(Arabisches Sprichwort)

8.1 Symptomatik und Vorstellungsgrund

8.1.1 Eigenanamnese

Frau S. befindet sich bereits seit 3 Monaten in ambulanter Psychotherapie, als sie sich zur Pferdegestützten Therapie vorstellt. In Rücksprache mit ihrer Verhaltenstherapeutin hatte sie sich entschlossen, eine solche Therapie flankierend dazu zu beginnen. Als Motivation für diese Idee gibt sie an, in der Kindheit viel geritten zu sein. Bis heute noch könne sie sich an das „schöne Gefühl, das Pferd zu pflegen und auf dem Pferd zu sitzen", und an die unbeschwerte Zeit damals erinnern.

Frau S. berichtet, dass sie seit nunmehr 6 Monaten immer wieder unter Episoden starken Angsterlebens (Angst, ohnmächtig zu werden, umzufallen) mit Herzklopfen, Magenbeschwerden, feuchten Händen und Schwitzen, Kribbelgefühlen an den Händen, Schwindel und Kloßgefühl im Hals leidet. Diese träten mit zunehmender Intensität und Frequenz auf, so dass sie letztendlich auch in der Ausübung ihres Berufes als Lehrerin beeinträchtigt sei. Sie könne häufig nicht mehr vor ihre Schüler treten beziehungsweise den Weg zur Schule gar nicht mehr bewältigen. Die Symptome würden schließlich auch auf den privaten Bereich übergreifen – so könne sie keine Verabredungen oder kulturellen Veranstaltungen mehr wahrnehmen. Zeitweilig könne sie nicht mal mehr einkaufen gehen. Infolgedessen sei sie immer wieder über längere Sequenzen und auch aktuell krankgeschrieben. Insgesamt sei ihr Leben freudlos geworden, es gäbe keine „Highlights" mehr und nichts, was sie „nur für sich" täte. Seit mindestens 2 Monaten erlebe sie daher Traurigkeit und Sinnlosigkeit und zunehmend auch starke Konzentrationsschwierigkeiten.

Den Beginn ihrer Symptomatik bringt sie mit einem unangenehmen Schlüsselerlebnis vor ihrer Klasse in Zusammenhang. Im Zuge von gravierenden Ereignissen an der Schule (zunehmende Gewaltbereitschaft von Schülern und Bedrohung einer Kollegin) habe sie vor der Klasse plötzlich starke Angst erlebt mit der

Befürchtung, ihr könne in der Schule etwas zustoßen beziehungsweise Schüler könnten sie bedrohen.
Frau S. hatte bislang nur zaghafte Versuche unternommen, bei Vorgesetzten und Kollegen Entlastung zu finden, was lediglich punktuell bei vertrauten Kollegen gelang. Von ihrem Leben hatte Frau S. eigentlich erwartet, dass sie „gut bis zur Rente durchhalten und sich dann privat einiges gönnen" würde (Reisen, Kultur). Vor allem die ängstliche Vermeidung der Entfernung von zu Hause, um zum Beispiel zu kulturellen oder sozialen Veranstaltungen zu gehen, schränke ihren Lebensradius erheblich ein und nehme ihr daher „die gesamte Lebensfreude". Sie könne „keine Wege mehr gehen".

8.1.2 Diagnosen

F40.01 Panikstörung mit Agoraphobie
F32.1 Leichte depressive Episode

8.2 Zielformulierung und Therapieplanung

8.2.1 Therapieziele

Globalziele

1. Steigerung der Lebensqualität durch Wiedererlangung des Bewegungsradius
2. Wiedererlangung der Lebensfreude/Verminderung der Anhedonie

Teilziele

1. Entspannungs- und Genussfähigkeit erhöhen
2. Identifizierung und Durchsetzung eigener Bedürfnisse
3. Verbesserung der körperlichen Kondition
4. Verminderung der Agoraphobie

Ergebnis- und Stundenziele

1. Entspannung durch Kontakt auf und am Pferd
2. Kontrolle des Tieres durch eindeutige Signalgebung (Tempo- und Richtungsbestimmungen vornehmen)
3. Reframing der Missinterpretationen von Körpersensationen über Körperübungen (interozeptive Exposition, z.B. Leichttraben im Schritt ohne Bügel) auf dem Pferd

Bei den Ergebniszielen werden die konkreten Vorstellungen des Patienten aufgegriffen und in den jeweiligen Therapieeinheiten umgesetzt. Teilziele sind mittelfristige Ziele, die die Voraussetzung für die Erreichung der Globalziele

darstellen, und wie diese mit der ambulanten Therapeutin rückbesprochen werden sollten. Prognostisch ergeben sich günstige Hinweise durch die hohe Motivation der Patientin und das gute prämorbide soziale Funktionsniveau. Die Erarbeitung von konkreten Bewältigungsstrategien der Panikattacken soll die Ausprägung der agoraphobischen Symptomatik und die Generalisierung des mentalen Sicherheitskonstrukts (zunehmende Einteilung der Umwelt in sicher und unsicher) verringern.

8.2.2 Therapieplanung

Die Therapieeinheiten werden zunächst auf 15 Stunden mit zwei Terminen pro Woche angelegt. Die Stunden werden in Absprache mit der Patientin zunächst so strukturiert, dass sie Elemente aus Wahrnehmungs- und Entspannungsübungen, viel körperliche Aktivierung (mit der Möglichkeit der Umbewertung von Körpersensationen bei Anstrengung) und Interaktionsmöglichkeiten mit dem Pferd beinhalten.

8.3 Stundenprotokolle

Für die Therapieeinheiten wird ein ruhiger, in Bezug auf Menschen eher zurückhaltender Wallach der Rasse *Pura Raza Espanola* von der Patientin selbst ausgewählt. Frau S. zeigt sich bereits kundig im Umgang und in der Kommunikation mit dem Tier. Eigene Befürchtungen werden eingangs angesprochen, der Fokus der Therapieeinheiten liegt aber auf der Wiederbelebung von positiven Erlebnissen und auf Ressourcen im Umgang mit dem Pferd, die an besondere Vorlieben aus der Vergangenheit anknüpfen.

8.3.1 Therapieeinheiten 1–5

- baldige selbstständige Übernahme von pferdebezogenen Abläufen (Putzen, Satteln etc.)
- Erprobung der Befehlssicherheit des Pferdes in Bodenarbeit (Anhalten und Angehen auf feine Körpersignale, Kommandosicherheit)
- Befehlssicherheit und erste Kontrollerlebnisse unter enger Begleitung an der Longe (Anreiten – Anhalten an selbst bestimmten Haltepunkten)
- langsame Erhöhung des Schwierigkeitsgrades (Führen um Pylonen, durch Gassen in vorderer und mittlerer Position, Reiten durch Gassen/Pylonen)
- Entspannung durch gezielte Körperübungen auf dem Pferd (PMR) sowie ritualisiertes „Grasengehen"

Ergebnisse

1. Steigerung des Sicherheitserlebens durch Ausführung bekannter Handlungsabläufe
2. Erlebnisse von Selbstwirksamkeit durch Erfolge in der Kommunikation mit dem Pferd
3. erstes Erleben von Entspannung durch Versorgungsrituale und Anwesenheit des Tieres
4. Sichtbarwerdung der Leistungsorientierung und perfektionistischen Denk- und Verhaltensmustern der Patientin, die für die nächsten therapeutischen Aktivitäten noch mehr Herausforderungen wünscht

8.3.2 Therapieeinheiten 6–10

- Beibehaltung der stabilisierenden Rituale
- Weiterbearbeitung der Kontrolle des Innen und Außen über messbare Erfolgsindikatoren (Schulterherein, Pylonenarbeit, Trailarbeit)
- Benennung und Umsetzung eigener Gestaltungswünsche der Patientin durch Zuwachs an Sicherheit in der triadischen Beziehung
- bewältigungsorientierte Informationsvermittlung („Teufelskreis der Angst“)
- Steigerung des Schwierigkeitsgrades beim Reiten: erste Trabssequenzen unter enger Begleitung durch die Therapeutin aus der mittleren Führposition heraus, gezielte Wahrnehmung und Beschreibung von physiologischen Körperreaktionen auf Anstrengung, beruhigende Rückversicherung durch die Therapeutin
- stetige begleitete Durchbrechung des Vermeidungsverhaltens durch aktives Aufsuchen der angstbesetzten Wahrnehmungen

Ergebnisse

1. Reflexion des Erreichten und der anhaltenden messbaren Erfolgserlebnisse
2. erste Expositionserfahrungen *in vivo* durch Wahrnehmung von eigentlich angstbesetzten Körperreaktionen
3. Umbewertung der Körpersensationen
4. Beginn von beruhigenden internen Dialogen („Was kann mir hier schon passieren?!“) basierend auf Kontrollerlebnissen

8.3.3 Therapieeinheiten 11–15

- Steigerung des Schwierigkeitsgrades beim Reiten (ohne Longe, Tempo- und Richtungsbestimmung) und der körperlichen Beanspruchung
- zunehmend selbstständiges Reiten mit Wegfall der konkreten Schutzfunktion der Therapeutin, hierunter verstärktes Wiederauftreten der Symptomatik und selbstabwertende Kognitionen

- Erlebnisse von Kontrollverlust (mangelnde Richtungsbestimmung beim Reiten durch unzureichende Signalgebung) durch mangelnde innere Klarheit der eigenen Absichten
- Generalisierung des konkret erlebten Misserfolges und Übertragung auf alltägliche Lebenssituationen durch die Patientin
- kurzfristige Wiederaufnahme engerer Begleitung, Wiederholung von erfolgssicheren Übungen, was von der Patientin als Rückschritt erlebt wird, sie zugleich jedoch zum Weitermachen motiviert
- lösungsorientierte Abklärung des *Ist-* und des *Soll-*Zustandes: Abstimmung des Körperausdrucks und der Selbstkongruenz zur Verdeutlichung der Signalgebung an das Pferd (Einhaltung festgelegter Bahnfiguren)
- Verbalisierung von Parallelen zu alltäglichen Erfahrungen („Wenn ich mein Ziel fest vor Augen habe, dann schaffe ich auch den Weg dahin.“)
- Ermöglichung sinnlicher und genussreicher Situationen in Eigenaktivität mit dem Pferd (z.B. Pferd baden, beim Fressen zusehen)

Ergebnisse

1. Modifizierung von Handlungsplänen und der konkreten Absichtsentwicklung
2. Stabilisierung der Handlungspläne
3. konkrete Verminderung von Zustandsangst durch körperliche Aktivierung
4. Transfer der Kontrollerlebnisse und der inneren Dialoge auf die angstbesetzten Situationen im Alltag
5. verbesserte Genussfähigkeit

8.4 Grad der Zielerreichung und Resümee

Insgesamt ist bei der Betrachtung des Therapieverlaufs zu konstatieren, dass durch die frühzeitige Durchbrechung von Vermeidungsverhalten die Entstehung einer dramatisch ausgeprägten agoraphobischen Symptomatik bei der therapiemotivierten Patientin weitgehend verhindert werden konnte.

Während der Arbeit auf dem Pferd kam es ein Mal zu einer milden Panikattacke, die die Patientin unter Anleitung und mithilfe der bis dahin bereits erlernten Techniken (kognitives Reframing, Ablenkung) selbstständig abmildern konnte. Zum Ende der Therapie bestanden keine agoraphobischen Vermeidungsstrategien mehr. Panikattacken auf dem Weg zur Arbeit traten nicht mehr auf. Es bestanden noch leichte Erwartungsängste in ehemals angstbesetzten Situationen (Unterricht, Entfernung von zu Hause). Von den anfangs im Vordergrund stehenden Leistungsgedanken bezüglich ihrer Fortschritte in der Therapie konnte sie sich immer besser distanzieren und regressive und entspannende Sequenzen zulassen.

Es ist anzunehmen, dass die Pferdegestützte Therapie und die Verhaltenstherapie synergistische Effekte auf den Therapieverlauf ausgeübt haben. Die angstbesetzten Empfindungen wurden durch körperorientierte Arbeit und praktische Expositionsübungen mit dem Pferd einer Beschreibung und Verbalisierung zugänglich gemacht. Die Identifizierung der Probleme ermöglichte wiederum die weitere kognitive Bearbeitung in der Verhaltenstherapie, die hierdurch wichtige Anstöße erfahren konnte.

Gerade eine integrative Anwendung beider Therapieformen, also einer kognitiv-behavioralen und einer körperorientierten Therapie, kann die zügige Verhaltensmodifikation und ihren stabilen Transfer in den Alltag fördern.

9 Patientenerfahrungen

Carolin Opgen-Rhein, Marion Kläschen

Die Sprache der Tiere ist begrenzt, aber was sie damit zum Ausdruck bringen, ist wichtig und nützlich. (Leonardo da Vinci)

9.1 Wirksamkeitshypothesen zur Pferdegestützten Therapie

Praktisch Tätige in medizinischen und nicht medizinischen pferdegestützten therapeutischen Bereichen sind sich – unabhängig von der zugrundeliegenden Methodik – einig, dass Tiere multiple therapeutisch wirksame Eigenschaften auf anatomischer, physiologischer und psychischer Ebene in sich vereinen.
„Das Pferd symbolisiert (…) die gelungene Auflösung des Spannungsfeldes verschiedener, Angst auslösender Pole: Selbstwerdung und Selbsthingabe, Dauer und Wandlung. Es ist individuelles Wesen und gleichzeitig Herdentier. Beim Reiten vereinigen sich Spannung und Entspannung, ruhiges Verbleiben und dynamische Bewegung, Fähigkeit zur Hingabe und aktive Einwirkung, Entscheidungsfähigkeit und Führungskraft. Es besteht zudem die Möglichkeit vielgestaltiger Beziehungsgestaltung im Sinne von: sich tragen lassen, Fürsorge, Pflege, Reiten und Lenken, Führen und Lehren“ (Mehlem 2005). Das Pferd weist in seinem Verhalten viele Gemeinsamkeiten mit dem Menschen auf – es fühlt sich wohl im Verbund der Herde, strebt Harmonie an, adaptiert sich im sozialen Kontext und findet während dieses Prozesses meist die richtige Balance zwischen Bindung und Unabhängigkeit (Mandrell 2006).
So weit die aktuell aufgestellten Hypothesen bezüglich des therapeutisch wirksamen Beziehungsaspektes, die auch in Kapitel 2 *Wirkweisen Pferdegestützter Therapie* (S. 11ff.) detailliertere Darstellung finden. Was aber erwartet der Patient von der Therapie, und welche beziehungsspezifischen Signale erlebt er subjektiv tatsächlich durch das Tier? Im Folgenden werden verschiedene Aussagen von Patientinnen über Erwartungen, Befürchtungen und als besonders hilfreich empfundene Interventionen skizziert.

9.2 Assoziationen mit Pferden und Erwartungen an die Therapie

Viele Patienten, die für eine Pferdegestützte Therapie offen sind, weisen eine bereits bestehende Affinität zu Tieren auf. Oft haben sie durch lebensgeschichtliche Verbindungen konkrete positive Erinnerungen an Pferde. Dabei muss es sich nicht zwingend um einen faktischen oder intensiveren Kontakt zum Tier selbst gehandelt haben: Häufig haben sie das Pferd im näheren Lebensumfeld (auf Wiesen im ländlichen Bereich, als Arbeitstier oder in den Medien und der Werbung) wahrgenommen und zum Teil symbolisch besetzt.
So berichten viele Menschen, dass sie sich vor allem von der Verbindung von Kraft und Schönheit bei gleichzeitiger Sanftmut angezogen fühlen. Zitat einer Patientin:

> „Das Pferd kommt so gut rüber, das wünsche ich mir auch. Es ist in seiner Bewegung so schön und kraftvoll und trotzdem liebevoll und zugänglich."

Von großem Respekt bis hin zur konkreten Angst vor dem großen Tier bestehen Bilder von unbändiger Kraft, Freiheit und Unabhängigkeit, die man sich, hat man das Tier einmal zum Gefährten gewonnen, zu eigen machen kann. Häufig wird die Aktivität am und mit dem Pferd mit der Wiedererlangung von Freude und Lebensqualität im Kontakt mit einem lebendigen Wesen und der Natur assoziiert. Zitat einer schizophren erkrankten Patientin:

> „Ich möchte gerne Kontakt zum Pferd finden, mich mit ihm anfreunden und mit ihm zusammen etwas Schönes machen. Ich wünsche mir, dass es mir vertraut."

9.2.1 Aussagen einer Patientin mit einer Angststörung

> **Fallbeispiel**
>
> **Empfindungen und Aussagen einer Patientin** (aus den Aufzeichnungen einer Therapeutin):
> M. hat mir erzählt, dass sie von Carino träumt – nicht nur im Schlaf, sondern auch im Wachzustand. Eigentlich passiere wenig in den Träumen, es gehe dabei oft nur um ein Wohlgefühl, um Ruhe und Zufriedenheit. Sie riecht dann den Pferdegeruch, hört den tiefen und ruhigen Atem des Tieres, spürt das glatte Fell an den Händen, das weiche Pferdemaul. Oder sie geht neben dem Pferd, bewegt sich raumgreifend, um Schritt zu halten, bleibt auch mal zurück und genießt es, dass sich das Pferd immer wieder suchend nach ihr umdreht. Sie hört dabei das Schnauben, das Knarren des Sattelleders, den Wind in den Bäumen …

> Wenn sie von diesen Träumen erzählt, sieht M. entspannt aus, gelassen und irgendwie glücklich. Carino ist Bestandteil ihres Entspannungstrainings. Und neuerdings träumt sie davon, auf Carino zu sitzen. Immerhin, so sagt sie, spielt das Tier schon seit einiger Zeit eine Rolle in den Therapiesitzungen und in ihrem Gesundungsprozess. M., die normalerweise für alles eine sachliche Erklärung parat hat, ist selber verwundert über diese Entwicklung. Sie ist fasziniert von Carino und davon, wie gut ihr der Umgang mit ihm tut. Aber M. wäre nicht M., wenn sie nicht doch noch Begründungen nennen könnte …

M. begründet, warum Carino wichtig für sie ist und warum Pferde gut für Menschen mit Angst sind. Im Folgenden Zitate der Patientin:

> „Pferde sind Vorbilder für den Umgang mit Angst. Sie haben vor vielem Unbekannten, Plötzlichen et cetera Angst, scheuen dann oder flüchten, sie sind aber auch immer bereit, das Unbekannte und Angstmachende zu ergründen, zu beschnuppern. Sie lassen sich überzeugen, dass ihre Angst manchmal unbegründet ist."
> „Carino lehrt mich, dass ich Angst haben und weglaufen darf, dass ich aber auf jeden Fall danach, wenn ich mich beruhigt habe, mal genauer hinsehen soll, ob denn die Angst begründet war oder nicht. Und dann erst soll ich entscheiden, ob ich mich das nächste Mal so fürchten muss oder nicht."
> „Wenn ich mit dem Pferd zusammen bin, dann fühle ich mich wahrgenommen, verstanden. Ich komme mir wichtig und lebendig vor. Carino sieht mich als Person an, als M., so wie ich gerade M. bin. Der findet mich in Ordnung, ohne dass ich ihm was vor machen muss. Klingt ganz schön traurig, aber so was erlebe ich fast gar nicht mehr."
> „Ich fühle mich viel zu oft klein und unwichtig, eigentlich unwert, ja sogar störend und falsch. Viele Menschen, auch ehemalige Freunde und Kollegen, sehen über mich hinweg. Vielen ist es unangenehm, mit mir zu tun zu haben, sie wissen nicht damit umzugehen, dass ich diese Angstmacke habe. Carino ist das wahrscheinlich egal, ob ich eine Macke habe oder nicht, er mag mich so – und er wird dafür auch nicht bezahlt, so wie meine Therapeutin."

9.3 Als wirksam erlebte spezifische Elemente

In der vielfachen Interaktion mit dem Pferd am Boden und beim Reiten bietet sich häufig die Benennung hilfreicher Analogien und Metaphern an (z.B. „Genauso wenig, wie ich das Pferd lenken kann, kann ich aktuell mein Leben lenken" und „In meinem Leben halte ich die Zügel in der Hand"), die zunächst die Akzeptanz des gegenwärtigen, potentiell defizitären Zustands fördern. Veränderungen entstehen im therapeutischen Prozess durch die zunächst sinnbildliche Überwindung aktueller Konflikte („Wenn ich den Weg und das Ziel klar vor Augen habe, dann kann ich auch das Pferd/mein Leben dorthin lenken.").

Pferdegestützte Therapie unterstützt die Patienten dabei, positive Analogien und Metaphern zu entwickeln, die ihnen Hoffnung und Mut geben (Mandrell 2006).

9.3.1 Akzeptanz

Als ganz wesentliches Element wird häufig, wie im Beispiel oben, die wertfreie Akzeptanz des Menschen durch das Pferd genannt. Vertrauenssteigernde Begegnungen basieren auf der unvoreingenommenen Annahme des Gegenübers. Das Tier kennt den Menschen nicht als fehlbares Wesen. Es kennt die Vergangenheit nicht, so dass es ihm auch nicht als wertendes Wesen gegenübersteht (Otterstedt 2003).

9.3.2 Geborgenheit

Die wiegende, dreidimensionale Bewegung auf dem Pferd, das weiche und warme Fell des großen, kräftigen Tieres kann ein Gefühl der Geborgenheit und Sicherheit vermitteln.

„Wenn ich das Pferd streichle und das weiche Fell fühle, kann ich mich bei ihm entspannen."
„Der Anblick des grasenden Pferdes hat auf mich eine sehr starke entspannende Wirkung. Es ist, als ob seine Zufriedenheit in dem Moment auch meine ist."
„Wenn ich so getragen werde, dann rückt sich bei mir alles ins Gleichgewicht, und alles fühlt sich gut an. Ich habe nicht mehr das Gefühl, alles kontrollieren zu müssen, und kann mich vertrauensvoll hinwegtragen lassen".

9.3.3 Modellfunktion und Identifikation

Immer wieder berichten Patienten von hilfreicher Identifikation mit dem Pferd. Das Pferd wird als Modell für die Bewältigung von Angst wahrgenommen. Pferde, die aufgrund ihrer Lebensgeschichte in gewisser Weise als „Schicksalsgefährten" wahrgenommen werden, können eine gute Modellfunktion für die Bewältigung lebensgeschichtlicher Belastungen oder Traumatisierungen ausüben.

„Ich habe an Linze gesehen, dass es mir nicht hilft, wenn ich Angst habe."
„So, wie er nicht stirbt, auch wenn er als misshandeltes Pferd starke Angst vor etwas hat und letztlich seine Angst überwindet, kann auch ich mit der Angst leben und diese schließlich überwinden."

9.3.4 Kontrolle und Selbstwirksamkeit

Patienten berichten immer wieder, dass sie bezüglich ihrer eigenen Fähigkeit, Kontrolle auszuüben, erstaunliche Erfahrungen im Kontakt mit dem Pferd machen. Die besondere Kooperationsfähigkeit der Pferde spielt in diesem Zusammenhang eine wesentliche Rolle.

> „Ich hätte nie gedacht, dass ein so großes Tier auf mich hört und sogar mit mir mitkommt, wenn ich es dazu auffordere."

9.3.5 Pilotstudie Wirkweisen aus Patientensicht

Im Rahmen einer Pilotstudie des psychiatrischen Krankenhauses *Modum Bad* in Norwegen wurden Abschlussberatungen von sexuell traumatisierten Patientinnen mit PTBS und/oder Dissoziationssymptomen durchgeführt. 29 von ihnen hatten ein spezifisches 3-monatiges pferdegestütztes Therapieprogramm absolviert (Kern-Godal et al. 2009).

Als wirksame Faktoren der Pferdegestützten Therapie nannten sie Selbstwirksamkeit und Kontrollerlebnisse (Kontrolle von Angst, Selbstkontrolle), die Fähigkeit zur Konzentration und Achtsamkeit und die Wahrnehmungsfähigkeit von Emotionen in der jeweiligen Situation. Zudem bewerteten sie Kontakt als positiv – physischen Kontakt zum Pferd und in der Begegnung und Zusammengehörigkeit mit anderen Patienten; ebenso bewerteten sie Aspekte wie die Pflege und Versorgung der Pferde positiv.

III Anhang

Glossar reiter- und pferdespezifischer Begriffe

Ausbinder – ist meist ein lederner, mit einem mittigen Gummiring versehener Hilfszügel, der seitlich an der Trense und am Bauch- oder Voltigiergurt eingeschnallt wird.

Bodenarbeit – beinhaltet alle Arten des Arbeitens mit dem Pferd ohne Reitergewicht vom Boden aus.

Freiarbeit – bedeutet, das Pferd ohne Hilfsmittel wie Halfter, Zäumung oder Longe über Körpersprache in einem gewünschten Tempo in eine bestimmte Richtung zu lenken.

Führtraining – hierbei wird das Pferd vom Boden aus mit Hilfsmitteln über körpersprachliche Signale gelenkt und geführt. Dabei werden die unterschiedlichen Führpositionen zum Erreichen einer natürlichen Vertrauens- und Respektbasis erarbeitet. Die Führpositionen sind für die spätere Arbeit an der Hand oder für die Bodenarbeit sehr hilfreich.

Grasen gehen – beim Grasengehen handelt es sich um ein einfaches, kommunikationsförderndes und für die Beteiligten entspannendes Spazierenführen des Pferdes an einem leichten Halfter, bei dem man dem Pferd erlaubt, nach Belieben Gras zu fressen. Das Fürsorgeverhalten des Menschen und die Bindung zwischen Mensch und Pferd werden dadurch gestärkt. Es sollte nur von dem Patienten durchgeführt werden, der bereits Sicherheit im Umgang mit dem Pferd erlangt hat; der Therapeut sollte stets in Sichtweite bleiben.

Hilfen – sind alle gezielten Einflussnahmen seitens des Menschen auf das Pferd (z.B. Stimmhilfen, Gewichtshilfen, Schenkelhilfen). Ihre Intensität sollte im Laufe der Ausbildung reduziert werden.

Kandare – ist ein Hebelgebiss mit Stangenmundstück, das über eine Kinnkette Druck auf Genick, Zunge, Gaumendach, Kinnkettengrube und den zahnlosen Teil des Pferdemauls (Lade) ausübt. Sie gehört nur in erfahrene Reiterhände.

Kappzaum – ist ein fester Lederzaum (mit oder ohne eingearbeitetem Naseneisen) mit drei Ringen zum Longieren und Anreiten junger Pferde.

Kompliment – ist eine zirzensische Lektion, auch als „Reverenz" bezeichnet, in der das Pferd ein Vorderbein schräg nach vorn streckt und sich damit auf dem Boden abstützt, während es auf dem anderen Vorderbein kniet und stemmt.

Longe – ist eine Leine von 8 bis 12 Metern Länge zum kontrollierten kreisförmigen Bewegen des Pferdes um den Ausbilder herum.

Natürliche Schiefe – nennt man die angeborene Seitigkeit des Pferdes, die der Links- oder Rechtshändigkeit beim Menschen entspricht. Die natürliche Schiefe eines Pferdes ist von Geburt an vorhanden.

Parcours – ist eine Strecke mit vorbereiteten Hindernissen, zum Beispiel Stangen, Pylonen oder Tore, durch die ein Pferd geritten oder geführt wird.

Physische Gymnastizierung – ist ein systematisches Training des Pferdes zum gleichmäßigen, symmetrischen Muskelaufbau. Gymnastizierung bedeutet auch, durch den Abbau der natürlichen Schiefe des Pferdes eine gleichmäßige Belastung und Ausbildung beider Körperhälften zu erreichen.

Pylonenarbeit – hierbei wird das Pferd um kleine Plastikhüte von circa 10 cm Durchmesser und 30 cm Höhe herumgeführt. Diese stehen in variablen Abständen in Reihen oder Kreisen. Pylonenarbeit fördert die Kommunikation, den Gehorsam und die Genauigkeit von Signalen und erleichtert messbare Erfolge beim Patienten.

Round Pen – ist ein umschrieben eingezäunter Bereich von 14 bis 16 Metern Durchmesser. Die Höhe und Blickdurchlässigkeit des Zauns kann variieren. Im Round Pen können erste Kommunikations- und Folgeübungen erfolgen. Die Reaktionen des Pferdes auf Annäherung und Körpersignale können beobachtet und anschließend im Rahmen eines stetigen Lernprozesses modifiziert werden.

Schulterherein – ist ein Seitengang auf drei Hufschlägen. Das Pferd ist dabei gegen die Bewegungsrichtung gestellt und hat den Kopf zur Bahnmitte gerichtet.

Seitliches Ausbinden – das Ausbinden mit seitlich angebrachten ledernen Ausbindern ist eine weit verbreitete Methode der klassischen Ausbildungsweise. Es kann – mit Bedacht eingesetzt – gerade bei jungen Pferden eine zu starke Außenstellung verhindern und dem Pferd beim Finden der Körperbalance helfen. Die Ausbinder sollten dabei auf keinen Fall zum ständigen Hilfsmittel werden und sowohl anfangs wie auch im Verlauf niemals zu eng geschnallt werden, um Muskelverspannungen oder Angst beim Pferd zu vermeiden!

Spanischer Schritt – ist eine schrittartige Vorwärtsbewegung, bei der das Pferd die Vorderbeine abwechselnd horizontal nach vorne ausstreckt.

Trailarbeit – hierbei werden Geschicklichkeitsaufgaben gefordert, die mit kontrollierten, exakten Bewegungen des Pferdes in alle Richtungen ausgeführt werden (Rückwärtsrichten, Seitgänge, Überqueren von Stangenlabyrinthen) und bei denen Gelassenheit und Vertrauen des Pferdes zum Reiter sichtbar werden. Trailarbeit im therapeutischen Einsatz bedeutet, dass die Übungen sowohl geritten als auch geführt werden können.

Trense – ist ein ledener Kopfzaum in verschiedenen Ausführungen. Sie besteht aus einem Gebissstück mit Ringen an jeder Seite zum Einschnallen der Zügel, das dem Pferd ins Maul gelegt wird, um darüber Kontakt aufzunehmen und das Pferd zu dirigieren. Die Trense besteht zudem aus schmalen ledernen Backen-, Nasen- und Stirnriemen, die miteinander verbunden sind, um den korrekten Sitz des Gebisses zu gewährleisten. Man unterscheidet je nach Reitweise verschiedene Zäumungsarten (z.B. spanische Trense, Westerntrense), die auch gebisslos sein können (z.B. LG-Zaum, Hackamore, Pelham).

Überzäumen – damit bezeichnet man das zu starke Abknicken des Pferdes im Genick. Die Nasenlinie des Pferdes sollte stets leicht vor der Senkrechten stehen, und das Genick sollte der höchste Punkt des Pferdes sein.

Zirzensische Lektionen – diese Lektionen (vom Begriff Zirkus abgeleitet) gehören zu den artistischen Darbietungen beziehungsweise zu den Tierdressuren. In der klassischen Pferdeausbildung werden sie als besondere Dressurleistung gewertet, die nur durch Vertrauen und Motivation des Pferdes erreicht werden können. Zu ihnen gehören Lektionen wie das Kompliment, also die Verbeugung des Pferdes. Zirzensische Lektionen werden ausschließlich mit Mitteln der positiven Verstärkung gelehrt.

Literaturverzeichnis

Abraham SF, Beumont PJ. How patients describe bulimia or binge eating. Psychol Med 1982; 12: 625–35.

Agras WS. Nonpharmacologic treatments of bulimia nervosa. J Clin Psychiatry 1991; 52: 29–33.

American Psychiatric Association. Diagnostic and Statistical Manual of Mental Disorders. 4th ed. Washington D.C.: American Psychiatric Association 1994.

Anderson JR, Kuroshima H, Kuwahata H, Fujita K. Do squirrel monkeys (Saimiri sciureus) and capuchin monkeys (Cebus apella) predict that looking leads to touching? Anim Cogn 2004; 7(3): 185–92.

Anderson MK, Friend TH, Evans JW, Bushong DM. Behavioral assessment of horses in therapeutic riding programs. Appl Anim Behav Sci. 1999; 63(1): 11–24.

Andreasen NC, Nopoulos P, Schultz S, Miller D et al. Positive and negative symptoms of schizophrenia: past, present, and future. Acta Psychiatr Scand Suppl. 1994; 384: 51–9.

Austin NP, Rogers LJ. Asymmetry of flight and escape turning responses in horses. Laterality. 2007; 12 (5): 464–74.

Barak Y, Savorai O, Mavashev S, Beni A. Animal-assisted therapy for elderly schizophrenic patients. A one-year controlled trial. Am J Geriatr Psychiatry 2001; 9(4): 439–42.

Barker S, Dawson K. The effects of animal-assisted therapy on anxiety ratings of hospitalized psychiatric patients. Psychiatric Services 1998; 49(6): 797–801.

Barnow S, Stopsack M, Ulrich I, Falz S et al. Prevalence and Familiarity of Personality Disorders in Germany: Results of the Greifswald Family Study. Psychother Psychosom Med Psychol 2009 (epub ahead of print).

Bates LA, Sayialel KN, Njiraini NW, Poole JH et al. African elephants have expectations about the locations of out-of-sight family members. Biol Lett 2008; 4(1): 34–6.

Bell L. Does concurrent psychopathology at presentation influence response to treatment for bulimia nervosa? Eat Weight Disord 2002; 7: 168–81.

Benecke N. Urgeschichte. In: Dinzelbacher P (Hrsg). Mensch und Tier in der Geschichte Europas. Stuttgart: Kröner 2000; 1–21.

Benkert O, Hippius H (Hrsg). Kompendium der psychiatrischen Pharmakotherapie. Berlin: Springer 2008.

Benninghoven D, Liebeck H. Ambulante kognitive Verhaltenstherapie der Essstörungen. In: Reich G, Cierpka M (Hrsg). Psychotherapie der Essstörungen. Krankheitsmodelle und Therapiepraxis – störungsspezifisch und schulenübergreifend. Stuttgart, New York: Georg Thieme 1997; 89–107.

Berti Ceroni G, Neri C, Pezzoli A. Chronicity in major depression. A naturalistic prospective study. J Affect Disord 1984; 7: 123–32.

Beumont PJV. Clinical presentation of anorexia nervosa and bulimia nervosa. In: Fairburn CG, Brownell KD (Hrsg). Eating disorders and obesity: a comprehensive handbook. New York: Guildford Press 2002; 162–70.

Bisson J, Andrew M. Psychological treatment of post-traumatic stress disorder (PTSD). Cochrane Database Syst Rev 2007; 18: CD003388.

Blavatsky HP. Haben Tiere eine Seele? Eine philosophische Betrachtung mit Bildern von Franz Marc. München: F. Hirthammer Verlag 2006.

Bockelmann T. Horse-assisted behavior therapy of anxiety disorders. Vortrag auf dem 13. Internationalen Kongress für Therapeutisches Reiten 2009, Münster.

Bohnet W. Expressive behaviour to assess the emotional states in horses. Dtsch Tierarztl Wochenschr 2007; 114(3): 91–7.

Branderup B. Akademische Reitkunst: Eine Reitlehre für anspruchsvolle Freizeitreiter. Brunsbeck: Cadmos 2006.

Brandt R. Können Tiere denken? Ein Beitrag zur Tierphilosophie. Edition unseld 17, 1. Aufl. Frankfurt a.M.: Suhrkamp 2009.

Breslau N, Davis GC, Peterson EL, Schultz L. Psychiatric sequelae of posttraumatic stress disorder in women. Arch Gen Psychiatry 1997; 54: 81–7.

Brickel CM. Pet facilitated Psychotherapy. A theoretical explanation via attention shifts. Psychol Rep 1982; 50: 71.

Broocks A, Meyer TF, Bandelow B. Exercise avoidance and impaired endurance in patients with panic disorder. Neuropsychobiology 1997; 36: 182–87.

Broocks A. Depressive Störungen. In: Brooks A, Reimers CD (Hrsg). Neurologie, Psychiatrie und Sport. Stuttgart: Georg Thieme 2003.

Brooks S. Animal assisted and Equine assisted psychotherapy. In: Boyd-Webb N (ed). Working with traumatized youth in the child welfare system. New York: Guilford Press 2006a.

Brooks S. Animal-assisted psychotherapy and equine-fasciliated psychotherapy. In: Webb NB (ed). Psychotherapy and Equine Facilitated Psychotherapy. New York: Guilford Press 2006b; 196–217.

Bruch H. Anorexia Nervosa: therapy and theory. Am J Psychiatry 1982; 139: 1531–8

Buber M. Das dialogische Prinzip. Heidelberg: Lambert 1984.

Buckley PF. Update on the treatment and management of schizophrenia and bipolar disorder. CNS Spectr 2008; 13: 1–10.

Budzinsky M, Soltys L, Wawiorko J. Estimate of excitability of half bred horses. 43 Annual meeting FEZ 1993, Madrid.

Bulik CM, Sullivan PF, Kendler KS. Heritability of binge-eating and broadly defined bulimia nervosa. Biol Psychiatry 1998; 44: 1210–18.

Bundesministerium für Ernährung, Landwirtschaft und Verbraucherschutz (BMELV). Tierschutz. Leitlinien zur Beurteilung von Pferdehaltung unter Tierschutzgesichtspunkten vom 9. Juni 2009. http://www.bmelv.de/cln_093/SharedsDocs/Downloads/Landwirtschaft/Tier/Tierschutz/GutachtenLeitlinien/Haltung Pferde.html (05. Februar 2010).

Camoni R, Sotgiu A, Demartis S. Selection of a training method to improve and preserve the physical and mental well being of the horse used for disabled rehabilitation and sports horseback riding. 13. Internationaler Kongress für therapeutisches Reiten 2009, Münster.

Canli T. Toward a neurogenetic theory of neuroticism. Ann N Y Acad Sci 2008; 1129: 153–64.

Carl A, Herzog T. Konzentrative Bewegungstherapie in der stationären Behandlung von Essstörungen. In: Herzog W, Munz D, Kächele H (Hrsg). Analytische Therapie bei Essstörungen. Therapieführer. Stuttgart, New York: Schattauer 1994; 129–40.

Cardanus H. De malo recentiorum medicorum medendi usu libellus. Venedig: Ottaviano Scoto 1536.

Carlsson R, Nyman H, Ganse G, Cullberg J. Neurophysiological functions predict 1- and 3-year outcome in first episode psychosis. Acta Psychiatr Scand 2006; 113: 102–11.

Christensen JW, Rundgren M, Olsson K. Training methods for horses: habituation to a frightening stimulus. Equine Vet J 2006; 38(5): 439–43.

Chu CI, Liu CY, Lin Y. The effect of animal-assisted activity on inpatients with schizophrenia. J Psychosoc Nurs Ment Health Serv 2009; 47(12): 42–8.

Clark DM. Panic disorder and social phobia. In: Clark DM, Fairburn CF (Hrsg). Science and practice of cognitive behaviour therapy. Oxford: Oxford Univerity Press 1997; 119–53.

Connors ME, Morse W. Sexual abuse and eating disorders. A review. Int J Eat Disord 1993; 13: 1–11.

Connors ME. Developmental vulnerabilities for eating disorders. In: Smolak L, Levine MP, Striegel-Moore R (Hrsg). The developmental psychopathology of eating disorders: implications for research, prevention and treatment. New Jersey: Lawrence Erlbaum 1996.

Crespo-Facorro B, Pérez-Iglesias R, González-Blanch C, Mata I. Treatment of the first episode of schizophrenia: an update on pharmacologic and psychological interventions. Curr Psychiatry Rep 2008; 10: 202–9.

Cromer KR, Schmidt NB, Murphy DL. An investigation of traumatic life events and obsessive-compulsive disorder. Behav Res Ther 2007; 45: 1683–91.

Crow TJ. The two-syndrome concept: origins and current status. Schizophr Bull 1985; 11: 471–86.

Dall SRX, Houston AI, McNamara JM. The behavioural ecology of personality: consistent individual differences from an adaptive perspective. Ecol Lett 2004; 7: 734–9.

Dansky BS, Brewerton TD, Kilpatrick DG. Comorbidity of bulimia nervosa and alcohol use disorders: results from the national women's study. Int J Eat Disord 2000; 27: 180–90.

Dare C, Eisler I. Family therapy and eating disorders. In: Fairburn CG, Brownell KD (eds). Eating disorders and obesity: a comprehensive handbook, 2nd ed. New York: Guilford Press 2002.

Darwin C. Comparison of the mental powers of man and the lower animals – continued. In: Darwin C. Descent of Man. London: John Murray 1871; 91–107.

Davis MH. Empathy: A Social Psychological Approach. Boulder (CO): Westview Press 1996.

De Boyer Des Roches A, Richard-Yris M-A, Henry S, Ezzaouia M et al. Laterality and emotions: visual laterality in the domestic horse (Equus caballus) differs with objects' emotional value. Physiol Behav 2008; 94(3): 487–90.

Debuse D. The preparation and schooling of horses. 13. Internationaler Kongress für therapeutisches Reiten 2009, Münster.

Demyttenaere K, Bruffaerts R, Posada-Villa J, Gasquet I et al. Prevalence, severity, and unmet need for treatment of mental disorders in the World Health Organization World Mental Health Surveys. JAMA 2004; 291: 2581–90.

Denys D, de Geus F, van Megen HJGM, Westenberg HGM. Symptom dimensions in obsessive-compulsive disorder: factor analysis on a clinician-rated scale and a self-report measure. Psychopathol 2004; 37: 181–89.

De Shazer S. Der Dreh. Überraschende Wendungen und Lösungen in der Kurzzeittherapie. Heidelberg: Auer 1989.

Deutsche Reiterliche Vereinigung. Richtlinien für Reiten und Fahren, Bd. 1, Grundausbildung von Reiter und Pferd. Warendorf: FNverlag 1997.

De Waal FBM, Aureli F. Consolation, reconciliation, and a possible cognitive difference between macaque and chimpanzee. In: Russon AE, Bard KA, Parker ST (eds). Reaching into Thought: The Minds of the Great Apes. Cambridge: Cambridge University Press 1996; 80–110.

De Waal FBM. Putting the Altruism Back into Altruism: The Evolution of Empathy. Annu Rev Psychol 2008; 59(1): 279–300.

Diderot D, D'Alembert J (Hrsg). Encyclopédie ou dictionnaire raisonné des sciences, des arts et des métiers, par une société des gens de lettres. Paris: 1751–1780. ND: Stuttgart, Bad Cannstadt 1966–1967.

Dilling H, Mombour W, Schmidt MH, Schulte-Markwort E (Hrsg). Internationale Klassifikation psychischer Störungen. Diagnostische Kriterien für Forschung und Praxis: ICD-10 Kapitel V (F). Bern: Huber 2006.

Drent PJ, van Oers K, van Noordwijk AJ. Realized heritability of personalities in the great tit (Parus major). Proc Biol Sci 2003; 270(1510): 45–51.

Eikelmann B. Sozialpsychiatrisches Basiswissen. Grundlagen und Praxis. Stuttgart: Ferdinand Enke Verlag 1998.

Ekselius L, Tillfors M , Furmark T. Personality disorders in the general population: DSM-IV and ICD-10 defined prevalence as related to sociodemographic profile. Pers Individ Dif 2001; 30: 311–20.

Endicott J, Cohen J, Nee J, Fleiss J et al. Hamilton Depression Rating Scale. Extracted from Regular and Change Versions of the Schedule for Affective Disorders and Schizophrenia. Arch Gen Psychiatry 1981; 38: 98–103.

Erste Westernreiter Union Deutschland e.V. (EWU). Ausbildung. http://www.westernreiter.com/ western_ausbildung.php. (03. Februar 2010).

Essau CA, Conradt J, Petermann F. Frequency, comorbidity, and psychosocial impairment of anxiety disorders in German adolescents. J Anxiety Disord 2000; 14: 263–79.

Everly GS Jr, Mitchell JT. The debriefing "controversy" and crisis intervention: a review of lexical and substantive issues. Int J Emerg Ment Health 2000; 2: 211–25.

Fabbri-Destro M, Rizzolatti G. Mirror Neurons and Mirror Systems in Monkeys and Humans. Physiology 2008; 23(3): 171–9.

Fairburn CG, Jones R, Peveler RC, Hope RA et al. Psychotherapy and bulimia nervosa: longer-term effects of interpersonal psychotherapy, behavior therapy, and cognitive behavior therapy. Arch Gen Psychiatry 1993a; 50: 419–28.

Fairburn CG, Marcus MD, Wilson GT. Cognitive-behavioral therapy for binge eating and bulimia nervosa: a comprehensive treatment manual. In: Fairburn CG, Wilson GT (Hrsg). Binge eating: nature, assessment and treatment. New York: Guilford Press 1993b.

Fairburn CG, Shafran R, Cooper Z. A cognitive behavioural theory of anorexia nervosa. Behav Res Ther 1999, 37: 1–13.

Fairburn CG, Cooper Z, Doll HA, Norman P et al. The natural course of bulimia nervosa and binge eating disorder in young women. Arch Gen Psychiatry 2000; 57: 659–65.

Fairburn CG, Harrison PJ. Eating disorders. Lancet. 2003; 361: 407–16.

Feil N, de Klerk-Rubin V. Validation: Ein Weg zum Verständnis verwirrter alter Menschen. München: Reinhardt Ernst 2005.

Filan SL, Llewellyn-Jones RH. Animal-assisted therapy for dementia: a review of the literature. Int Psychogeriatr 2006; 18(4): 597–611.

Fanous AH, Kendler KS. Genetic heterogeneity, modifier genes, and quantitative phenotypes in psychiatric illness: searching for a framework. Mol Psychiatry 2005; 10: 6–13.

Farmer K, Krueger K, Byrne R. Visual laterality in the domestic horse (Equus caballus) interacting with humans. Anim Cogn 2010; 13(2): 229–38.

Favaro A, Ferrara S, Santonastaso P. The spectrum of eating disorders in young women: a prevalence study in a general population sample. Psychosom Med 2004; 65: 701–8.

Feh C, de Mazières J. Grooming at a preferred site reduces heart rate in horses. Anim Behav 1993; 46(6): 1191–4.

Feinauer LL, Stuart DA. Blame and resilience in women sexually abused as children. Am J Family Ther 1996; 24: 31–40.

Ferri CP, Prince M, Brayne C, Brodaty H et al. Global prevalence of dementia: a Delphi consensus study. Lancet 2005; 366: 2112–7.

Folstein MF, Folstein SE, McHugh PR. «Mini-mental state». A practical method for grading the cognitive state of patients for the clinician. J Psychiatr Res 1975; 12: 189–98.

Fratiglioni L, Paillard-Borg S, Winblad B. An active and socially integrated lifestyle in late life might protect against dementia. Lancet Neurol 2004; 3: 343–53.

Fratiglioni L, von Strauss E, Qiu C. Epidemiology of the dementias of old age. In: Jacoby R, Oppenheimer C, Dening T, Thomas A (eds). Oxford Textbook of Old Age Psychiatry. Oxford: Oxford University Press 2008

Frewin K, Gardiner B. New age or old sage? A review of equine assisted psychotherapy. The Australian Journal of Counselling Psychology 2005; 6: 13–7.

Freyberger H, Möller HJ (Hrsg). Die AMDP-Module. Göttingen: Hogrefe 2004.

Frölich L, Müller-Spahn F. Diagnostik und Therapie demenzieller Syndrome. In: Voderholzer U, Hohagen F (Hrsg). Therapie psychischer Erkrankungen. State of the Art. München, Jena: Urban & Fischer 2009; 1–22.

Fromm E. The heart of man. New York: Harper & Row 1964.

Fureix C, Jego P, Sankey C, Hausberger M. How horses (Equus caballus) see the world: humans as significant „objects „. Anim Cogn 2009; 12(4): 643–54.

Fydrich T, Renneberg B, Schmitz B, Wittchen HU (Hrsg). SKID-II, strukturiertes klinisches Interview für DSM-IV-Achse II: Persönlichkeitsstörungen. Göttingen: Hogrefe 1997.

Gaebel W, Falkai P (Hrsg). S3 – Praxisleitlinien in Psychiatrie und Psychotherapie Behandlungsleitlinie Schizophrenie, DGPPN. Heidelberg: Steinkopff 2006.

Gallese V, Fadiga L, Fogassi L, Rizzolatti G. Action recognition in the premotor cortex. Brain 1996; 119(2): 593–609.

Gäng M. Reittherapie. München: Reinhardt Verlag 2009.

Garfinkel PE, Lin E, Goering P, Spegg C et al. Bulimia nervosa in a Canadian community sample: prevalence and comparison subgroups. Am J Psychiatry 1995; 152: 1052–8.

Garfinkel PE, Lin E, Goering C, Spegg D et al. Should amenorrhoea be necessary for the diagnosis of anorexia nervosa? Evidence from a Canadian community sample. Br J Psychiatry 1996; 168: 500–6.

Garland K, Beer E, Eppingstall B, O'Connor DW. A comparison of two treatments of agitated behavior in nursing home residents with dementia: simulated presence and preferred music. Am J Geriatr Psychiatry 2007; 15: 514–21.

Gava I, Barbui C, Aguglia E, Carlino D et al. Psychological treatments versus treatment as usual for obsessive compulsive disorder (OCD). Cochrane Database Syst Rev 2007; 18: CD005333.

Geiger T. Das Tier als geselliges Objekt. In: Thurnwald R (Hrsg). Forschungen zur Völkerpsychologie und Soziologie, Bd. X, 1. In: Legewie H (Hrsg). Arbeiten zur biologischen Grundlegung der Soziologie. Leipzig: Verlag von C. Hirschfeld 1931; 283–307.

Gilbertson MW, Shenton ME, Ciszewski A, Kasai K et al. Smaller hippocampal volume predicts pathologic vulnerability to psychological trauma. Nat Neurosci 2002; 5: 1242–7.

Gomolla A. Forschungsstand und Forschungsperspektiven Pferdegestützter (Psycho-) therapie. Vortragsskript für den 13. internationalen Kongress für Therapeutisches Reiten 2009, Münster.

Gorwood PA, Ades J, Bellodi L, Cellini E et al. The 5-HT2A-1438G/A polymorphism in anorexia nervosa: a combined analysis of 316 trios from six European centres. Mol Psychiatry 2002; 7: 90–4.

Gosling SD. Personality dimensions in spotted hyenas (Crocuta crocuta). J Comp Psychol 1998; 112(2): 107–18.

Gothelf D, Aharonovsky O, Horesh N, Carty T et al. Life events and personality factors in children and adolescents with obsessive-compulsive disorder and other anxiety disorders. Compr Psychiatry 2004; 45: 192–8.

Grawe K. Psychotherapie ohne Grenzen – von den Therapieschulen zu einer allgemeinen Psychotherapie. VPP – Verhaltenstherapie & psychosoziale Praxis 1994; 26: 357–70.

Grawe K. Allgemeine Psychotherapie. In: Senf W, Broda M. Praxis der Psychotherapie. Ein integratives Lehrbuch. Stuttgart: Thieme 2005; 121.
Grawe K. Psychologische Therapie. Göttingen: Hogrefe 1999 (2. Aufl. 2000).
Greve M, O'Connor D. A survey of Australian and New Zealand old age psychiatrists' preferred medications to treat behavioral and psychological symptoms of dementia. Int Psychogeriatr 2005; 17: 165–78.
Grilo CM. Binge eating disorder. In: Fairburn CG, Brownell KD (Hrg). Eating disorders and obesity: a comprehensive handbook, 2nd ed. New York: Guilford Press 2002.
Grimm B. Die Bedeutung des Therapeutischen Reitens bei der Rehabilitation chronisch schizophrener Patienten in Bezug auf ihre spätere Wohnsituation. Krankengymnastik 1997; 49: 778–94.
Grisham JR, Anderson TM, Sachdev PS. Genetic and environmental influences on obsessive-compulsive disorder. Eur Arch Psychiatry Clin Neurosci 2008; 258: 107–16.
Grizimek B. On the Psychology of the Horse. In: Friedrich H (Ed). Man and Animal Studies in Behaviour. New York: St. Martins Press Inc. 1968.
Grosse-Siestrup C. Mensch-Tier Begegnungshaus. In: Gäng M (Hrsg). Mit Tieren leben im Alter. München: Ernst Reinhard Verlag 2005.
Großfeld-Schmitz M, Kornhuber J, Gräßel E. Nichtmedikamentöse Therapie der Demenzen. Psychiatr Psychother up2date 2008; 2: 213–21.
Hadigan CM, Anderson EJ, Miller KK, Hubbard JL et al. Assessment of macronutrient and micronutrient intake in women with anorexia nervosa. Int J Eat Disord 2000; 28: 284–92.
Hama H, Yogo M, Matsuyama Y. Effects of stroking horses on both humans' and horses' heart rate responses. Jpn Psychol Res 1996; 38(2): 66–73.
Hanggi EB. Interocular transfer of learning In horses (Equus caballus). J Equine Vet Sci 1999; 19(8): 518–24.
Hausberger M, Le Scolan N, Muller C, Gautier E, Wolff A. Individual behavioural characteristics in horses: predictability, endogenous and environmental factors. Journée d`Etude 1996; 22: 113–23.
Hausberger M, Muller C. A brief note on some possible factors involved in the reactions of horses to humans. Appl Anim Behav Sci 2002; 76(4): 339–44.
Hausberger M, Bruderer C, Le Scolan N, Pierre J-S. Interplay between environmental and genetic factors in temperament/personality traits in horses (Equus caballus). J Comp Psychol 2004; 118(4): 434–46.
Hausberger M, Roche H, Henry S, Visser EK. A review of the human-horse relationship. Appl Anim Behav Sci 2008; 109(1): 1–24.
Hautzinger M, Hoffmann N. Verbalverhalten Depressiver und ihrer Sozialpartner. Dissertation. Berlin: Technische Universität 1980.
Hayes K. Temperament tip-offs. Horse and Rider 1998; 11: 47–84.
Heatherton TF, Baumeister RF. Binge eating as escape from selfawareness. Psychol Bull 1991; 110: 86–108.
Hegarty JD, Baldessarini RJ, Tohen M, Waternaux C et al. One hundred years of schizophrenia: a meta-analysis of the outcome literature. Am J Psychiatry. 1994; 151: 1409–16.
Hegedusch E, Hegedusch L. Tiergestützte Therapie bei Demenz: Die gesundheitsförderliche Wirkung von Tieren auf demenziell erkrankte Menschen. Hannover: Schlütersche 2007.
Hemmings SMJ, Stein DJ. The current status of association studies in obsessive-compulsive disorder. Psychiatr Clin N Am 2006; 29: 411–44.
Hempfling KH. Mit Pferden tanzen. Brunsbeck: Cadmos Verlag 2007.
Henry S, Hemery D, Richard M-A, Hausberger M. Human-mare relationships and behaviour of foals toward humans. Appl Anim Behav Sci 2005; 93(3–4): 341–62.
Herrmann N, Lanctot KL. Pharmacological management of neuropsychiatric symptoms of Alzheimer disease. Can J Psychiatry 2007; 52: 630–46.

Hinrichs R. Pferde schulen an der Hand – Wege zum Lösen und Versammeln. Stuttgart: Kosmos 2005.

Hirshfeld-Becker DR, Micco JA, Simoes NA, Henin A. High risk studies and developmental antecedents of anxiety disorders. Am J Med Genet C Semin Med Genet 2008; 148: 99–117.

Hoek HW, van Hoeken D. Review of the prevalence and incidence of eating disorders. Int J Eat Disord 2003; 34: 383–96.

Hoffmann F. Gründliche Anweisung, wie der Mensch durch vernünftigen Gebrauch der Leibesübungen seine Gesundheit erhalten und sich von schweren Krankheiten befreien könne. Magdeburg 1719.

Hoffmann N, Hofman B. Verhaltenstherapie bei Depressionen. Lengerich: Pabst Science Publishers 2001.

Hollon SD, Jarrett RB, Nierenberg AA, Thase ME et al. Psychotherapy and medication in the treatment of adult geriatric depression: which monotherapy or combined treatment? J Clin Psychiatry 2005; 66(4): 455–68.

Holsboer-Trachsler E, Vanon Ch. Depression in der Praxis. 3. Aufl. Wessobrunn: Sozio-Medico-Verlag 2007.

Holzmüller O, Bozori G, Edvi P. Within five years, from a collective learning system to a state accredited modular education program. Vortrag auf dem 13. Internationaler Kongress für therapeutisches Reiten 2009, Münster.

Horowitz MJ. Phase oriented treatment of stress response syndromes. Am J Psychother 1973; 27: 506–15.

Houpt KA, Kusonose R. Genetic of behaviour. In: Bowling AT, Ruvinsky A (eds). Genetics of the Horse. Wallingford Oxfordshire: Cab International 2000; 281–306.

Hudson JI, Hiripi E, Pope HG Jr, Kessler RC. The prevalence and correlates of eating disorders in the National Comorbidity Survey Replication. Biol Psychiatry 2007; 61: 348–58.

International Association of Human-Animal Interaction Organizations (IAHAIO). The IAHAIO Prague declaration. Resolutions 1998. http://www.iahaio.org/ (13 Mai 2010).

Jacobson E, Höller R, Wirth K. Entspannung als Therapie. Progressive Relaxation in Theorie und Praxis. Stuttgart: Klett-Cotta 2006.

Jahn C. Norma diaetetica. Dresden 1757.

Janoff-Bulman R. Shattered assumptions: Towards a new psychology of trauma. New York: Free Press 1992.

Jeste D. ACNP White Paper. Update on use of antipsychotic drugs in elderly people with dementia. Neuropsychopharmacology 2008; 33: 957–70.

Jezierski T, Jaworski Z, Górecka A. Effects of handling on behaviour and heart rate in Konik horses: comparison of stable and forest reared youngstock. Appl Anim Behav Sci 1999; 62(1): 1–11.

Jung CG. Die Archetypen und das kollektive Unbewußte, Ges. W. Bd. 9/I. Olten: Walter 1976.

Jung K, Haungs A, Koller C. Reiten anatomisch richtig und pferdegerecht. Stuttgart: Franckh-Kosmos 2007.

Kanfer FH, Reinecker H, Schmelzer D. Selbstmanagement-Therapie. Ein Lehrbuch für die klinische Praxis. Berlin: Springer 1991 (2. u. 3. Aufl. 1996 u. 2000).

Karl P, Laurioux A, Slawik C, Toffi J. Irrwege der modernen Dressur: Die Suche nach der klassischen Alternative. Brunsbeck: Cadmos, 2006.

Katcher AH, Beck AM. Sicherheit und Vertrautheit. Physiologische und Verhaltensreaktionen auf die Interaktion mit Haustieren. In: Institut für die interdisziplinäre Erforschung der Mensch-Tier-Beziehung (Hrsg). Die Mensch-Tier-Beziehung. Wien: IEMT 1983.

Kaye WH, Frank GK, McConaha C. Altered dopamine activity after recovery from restricting-type anorexia nervosa. Neuropsychopharmacology 1999; 21: 503–6.

Keel PK, Brown TA. Update on course and outcome in eating disorders. Int J Eat Disord 2010; 43: 195–204.

Keller R. Xenophon – Über die Reitkunst & Der Reiteroberst: Zwei hippologische Lehrbücher der Antike, 1.Aufl. Cham: Müller Rüschlikon 2010.

Kern A, Behl C. The unsolved relationship of brain aging and late-onset Alzheimer disease. Biochim Biophys Acta 2009; 1790: 1124–32.

Kern E, Tengler M. Tanztherapie mit traumatisierten Patientinnen. GFK Texte 1999; 4: 64–71.

Kern-Godal A et al. Psychotherapy with horses. The patient´s perspective. Findings from a preliminary analysis of patient exit evaluations. Vortrag auf dem 13. Internationalen Kongress für therapeutisches Reiten 2009, Münster.

Kersten G, Thomas L. Why horses? In: Thomas L, Kersten G (Hrsg). Equine-assisted mental health resource handbook. Santaquin (USA): EAGALA Inc 2003.

Kessler RC, Sonnega A, Bromet E, Hughes M et al. Posttraumatic stress disorder in the National Comorbidity Survey. Arch Gen Psychiatry 1995; 52: 1048-60.

Kessler RC, Berglund P, Demler O, Jin R et al. Lifetime prevalence and age-of-onset distributions of DSM-IV disorders in the National Comorbidity Survey Replication. Arch Gen Psychiatry 2005; 62: 593–602.

Kessler RC, Chiu WT, Jin R, Ruscio AM et al. The epidemiology of panic attacks, panic disorder, and agoraphobia in the National Comorbidity Survey Replication. Arch Gen Psychiatry. 2006; 63: 415–24.

Keuk van E. Tanz- und Bewegungstherapie bei Posttraumatischer Belastungsstörung am Beispiel traumatisierter Flüchtlinge. In: Maercker A, Rosner R (Hrsg). Psychotherapie der Posttraumatischen Belastungsstörung. Stuttgart: Georg Thieme 2006; 174–91.

Kitayama N, Vaccarino V, Kutner M, Weiss P et al. Magnetic resonance imaging (MRI) measurement of hippocampal volume in posttraumatic stress disorder: a meta-analysis. J Affect Disord 2005; 88: 79–86.

Klein DA,Walsh TB. Eating disorders: clinical features and pathophysiology. Physiology and Behavior. 2004; 81: 359–74.

Klontz BT, Bivens A, Leinart D, Klontz T. The effectiveness of Equine-assisted Experiential Therapy: results of an open clinical trial. Society and Animals 2007; 15: 257–67.

Klüwer B. Selbsterfahrung auf dem Pferd. In: DKThR (Hrsg.) Heilpädagogisches Voltigieren und Reiten. Sonderheft, 2. leicht veränderte Aufl. Warendorf: FN Verlag 1997.

Klüwer C. Zur Arbeit mit dem Pferd in Psychiatrie und Psychotherapie. Versuch einer theoretischen Besinnung auf grundlegende Möglichkeiten zwischen Mensch und Pferd. In: DKThR (Hrsg). Die Arbeit mit dem Pferd in Psychiatrie und Psychotherapie. Warendorf: FN Verlag 2005.

Körner J. Bruder Hund und Schwester Katze. Köln: Kiepenheuer & Witsch 1996.

Kohut H. Wie heilt die Psychoanalyse? Frankfurt: Suhrkamp 1987.

Kongable LG, Buckwalter KC, Stolley JM. The effects of pet therapy on the social behavior of institutionalized Alzheimer‘s clients. Arch Psychiatr Nurs 1989; 3(4): 191–8.

Kortegaard LS, Hoerder K, Joergensen J, Gillberg C et al. A preliminary population-based twin study of self-reported eating disorder. Psychol Med 2001; 31: 361–65.

Kreinberg P. Grundkurs Westernreiten: Horsemanship Training. Stuttgart: Franckh-Kosmos 2002.

Krietsch S, Heuer B. Schritte zur Ganzheit. Bewegungstherapie mit schizophren Kranken. Stuttgart, Jena: Gustav Fischer Verlag 1997.

Krueger K. Behaviour of horses in the "round pen technique". Appl Anim Behav Sci 2007; 104(1–2): 162–70.

Krueger K, Heinze J. Horse sense: social status of horses (Equus caballus) affects their likelihood of copying other horses` behavior. Anim Cogn 2008; 11(3): 431–9.

Krueger K, Flauger B, Farmer K, Maros K. The horse's (Equus caballus) propensity to use humans as local enhancement cues and adjust to the focus point of human attention (eingereicht).

Lancia J. Ascent from Hell. EAP in the treatment of war veterans. EAGALA in Practice Magazine. Journal for Equine Assisted Psychotherapy 2008; 9–12.

Taubert A. Reittherapie in Neurologie und Psychotherapie. Frankfurt: Peter Lang 2009.

Larose C, Richard-Yris M-A, Hausberger M, Rogers LJ. Laterality of horses associated with emotionality in novel situations. Laterality 2006; 11(4): 355–67.

Laufstall-Arbeitsgemeinschaft e.V. (LAG) für Artgerechte Pferdehaltung. Pferdehaltung, 2005. http://www.lag-online.de/ (30 Januar 2010).

Lausberg M. Kinder sollen sich selbst entdecken. Die Erlebnispädagogik Kurt Hahns. Marburg: Tectum 2007.

Lenzenweger MF, Lane MC, Loranger AW, Kessler RC. DSM-IV personality disorders in the National Comorbidity Survey Replication. Biol Psychiatry 2007; 62: 553–64.

Le Scolan N, Hausberger M, Wolff A. Stability over situations in temperamental traits of horses as revealed by experimental and scoring approaches. Behav Process 1997; 41(3): 257–66.

Levinson BM. The dog a „co-therapist". Mental Hygiene 1962; 46: 59–65.

Linehan M. Skills Training Manual for Treating Borderline Personality Disorder in Diagnosis and Treatment of Mental Disorders. New York: Guilford Press 1993.

Links PS, Heslegrave R, van Reekum R. Prospective follow-up study of borderline personality disorder: prognosis, prediction of outcome, and Axis II comorbidity. Can J Psychiatry 1998; 43: 265–70.

Livesley WJ, Jang KL. The behavioral genetics of personality disorder. Annu Rev Clin Psychol 2008; 4: 247–74.

Lloyd AS, Martin JE, Bornett-Gauci HLI, Wilkinson RG. Evaluation of a novel method of horse personality assessment: Rater-agreement and links to behaviour. Appl Anim Behav Sci 2007; 105: 205–22.

Lloyd AS, Martin JE, Bornett-Gauci HLI, Wilkinson RG. Horse personality: Variation between breeds. Appl Anim Behav Sci 2008; 112: 369–83.

Longden M. What to Look for in a Therapy Horse and Ground Training a Therapy Horse. CanTRA Conference Liaison Cheval 2009, Québec.

Lyketsos CG, Lopez O, Jones B, Fitzpatrick AL et al. Prevalence of neuropsychiatric symptoms in dementia and mild cognitive impairment: results from the Cardiovascular Health Study. JAMA 2002; 288: 1475–83.

Lynch SM, George LK: Interlocking trajectories of loss-related events and depressive symptoms among elders. The journals of gerontology 2002; 57: 117–25.

Mader DR, Price EO. Discrimination learning in horses: effects of breed, age and social dominance. J Anim Sci 1980; 50(5): 962–5.

Mandrell P. Introduction to Equine-assisted Psychotherapy. A comprehensive overview. Santaquin (USA): EAGALA 2006 (available on request).

Margraf J, Brengelmann JC (Hrsg). Die Therapeut-Patient-Beziehung in der Verhaltenstherapie. München: Röttger 1992.

Margraf J, Schneider S. Panik. Angstanfälle und ihre Behandlung. Berlin: Springer 1990.

Maros K, Gácsi M, Miklósi Á. Comprehension of human pointing gestures in horses (Equus caballus). Anim Cogn 2008; 11(3): 457–66.

Marshall M, Lockwood A. Assertive community treatment for people with severe mental disorders. Cochrane Database Syst Rev. 2000; 2: CD001089.

Mason J, Southwick S, Yehuda R, Wang S et al. Elevation of serum free triiodothyronine, total triiodothyronine, thyroxine-binding globulin, and total thyroxine levels in combat-related posttraumatic stress disorder. Arch Gen Psychiatry 1994; 51: 629–41.

Mayer AU, van Swieten G. Abhandlung des Daseyns der Gespenster, nebst einem Anhange vom Vampyrismus. Augsburg 1768.

McCulloch M. Therapie mit Haustieren – eine Übersicht. In: IEMT (Hrsg). Die Mensch-Tier-Beziehung. Wien: IEMT 1983; 26–33.

McDougall W. Social Psychology. New York: G. P. Putnam's Sons 1908.
McDougall W. Outline of Psychology. New York: Charles Scribner's Sons 1923.
McGrath JJ. The surprisingly rich contours of schizophrenia epidemiology. Arch Gen Psychiatry 2007; 64: 14–6.
McKinley J, Sambrook TD. Use of human-given cues by domestic dogs (Canis familiaris) and horses (Equus caballus). Anim Cogn 2000; 3(1): 13–22.
Mehlem M. Angst und Pferd – Wege zur Bewältigung und Integration von Ängsten mit Hilfe der Pferde. In: FAPP, DKThR (Hrsg). Psychotherapie mit dem Pferd – Beiträge aus der Praxis. Warendorf: FNverlag 2005; 20–37.
Mertens W. Grundlagen psychoanalytischer Psychotherapie. In: Senf W, Broda M. Praxis der Psychotherapie. Ein integratives Lehrbuch. Stuttgart: Thieme 2005; 196–237.
Mills DS. Personality and individual differences in the horse, their significance, use and measurement. Equine Vet J Suppl 1998; (27): 10–3.
Mitchell JE. Psychopharmacology of eating disorders: current knowledge and future directions. In: Striegel-Moore R, Smolak L (Hrsg). Eating disorders: innovative directions in research and practice. Washington: American Psychological Association 2001; 197–214.
Momozawa Y, Kusunose R, Kikusui T, Takeuchi Y et al. Assessment of equine temperament questionnaire by comparing factor structure between two separate surveys. Appl Anim Behav Sci 2005; 92(1–2): 77–84.
Morgan K, Zetterqvist M, Hassmen P, Visser EK et al. Rider´s personality and the perception of the co-operaion between rider and horse, abstract. 51th Annual Meeting of the European Association for Animal Production 2000, Den Haag.
Morris PH, Gale A, Duffy K. Can judges agree on he personality of horses. Personality and Individual Differences 2002; 33: 67–81.
Musalek M, Scheibenbogen O. From categorical to dimensional diagnostics. Deficiency-oriented versus person-centred diagnostics. Eur Arch Psychiatry Clin Neurosci 2008; 258(5): 18–21.
Nathans-Barel I, Feldmann B, Berger B, Modai I et al. Animal assisted therapy ameliorates anhedonia in schizophrenia patients. Psychother Psychosom 2005; 74: 31–35.
Nicol CJ, Badnell-Waters AJ, Bice R, Kelland A et al. The effects of diet and weaning method on the behaviour of young horses. Appl Anim Behav Sci 2005; 95(3–4): 205–21.
Nielsen S, Moller-Madsen S, Isager T. Standardized mortality in eating disorders: a quantitative summary of previously published and new evidence. J Psychosom Res 1998; 44: 413–34.
Nielsen S. Epidemiology and mortality of eating disorders. Psychiatr Clin North Am 2001; 24: 201–14.
Nimer J, Lundahl B. Animal-assisted therapy: A meta-analysis. Anthrozoos 2007; 20(3): 225–38.
Nystrom S: Depression: factors related to 10-year prognosis. Acta Psychiatr Scand 1979; 60: 225–38.
Olbrich E, Otterstedt C (Hrsg). Menschen brauchen Tiere. Grundlagen und Praxis der tiergestützten Pädagogik und Therapie. Stuttgart: Kosmos-Verlag 2003.
Oser-Grote CM: Aristoteles und das Corpus Hippocraticum. Die Anatomie und Physiologie des Menschen. Stuttgart: Steiner 2004.
Palmer RL, Birchall H, McGrain L, Sullivan V. Self-help for bulimic disorders: a randomised controlled trial comparing minimal guidance with face-to-face or telephone guidance. Br J Psychiatry 2002; 181: 230–35.
Parelly P. Natural Horsemanship. Lindlar: Ute Kierdorf Verlag 2007.
Parr LA, Waller BM, Fugate J. Emotional communication in primates: implications for neurobiology. Curr Opin Neurobiol 2005; 15(6): 716–20.

Penquitt C. Mein Übungsbuch – Lektionen zum gymnastizierenden Reiten. Stuttgart: Kosmos 2004.

Penquitt N. Lernspiele für Pferde. Lernen spielend leicht gemacht. Brunsbeck: Cadmos 2006.

Perler D. Der Geist der Tiere, Frankfurt a.M.: Suhrkamp 2005.

Pfungst O. Der kluge Hans. Ein Beitrag zur nichtverbalen Kommunikation. Frankfurt a.M.: Frankfurter Fachbuchhandlung für Psychologie 1907.

Pictor S, Stalsburg K, Alden A. Terminology: A united front. NARHA´s Strides 2007; 13(3): 12–4.

Plattner A, Ehrhardt T. Social networks and dementia. Lancet 2000; 356: 433–4.

Plötz F. Kind und lebendige Natur. Psychologische Voraussetzungen der Naturkunde in der Volksschule. München: Kösel Verlag 1970.

Podhajsky A. The Complete Training of Horse and Rider In the Principles of Classical Horsemanship. Garden City, New York: Doubleday & Company Inc 1967.

Pollack S. Equine-assisted psychotherapy with women with addictions. Waterloo (Can): Faculty of social Work, Wilfrid Laurier University 2009.

Prather JF, Peters S, Nowicki S, Mooney R. Precise auditory-vocal mirroring in neurons for learned vocal communication. Nature 2008; 451(7176): 305–10.

Preskorn SH. Treatment options for the patient who does not respond well to initial antidepressant therapy. J Psychiatr Pract 2009; 15: 202–10.

Preston SD, de Waal FBM. Empathy: Its ultimate and proximate bases. Behav Brain Sci 2002; 25(1): 1–20 (disc. 20–71).

Pritchard JC, Lindberg AC, Main DCJ, Whay HR. Assessment of the welfare of working horses, mules and donkeys, using health and behaviour parameters. Preventive Veterinary Medicine 2005; 69: 265–83.

Proops L, McComb K. Attributing attention: the use of human-given cues by domestic horses (Equus caballus). Anim Cogn 2010; 13(2): 197–205.

Prothmann A. Tiergestützte Kinderpsychotherapie: Theorie und Praxis der tiergestützten Psychotherapie bei Kindern und Jugendlichen. Frankfurt am Main: Peter Lang 2007.

Qiu C, Winblad B, Fratiglioni L. The age-dependent relation of blood pressure to cognitive function and dementia. Lancet Neurol 2005; 4: 487–99.

Racinet JC, Schirg B. Francois Baucher. Enfant terrible oder Genie. Neu und umfassend erklärt. Hildesheim, Zürich, New York: Georg Olms Verlag 2009.

Raglio A, Gianelli MV. Music therapy for individuals with dementia: areas of interventions and research perspectives. Curr Alzheimer Res 2009; 6: 293–301.

Reddemann L. Imagination als heilsame Kraft – Zur Behandlung von Traumafolgen mit ressourcenorientierten Verfahren. Stuttgart: Pfeiffer bei Klett-Cotta 2001.

Rees L. The Horse's Mind. New York: Arco Publishing 1984.

Reich G. Defektes Selbst – Defekter Körper – Destruktiver Narzissmus bei der Bulimie. In: Seidler GH (Hrsg). Das Ich und das Fremde. Klinische und sozialpsychologische Analysen des destruktiven Narzissmus. Opladen: Westdeutscher Verlag 1994; 202–28.

Reich G. Psychodynamische Aspekte der Bulimie und Anorexie. In: Reich G, Cierpka M (Hrsg). Psychotherapie der Essstörungen. Krankheitsmodelle und Therapiepraxis – störungsspezifisch und schulenübergreifend. Stuttgart, New York: Georg Thieme 1997; 44–60.

Reichenbach M. Reiten als Therapie. Überlegungen zum therapeutischen Reiten. Arztebl Baden Wurtt 1968; 23(H8): 6–7.

Rijsdijk FV, Riese H, Tops M, Snieder H et al. Neuroticism, recall bias and attention bias for valenced probes: a twin study. Psychol Med 2009; 39: 45–54.

Rivera E, Benjamin S, Nielsen B, Shelle J et al. Behavioral and physiological responses of horses to initial training: the comparison between pastured versus stalled horses. Appl Anim Behav Sci 2002; 78(2–4): 235–52.

Rizzolatti G, Fogassi L, Gallese V. Neurophysiological mechanisms underlying the understanding and imitation of action. Nat Rev Neurosci 2001; 2(9): 661–70.

Roberts M, Eicher S. Die Sprache der Pferde: Die Monty Roberts Methode des Join up. Stuttgart: Kosmos 2005.

Roberts NP, Kitchiner NJ, Kenardy J, Bisson J. Multiple session early psychological interventions for the prevention of post-traumatic stress disorder. Cochrane Database Syst Rev 2009; (3): CD006869.

Rosen JC, Leitenberg H, Fisher C, Khazam C. Binge-eating episodes in bulimia nervosa: the amount and type of food consumed. Int J Eat Disord 1986; 5: 255–67.

Rothmann KJ, Greenland S. Basic concepts. In: Ahrens-W, Pigeot I (Hrsg). Handbook of Epidemiology. Berlin: Springer 2005; 43–89.

Roy-Byrne PP, Stein MB, Russo J, Mercier E et al. Panic disorder in the primary care setting: comorbidity, disability, service utilization, and treatment. J Clin Psychiatry 1999; 60: 492–9.

Rüegg JC. Psychosomatik, Psychotherapie und Gehirn. Stuttgart: Schattauer 2003.

Rüegsegger F. Haltung und Ausbildung von Therapiepferden. In: Gäng M (Hrsg). Reittherapie. München: Ernst Reinhardt Verlag 2009.

Russell GF, Szmukler GI, Dare C, Eisler I. An evaluation of family therapy in anorexia nervosa and bulimia nervosa. Arch Gen Psychiatry 1987; 44: 1047–56.

Saha S, Chant D, Welham J, McGrath J. A systematic review of the prevalence of schizophrenia. PLoS Med 2005; 2: 413–33.

Salkovskis PM. The importance of behaviour in the maintenance of anxiety and panic: A cognitive account. Behavioural Psychotherapy 1991; 19: 6–19.

Scalf-McIver L, Thompson JK. Family correlates of bulimic characteristics in college females. J Clin Psychol 1989; 45: 467–72.

Schauenburg H. Psychodynamische Psychotherapie. In: Hoffmann N, Schauenburg H (Hrsg). Psychotherapie der Depression. Stuttgart: Georg Thieme 2000.

Scharfetter J. Pharmacogenetics of dopamine receptors and response to antipsychotic drugs in schizophrenia – an update. Pharmacogenomics 2004; 5: 691–8.

Scheidhacker M, Bender W, Vaitl P. Die Wirksamkeit des therapeutischen Reitens bei der Behandlung chronisch schizophrener Patienten. Nervenarzt 1991; 62: 283–78.

Scheidhacker M, Bender W, Vaitl P. Kurzzeit- und Langzeitwirkungen des Therapeutischen Reitens bei der Behandlung chronisch schizophrener Patienten. Krankenhauspsychiatrie 1992; 3: 117–21.

Scheidhacker M, Friedrich D, Bender W. Über die Behandlung von Angststörungen mit dem Psychotherapeutischen Reiten. Langzeitbeobachtungen und Ergebnisse einer experimentellen Studie aus dem Bezirkskrankenhaus Haar. Krankenhauspsychiatrie 2002; 13: 145–52

Scheidhacker M, Koch A. Inhalte und Ziele der Fort- und Weiterbildung im Psychotherapeutischen Reiten. Vortrag der Münchner Schule für Psychotherapeutisches Reiten. 13. Internationaler Kongress für therapeutisches Reiten 2009, Münster.

Scheidhacker M. Ich träumte von einem weisen Schimmel, der mir den Weg zeigte … 10 Jahre Therapeutisches Reiten im Bezirkskrankenhaus Haar. München: Uni Druck 1998.

Scheidhacker M . Auf der Suche nach der heilen(den) Mitte. Möglichkeiten und Grenzen im Psychotherapeutischen Reiten. In: FAPP, DKThR (Hrsg.). Psychotherapie mit dem Pferd – Beiträge aus der Praxis. Warendorf: FNverlag 2005; 64–75.

Schmidtchen S. Allgemeine Psychotherapie für Kinder, Jugendliche und Familien: Ein Lehrbuch. Stuttgart: Kohlhammer 2001.

Schneider K. Emotionen. In: Spada H (Hrsg). Allgemeine Psychologie. Bern: Verlag Hans Huber 1992.

Schultz KA, Ness KK, Whitton J, Recklitis C et al. Behavioral and social outcomes in adolescent survivors of childhood cancer: a report from the childhood cancer survivor study. J Clin Oncol 2007; 25: 3649–56.

Schupak-Neuberg E, Nemeroff CJ. Disturbances in identity and self-regulation in bulimia nervosa: Implications for a metaphorical Perspective of a "Body as Self". Int J Eat Disord 1993 13, 335–47.

Schweitzer A. Die Ehrfurcht vor dem Leben. Grundtexte aus 5 Jahrzehnten. München: Verlag C.H. Beck 1966.

Schweizerische Vereinigung für Heilpädagogisches Reiten (SV-HPR). Handbuch Qualitätsplakette 2009. Version 18.4.09. http://www.sv-hpr.ch/27-quali/090424%20Handbuch%20 Qualitaetsplakette.pdf (13 Mai 2010)

Seaman SC, Davidson HPB, Waran NK. How reliable is temperament assessment in the domestic horse (Equus caballus)? Appl Anim Behav Sci 2002; 78(2–4): 175–91.

Seifert T. Körpererleben. Bilder, Gedanken und Anregungen zur Selbsterfahrung. In: Reich G, Cierpka M (Hrsg). Psychotherapie der Essstörungen. Krankheitsmodelle und Therapiepraxis – störungsspezifisch und schulenübergreifend. Stuttgart, New York: Georg Thieme 1997; 208–17.

Shambo L, Seely S, Vonderfecht H. Equine-facilitated psychotherapy for trauma-related disorders. Pilot study of a 10-week EFP group for adult women. Vortrag auf dem 13. Internationalen Kongress für therapeutisches Reiten 2009, Münster.

Sihvo S, Isometsä E, Kiviruusu O, Hämäläinen J et al. Antidepressant utilisation patterns and determinants of short-term and non-psychiatric use in the Finnish general adult population. J Affect Disord 2008; 110: 94–105.

Smoller JW, Gardner-Schuster E, Covino J. The genetic basis of panic and phobic anxiety disorders. Am J Med Genet C Semin Med Genet 2008; 148: 118–26.

Sondergaard E, Halekoh U. Young horses' reactions to humans in relation to handling and social environment. Appl Anim Behav Sci 2003; 84(4): 265–80.

Sondergaard E, Ladewig J. Group housing exerts a positive effect on the behaviour of young horses during training. Appl Anim Behav Sci 2004; 87(1–2): 105–18.

Starcevic V, Brakoulias V. Symptom subtypes of obsessive-compulsive disorder: are they relevant for treatment? Aust N Z J Psychiatry 2008; 42: 651–61.

Steen J. Das Pferd als Co-Therapeut in der sozialen Arbeit – Methoden, Finanzierung, Grenzen und Perspektiven des therapeutischen Reitens. Diplomarbeit an der Ev. Fachhochschule Rheinland-Westfalen-Lippe im Studiengang Sozialarbeit 2002.

Stein DJ, Stahl S. Serotonin and anxiety: current models. Int Clin Psychopharmacol 2000; 15: 1–6.

Stein DJ, Ipser JC, Seedat S. Pharmacotherapy for post traumatic stress disorder (PTSD). Cochrane Database Syst Rev 2006; 25: CD002795.

Steinhausen HC. The outcome of anorexia nervosa in the 20th century. Am J Psychiatry 2002; 159: 1284–93.

Stodulka R. Medizinische Reitlehre: Trainingsbedingte Probleme verstehen, vermeiden, beheben. Stuttgart: Parey bei MVS 2006.

Stodulka R. Vom Reiten zur Reitkunst. Die klassische Reitlehre und die Biomechanik des Pferdes. Stuttgart: Parey bei MVS 2008.

Stoll M, Fabri GL. Heilungsmethode in dem praktischen Krankenhause zu Wien. Breslau: Verlag Korn 1783.

Strasser HA. Lifetime of Soundness. The Keys to Optimal Horse Health, Lameness Rehabilitation and the High-performance Barefoot Horse. Qualicum Beach, Sabine Kells 1989.

Strober M, Freeman R, Lampert C, Diamond J et al. Controlled family study of anorexia nervosa and bulimia nervosa: evidence of shared liability and transmission of partial syndromes. Am J Psychiatry 2000; 157: 393–401.

Strong K, Mathers C, Bonita R. Preventing stroke: saving lives around the world. Lancet Neurol 2007; 6: 182–7.

Sullivan PF. Schizophrenia genetics: the search for a hard lead. Curr Opin Psychiatry 2008; 21: 157–160.

Sunday SR, Halmi KA. Micro- and macroanalyses of patterns within a meal in anorexia and bulimia nervosa. Appetite 1996; 26: 21–36.

Sydenham T. Abhandlung über die Gicht (1681). Leipzig: Ambrosius Barth 1910.

Taubert A. Reittherapie in Neurologie und Psychotherapie. Frankfurt: Peter Lang 2009.

Teutsch G. Soziologie und Ethik der Lebewesen. Eine Materialsammlung. Bochum: Biblioviel 2001.

Thayer RE. The biopsychology of mood and arousal. New York: Oxford University Press 1989.

Thelle MI. Therapeutic Use of Horses for Sexually Abused Patients at Modum Bad, Norway. Vortrag auf dem 13. Internationaler Kongress für therapeutisches Reiten 2009, Münster.

The US Centers for Disease Control and Prevention. Public health and aging: trends in aging United States and worldwide. JAMA 2003; 289: 1371–73.

Tillisch K. Vom Roundpen zur Freiheitsdressur. Brunsbeck: Cadmos 2007.

Tissot CJ. Medizinische und chirurgische Gymnastik oder Versuch über den Nutzen der Bewegung oder der verschiedenen Leibesübungen, und der Ruhe bey Heilung der Krankheiten. Leipzig: Jacobäer und Sohn 1782.

Tellington-Jones L. Training für Pferde – das große Lehr- und Praxisbuch. Stuttgart: Kosmos 2007.

Treasure J, Holland A. Genetic vulnerability to eating disorders: evidence from twin and family studies. In: Remschmidt H, Schmidt MH (Hrsg). Child and youth psychiatry: European perspectives. New York: Hogrefe and Huber 1989; 59–68.

Treasure J, Schmidt U. Anorexia nervosa. In: Barton S (ed). Clinical evidence: mental health. London: BMJ Publishing Group 2002; 13–22.

Tribet J, Boucharlat M, Myslinski M. Animal-assisted therapy for people suffering from severe dementia. Encephale 2008; 34(2): 183–6.

Trilling A, Bruce E, Hodgson S, Schweitzer P. Erinnerungen pflegen. Hannover: Vincentz Verlag 2001.

Truckenbrodt N, Fiegler J. Von Pferden lernen. München: BLV Verlagsgesellschaft 2004.

Tschanz B. Befindlichkeiten von Tieren – ein Ansatz zu ihrer wissenschaftlichen Beurteilung. Tierärztl Umschau 1997; KTBL-Schrift 370: 20–30.

Tsuang MT, Bar JL, Stone WS, Faraone SV. Gene-environment interactions in mental disorders. World Psychiatry 2004; 3: 73–83.

Uher R. The implications of gene-environment interactions in depression: will cause inform cure? Mol Psychiatry 2008; 13: 1070–8.

Veevers JE. The Social Meaning of Pets – Alternative Roles for Companion Animals. Marriage Fam Rev 1985; 8(3–4): 11–30.

Vernooij MA, Schneider S. Handbuch der Tiergestützten Intervention. Grundlagen, Konzepte, Praxisfelder. Wiebelsheim: Quelle & Meyer 2008.

Vidrine M, Owen-Smith P, Faulkner P. Equine-facilitated group psychotherapy. Applications for therapeutic vaulting. Issues Ment Health Nurs 2002; 23: 587–603.

Visser EK, van Reenen CG, Hopster H, Schilder MBH et al. Quantifying aspects of young horses' temperament: consistency of behavioural variables. Appl Anim Behav Sci 2001; 74(4): 241–58.

Visser EK, van Reenen CG, van der Werf JTN, Schilder MBH et al. Heart rate and heart rate variability during a novel object test and a handling test in young horses. Physiol Behav 2002; 76(2): 289–96.

Vogel H. Das Pferd als Partner des Behinderten. Zürich: A. Müller Verlag 1987.

Von Schlippe A, Schweitzer J. Lehrbuch der systemischen Therapie und Beratung. Göttingen: Vandenhoeck und Ruprecht 2007.

Votsmeier-Röhr A. Stationäre psychodynamisch erfahrungsorientierte Therapie bei Borderline-Störungen. Das Grönenbacher Modell. In: Damman G, Janssen L (Hrsg). Psychotherapie der Borderline-Störungen. Krankheitsmodelle und Therapiepraxis. Stuttgart: Georg Thieme 2001.

Walsh BT, Kissileff HR, Hadigan CM. Eating behavior in bulimia. Ann NY Acad Sci 1989; 575: 446–54.

Walsh T, Casadei S, Coats KH, Swisher E et al. Spectrum of mutations in BRCA1, BRCA2, CHEK2, and TP53 in families at high risk of breast cancer. JAMA 2006; 295: 1379–88.

Walters EE, Kendler KS. Anorexia nervosa and anorexic-like syndromes in a population-based female twin sample. Am J Psychiatry 1995; 152: 64–71.

Watzlawik P. Menschliche Kommunikation. Bern: Huber 1969.

Weissman M. Depression. Ann Epidemiol 2009; 19: 264–7.

Wendt RF: Die Idee der Leibeserziehung in der italienischen Renaissance: Ein kritischer Beitrag zum Verständnis des Werkes „De Arte Gymnastica" von Hieronymus Mercurialis (1530–1606). Würzburg-Aumühle: K. Triltsch 1940.

Wiedl KH. Bewältigungsorientierte Therapie bei Schizophrenen. Z Klin Psychol Psychopathol Psychother 1994; 42: 89–117.

Wilson EO. Biophilia. Cambridge: Harvard University Press 1984.

Wimo A, Winblad B, Aguero-Torres H, von Strauss E. The magnitude of dementia occurrence in the world. Alzheimer Dis Assoc Disord 2003; 17: 63–67.

Winton EC, Clark DM, Edelmann RJ. Social anxiety, fear of negative evaluation and the detection of negative emotion in others. Behav Res Ther 1995; 33: 193–6.

Wittchen HU, Müller N, Pfister H, Winter S et al. Affective, somatoform and anxiety disorders in Germany – initial results of an additional federal survey of psychiatric disorders. Gesundheitswesen 1999; 61: S 216–22.

Wittchen HU, Gloster A, Beesdo K, Schönfeld S et al. Posttraumatic stress disorder: diagnostical and epidemiological perspectives. CNS Spectr 2009; 14: 5–12.

Wolf M, van Doorn GS, Leimar O, Weissing FJ. Life-history trade-offs favour the evolution of animal personalities. Nature 2007; 447(7144): 581–4.

Wolf SA. Neuropsychological differential diagnosis of degenerative dementias. Fortschr Neurol Psychiatr 2009; 77(7): 376–88.

Wolff A, Hausberger M, Le Scolan N. Experimental tests to assess emotionality in horses. Behav Proc 1997; 40(3): 209–21.

Wolff A, Hausberger M. Behaviour of foals before weaning may have some genetic basis. Ethology 1994; 96(1): 1–10.

Wolff A, Hausberger M. Learning and memorisation of two different tasks in horses: the effects of age, sex and sire. Appl Anim Behav Sci 1996; 46(3–4): 137–43.

Wolitzky-Taylor KB, Horowitz JD, Powers MB, Telch MJ. Psychological approaches in the treatment of specific phobias: a meta-analysis. Clin Psychol Rev 2008; 28: 1021–37.

Wolk DA, Klunk W. Update on amyloid imaging: from healthy aging to Alzheimer's disease. Curr Neurol Neurosci Rep 2009; 9: 345–52.

Woodbury Reports Inc. Horse-play can be therapeutic: Equine-assisted psychotherapy. http://www.strugglingteens.com/opinion/horseplay.html (13 Juli 2004).

World Health Organization (WHO). Mental Health Report 2001. In: WHO. Mental Health: New Understanding. New Hope. Geneva: World Health Organization Press 2001.

World Health Organization (WHO): The global burden of disease: 2004 update. Geneva: World Health Organization Press 2008.

Yehuda R. Posttraumatic Stress Disorder. N Engl J Med 2002; 346: 108–14.

Yehuda R. Risk and resilience in posttraumatic stress disorder. J Clin Psychiatry 2004; 65: 29–36.

Yonkers KA, Dyck IR, Keller MB. An eight-year longitudinal comparison of clinical course and characteristics of social phobia among men and women. Psychiatr Serv 2001; 52: 637–43.

Zahn-Waxler CRM. The development of altruism: Alternative research strategies. In: Eisenberg N (ed). The development of prosocial behavior. New York: Academic Press 1982; 109–38.

Zentall SS, Zentall TR, Barack RC. Distraction as a function of within-task stimulation for hyperactive and normal children. J Learn Disabil 1978; 11(9): 540–8.

Zhang ZX, Zahner GE, Roman GC, Liu J et al. Dementia subtypes in China: prevalence in Beijing, Xian, Shanghai, and Chengdu. Arch Neurol 2005; 62: 447–53.

Sachverzeichnis

A

B

C

D

E

F

P

S

T

V

Z